Editorial

Liebe Leserinnen und Leser,

mit der ersten Ausgabe des Jahres 2025 widmen wir uns einem besonders wichtigen Thema: dem Umgang mit vulnerablen Patientengruppen im Rettungsdienst. Die Anforderungen an die Notfallversorgung haben sich in den letzten Jahren deutlich verändert. Längst stehen nicht mehr nur lebensbedrohliche medizinische Notfälle im Fokus, sondern zunehmend auch soziale und psychische Notlagen, die ein hohes Maß an Einfühlungsvermögen, Flexibilität und ethischer Reflexion erfordern.

Unser Leitthema beleuchtet die Herausforderungen bei der Versorgung besonders verletzlicher Patienten und gibt wertvolle Impulse, wie wir in der präklinischen Notfallmedizin eine Balance zwischen technischer Präzision und menschlicher Nähe finden können.

Melanie Klimmer stellt in ihrem Beitrag dar, wie Vulnerabilität in Rettungssituationen erkannt und adressiert werden kann. Sie fordert einen Paradigmenwechsel: Weg von einer rein medizinischen Betrachtung hin zu einem umfassenderen Verständnis der Bedürfnisse von Patient:innen in sozialen Notlagen. Sie plädiert für mehr Ausbildung und Sensibilisierung in diesem Bereich, da „soziale Notfälle" inzwischen einen erheblichen Anteil am Einsatzgeschehen ausmachen.

Jürgen Gollwitzer thematisiert den sensiblen Umgang mit Personen, die unter Dissoziationen oder psychogenen nichtepileptischen Anfällen (PNES) leiden. Sein Beitrag zeigt, wie wichtig es ist, Stigmatisierung zu vermeiden und durch nicht-medikamentöse Ansätze eine wirksame Akuttherapie zu ermöglichen.

Die Versorgung von Palliativpatient:innen steht im Zentrum des Artikels von Gunnar Jähnichen und Matthias Jahn. Sie beleuchten die Balance zwischen notwendiger medizinischer Intervention und dem Respekt vor Patientenwillen und Lebensqualität – ein besonders ansp[...]ne und emotionale Kompetenz erfordert.

In der präklinischen Schlaganfalltherapie präsentiert Bonifaz Eckert innovative Konzepte, während Marcus Brauer und Sabine Hubbertz-Josat die diagnostische Qualität gängiger Schlaganfall-Skalen analysieren und deren Optimierung diskutieren.

Neben diesen Schwerpunkten werfen wir einen Blick auf weitere relevante Themen: Melanie Klimmer beschreibt die spezifischen Herausforderungen, denen Frauen im Rettungsdienst während der Wechseljahre begegnen. Denise Schuster, Robert Konrad und Stefan Sesselmann befassen sich mit der Harmonisierung von Standards in der grenzüberschreitenden Notfallversorgung. Raphaela Dünser und Sandra Tschupke stellen Reformideen für die rettungsdienstliche Ausbildung in Österreich vor.

Der Rettungsdienst steht an einem Scheideweg: Um den vielfältigen Anforderungen gerecht zu werden, müssen wir nicht nur unser medizinisches Wissen, sondern auch unsere zwischenmenschlichen und ethischen Kompetenzen kontinuierlich erweitern. Gerade in Zeiten gesellschaftlicher und gesundheitlicher Herausforderungen liegt es in unserer Verantwortung, eine Versorgung sicherzustellen, die nicht nur fachlich exzellent, sondern auch von Empathie und Mitgefühl geprägt ist.

Wir wünschen euch eine erkenntnisreiche Lektüre, inspirierende Impulse und einen guten Start in das neue Jahr!

Claudia Schwarz — Jürgen Gollwitzer

Herausgeberin und Herausgeber dieser Ausgabe

Ihr Feedback ist uns wichtig!

Sie möchten uns Lob oder Kritik mitteilen? Sie möchten Ihre Meinung zu Artikeln mitteilen oder sind einfach einer anderen Meinung? Oder haben Sie Fragen an das Herausgeberteam oder an das Team hinter ELSEVIER Emergency? Für all diese Themen gibt es eine Feedback-Seite auf https://forms.office.com/r/raZZ1rc1x7 bzw. über den nebenstehenden QR-Code.

Natürlich sind wir aber auch weiterhin unter unserer E-Mail-Adresse rettungsdienst@elsevier.com erreichbar.

Wir freuen uns auf Ihre Nachricht! Ihr ELSEVIER Emergency-Team

In diesem Heft

LEITTHEMA | VULNERABLE PATIENTENGRUPPEN

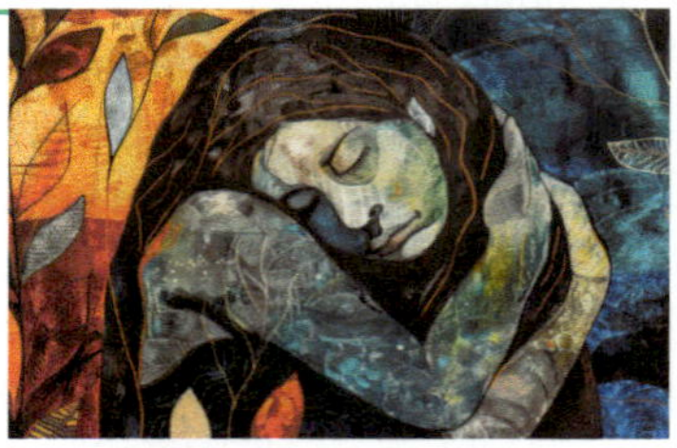

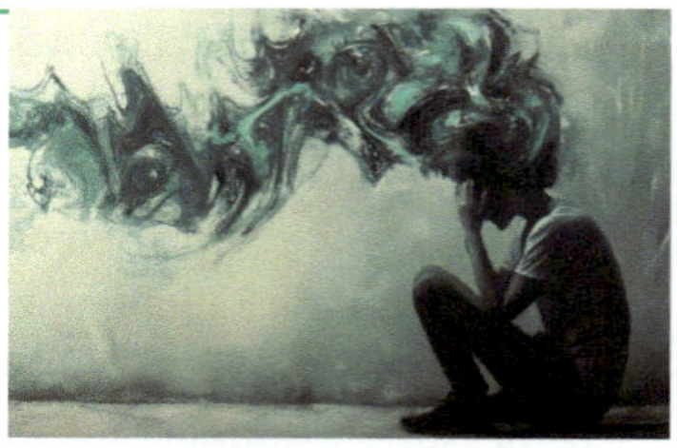

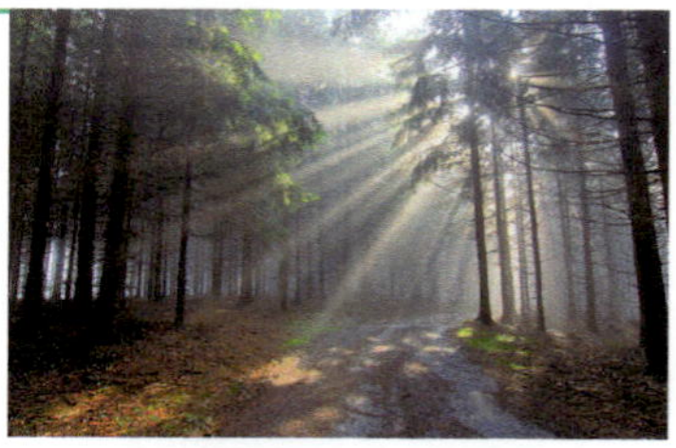

In diesem Heft

NOTFALLMEDIZIN

BETRIEBLICHES GESUNDHEITSMANAGEMENT

AUS ANDEREN LÄNDERN

FOAM | News | Termine

In dieser Rubrik gehen wir in jeder Ausgabe in aller Kürze auf aktuelle Themen ein und stellen etwas aus der FOAM-Szene vor. Außerdem finden Sie hier Termine von Kongressen oder sonstigen interessanten Veranstaltungen.
Gerne können Sie uns Termine, die Sie hier gelistet haben wollen, unter der E-Mail-Adresse rettungsdienst@elsevier.com mitteilen. An die gleiche Adresse können Sie uns auch Leserbriefe schicken.

FOAM-Plattform

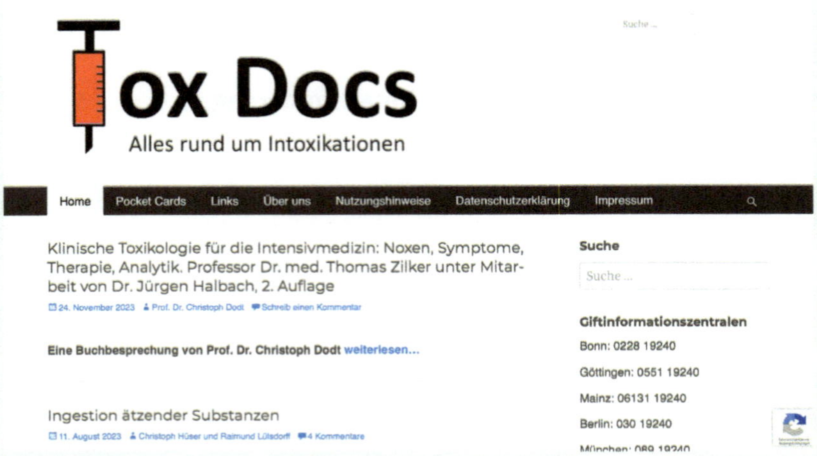

Interesse an Vergiftungen? Dann empfiehlt sich die Webseite der ToxDocs Christoph und Raimund. Diese bieten übersichtlich und verständlich einiges zur einen oder anderen Intoxikation, bieten zusammenfassende und übersichtliche Pocketcards zu einigen Vergiftungen mit Beschreibung der Symptome, des Managements sowie Antidot. Ihr könnt ihnen auch auf Facebook folgen: https://www.facebook.com/ToxDocs.de
Und hier der Link zur Website: http://toxdocs.de

https://else4.de/dpu

FOAM-Artikel

Die starre HWS-Orthese ...

... führt in der Notfallmedizin immer wieder zu heißen Diskussionen bzgl. des Nutzens ihrer Anwendung im Vergleich zu den Problemen, welche sie bescheren kann. Und dies, obwohl zum Punkt Nutzen null Evidenz, zum Punkt mögliche Probleme einiges an Evidenz vorliegt. Nun erschien im September 2024 ein weiteres Paper in der Zeitschrift *Die Anästhesiologie*, welche auf eine biomechanische Untersuchung bzgl. der Beweglichkeit der HWS im Vergleich Vakuummatratze mit versteifter Kopfhalterung und zusätzlicher starrer HWS-Orthese eingeht. Es konnte kein signifikanter Unterschied zur Beweglichkeit bei Anwendung beider Methoden festgestellt werden. So erscheint in der Schlussfolgerung auch folgende Aussage: „Es wäre daher denkbar, die zunächst für die Rettung des Patienten an der Einsatzstelle angelegte starre HWS-Orthese nach der Lagerung des Patienten auf der Vakuummatratze und Trage für den Zeitraum des Transports ins Krankenhaus wieder abzunehmen, um so potenzielle negative Effekte durch die starre HWS-Orthese zu vermeiden."

https://else4.de/ef4

Arterielle Druckmessung bei OHCA und ROSC

Der Artikel „Implementation of advanced vascular access, physiological monitoring and goal-directed resuscitation during OHCA in a helicopter emergency medical service" befasst sich mit der arteriellen Blutdruckmessung während eines OHCA sowie der ROSC-Phase. Die IBP dürfte eine an die aktuelle Blutdrucksituation angepasste Katecholamintherapie, gerade in der ROSC-Phase deutlich erleichtern und verbessern und sollte bei Beherrschung der Maßnahme vielleicht auch bei uns Einzug in die außerklinische Notfallmedizin finden. Über die Möglichkeiten und Wege der Umsetzung bei der East Anglian Air Ambulance berichtet der erwähnte Artikel.

https://else4.de/mfi

FOAM = Free Open Access Medical Education

Die Sepsis ...

... stellt nach wie vor ein Krankheitsbild mit einer hohen Mortalitätsrate dar. Das Erkennen sowie der zeitnahe Beginn der richtigen Therapie, auch bereits im außerklinischen Setting, ist ein wichtiger Punkt im Kampf gegen die Sepsis. Ein Review zu diesem Thema bietet der Artikel „Septic shock in the prehospital setting: a scoping review".

https://else4.de/51i

Mit dem Thema traumatisch bedingter Cardiac Arrest ...

... befasst sich der Artikel „Contemporary management of traumatic cardiac arrest and peri-arrest states: a narrative review" im Journal *Anaesthesia Analgesia and Critical Care*. Im Besonderen verweist er auf die Notwendigkeit der zeitnahen und vor allem deshalb auch simultan notwendigen Maßnahmen zur Behebung und bestenfalls Beherrschung der evtl. zugrunde liegenden Ursachen. Um die Simultanität der Durchführung dieser Maßnahmen zu gewährleisten, muss vermutlich ein Umdenken zur Herangehensweise im rettungsdienstlichen Team sowie auch dessen Ausbildung erfolgen. Hier sollte der Notarzt bzw. die Notärztin nicht als Einzelspieler bei den therapeutischen Maßnahmen ins Feld geführt werden.

https://else4.de/keb

Kasuistik zu Blutung und Transfusion

Eine gute Fallbeschreibung in Zusammenhang zu extremer Blutung sowie die Gabe von außerklinisch verabreichten Konserven zeigt folgender Artikel auf. Auch wenn in der breiten Fläche derzeit noch nicht verfügbar, wird doch gezeigt, dass der Einsatz von manchmal auch speziellen bzw. speziell bestückten Rettungsmitteln für die eine Patientin oder den anderen Patienten durchaus rettend sein kann.

https://else4.de/6so

In den Augen des Autors dieser Seiten zeigt es aber auch, dass die Expertise sowie Ausrüstung dieser bisher als „Inselprojekte" bezeichneten speziellen Rettungsmittel eigentlich die Norm für ein NEF sein müsste und sich nicht auf einige wenige Standorte mit speziellem Engagement begrenzen dürften.

Toxidrome ...

... manchmal verwirrend, jedoch auch äußerst interessant. Zur besseren Orientierung bietet sich die „Toxidromsonne" aus dem ACiLS Lehrgang der DGINA an, welche unter anderem in der Zeitschrift *Notfall- & Rettungsmedizin* veröffentlicht wurde.

https://else4.de/hso

Termine

Veranstaltungen D/A/CH

VERANSTALTUNG	DATUM	ORT	WEBSITE
Kindernotfalltage	20.–22.02.2025	Garmisch-Partenkirchen	https://kindernotfalltage.de
Kinderanästhesie aktuell	07./08.03.2025	Köln	www.kinderanaesthesie-aktuell.de
Deutscher Interdisziplinärer Notfallmedizin-Kongress (DINK)	20.–21.03.2025	Koblenz	www.dink-kongress.de
20. DGINA-Jahrestagung	08.–10.05.2025	Köln	https://dgina-kongress.de
RettMobil	14.–16.05.2025	Fulda	www.rettmobil-international.com
Fachkongress der Björn-Steiger-Stiftung	24.–25.06.2025	Berlin	https://rettungslandschaft.steiger-stiftung.de/kongress2025/
Deutscher Rettungsdiensttag	12. –13.09.2025	Siegen	https://deutscher-rettungsdiensttag.de
Rettungsdienstkongress	06. –12.11.2025	Online	www.rettungsdienstkongress.de
Notfallgäu	21. –22.11.2025	Memmingen	www.notfallgäu.de

Veranstaltungen international

VERANSTALTUNG	DATUM	ORT	WEBSITE
EUSEM Kongress	27.09. –01.10.2025	Vienna (A)	https://eusemcongress.org
EMS World Expo	20.–24.10.2025	Indianapolis, IN (USA)	https://emsworldexpo.com

Möchten Sie ebenfalls einen Termin veröffentlichen? Dann wenden Sie sich bitte an rettungsdienst@elsevier.de.

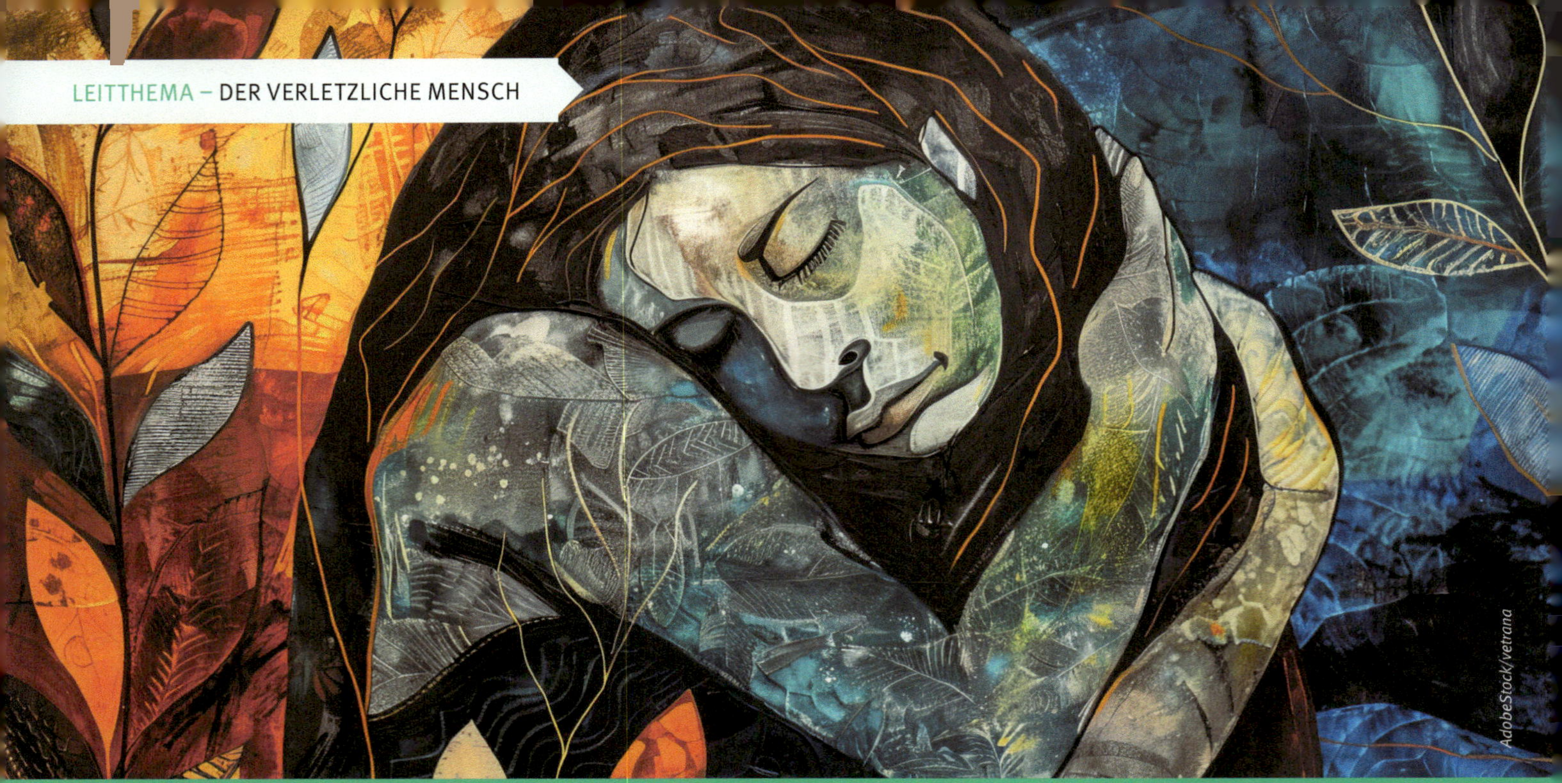

Der verletzliche Mensch – vulnerable Gruppen im Rettungsdienst

Schlüsselwörter:
Vulnerable Gruppen
Paradigmenwechsel
Verletzlichkeit
Ethikkodex
Vulnerabilisierung

Zusammenfassung: *Den überwältigenden Anteil der Rettungseinsätze, wie eine aktuelle Studie belegt, machen sogenannte „soziale Notfälle" aus und nicht etwa Verkehrsunfälle, Myokardinfarkte oder andere Akutsituationen, die eine medizinische Intervention notwendig machen. Nicht die Rettung von Menschen im eigentlichen Sinne steht im Vordergrund, sondern vor allem der angemessene Umgang mit vulnerablen Personen und in vulnerablen Situationen. Es ist damit höchste Zeit, an einen Paradigmenwechsel und eine andere Perspektive auf die „Vulnerabilität" des Menschen zu denken, für die wir uns einsetzen.*

Vulnerable Gruppen sind nicht klar zu umreißende, fest definierbare Personengruppen. Auch ist Verletzlichkeit graduell und grundsätzlich in jedem Menschen angelegt. Durch das Verhalten anderer, insbesondere von Personen in medizinischer Verantwortung, sowie durch determinierende soziale Strukturen, in denen der Mensch lebt, kann diese Vulnerabilität noch verstärkt oder auch erst ausgelöst werden. Indem wir versuchen, vulnerable Gruppen zu definieren, gehen wir stillschweigend davon aus, dass es auch Gruppen gibt, die nicht vulnerabel sind. Doch das ist ein Irrtum: Die Angewiesenheit auf den Anderen sei eine „soziale Tatsache", so der Soziologe Prof. Dr. Stephan Lessenich [1] und somit etwas zutiefst Menschliches. Sie öffnet uns aber auch gegenüber dem Anderen und macht uns bereit für persönliche Entwicklung und Entfaltung.

„Ausgesetzt-Sein“

„Dass wir verletzlich sind, ergibt sich aus der Tatsache, dass unser Körper ständig einem Bedarf, einem Mangel, einer Angewiesenheit unterliegt“, sagt Dr. Giovanni Maio, Professor für Medizinethik an der Albert-Ludwigs-Universität in Freiburg und Geschäftsführender Direktor des Instituts für Ethik und Geschichte der Medizin. Der Körper müsse sich zwangsläufig immer „zeigen“ und sei deshalb stets den Blicken anderer „ausgesetzt“. Verletzlichkeit ist somit eine Grundsignatur menschlichen Daseins [2].

Vulnerabilität betrifft jede und jeden, auch Mitarbeitende im medizinischen Rettungs- und Sanitätsdienst. Nichts aber macht dies deutlicher als die weltweite aktuelle Situation von Mitarbeitenden in humanitären Organisationen: „Humanitäre Helfer werden in beispiellosem Ausmaß getötet, ihr Mut und ihre Menschlichkeit mit Kugeln und Bomben beantwortet“ [3]. Dies sagte der UN-Generalsekretär für humanitäre Angelegenheiten und UN-Nothilfekoordinator Tom Fletcher. In noch nie dagewesenem Maße würden humanitäre Helfer:innen Gewalt ausgesetzt, getötet, verwundet, verhaftet, bedroht oder entführt. – Auch im Globalen Norden.

Bis zum 11. Dezember vergangenen Jahres wurden den Angaben der Weltgesundheitsorganisation (WHO) zur Folge weltweit bei Angriffen 809 humanitäre Helfer:innen getötet, 1.590 verwundet und 538 Rettungstransporte attackiert [4]. Dabei sind die tödlichen Angriffe im Gaza-Streifen nicht einmal berücksichtigt. – Seit dem Überfall der Hamas am 7. Oktober 2023 und der anschließenden israelischen Militäroffensive in den Gebieten der Palästinenser:innen verloren 333 humanitäre Helfer:innen ihr Leben; die meisten davon Angehörige des UN-Palästinenserhilfswerk UNRWA [3,4,5]. Der Sprecher des UN-Büros für die Koordinierung humanitärer Angelegenheiten (OCHA) Jens Laerke sagte in einem Briefing in Genf, dass die überwiegende Mehrheit der Getöteten nationale Mitarbeiter:innen von UN-Agenturen, NGOs, dem Roten Halbmond und dem Roten Kreuz seien [3].

Angriffe dieser Art sind häufig Teil einer Strategie, mit Hilfe der Zerstörung von lebensnotwendiger Gesundheitsinfrastruktur, Energie- und Nahrungsmittelversorgung Kriegsziele schneller durchzusetzen. Es handelt sich bei einem solchen Vorgehen um (oft wissentlich und willentliche inkaufgenommene) schwere Tabubrüche gegen das humanitäre Völkerrecht, die bisher ohne strafrechtliche Folgen geblieben sind. Es ist eine Zäsur, in deren Folge der UN-Sicherheitsrat im letzten Jahr die Resolution 2730 (2024) verabschiedet und den Generalsekretär beauftragt hat, umgehende Maßnahmen für einen besseren Schutz humanitärer Helfer:innen vor derartigen Völkerrechtsverstößen zu ergreifen [3,6]. Es bedarf weiterhin erheblicher Anstrengungen, die Errungenschaften mit den Genfer Konventionen konsequent durch- und umzusetzen.

Der vom schweizerischen Geschäftsmann Henry Dunant 1859 auf dem Schlachtfeld bei Solferino begonnene, in der internationalen Rotkreuz- und Roter Halbmond-Bewegung und der ersten Genfer Konvention 1864 gipfelnde Einsatz für zurückgelassene Verletzte und Sterbende muss immer im Bewusstsein bleiben. Dunant, der sich vom Leid schutzbedürftiger, kranker, verletzter, behinderter, pflegebedürftiger oder schiffbrüchiger Zivilpersonen und Soldaten berühren ließ, leistete ihnen erste und auch letzte Hilfe. Gegen viele Widerstände machte er sich stark für deren Schutz vor Grausamkeit und Unmenschlichkeit und kämpfte für die Sicherheit und Neutralität des Sanitätspersonals unter den Schutzzeichen des Roten Kreuzes und Roten Halbmondes. Der Begriff der Vulnerabilität umschreibt somit nicht etwa Gruppen am Rande der Gesellschaft, er schließt vielmehr jeden mit ein, auch uns selbst.

Paradigmenwechsel

Für den Umgang mit sogenannten „sozialen Notfällen“ im rettungsdienstlichen Berufsalltag und den damit verbundenen Herausforderungen, in krisenhaften und oft auch eskalierenden Situatio-

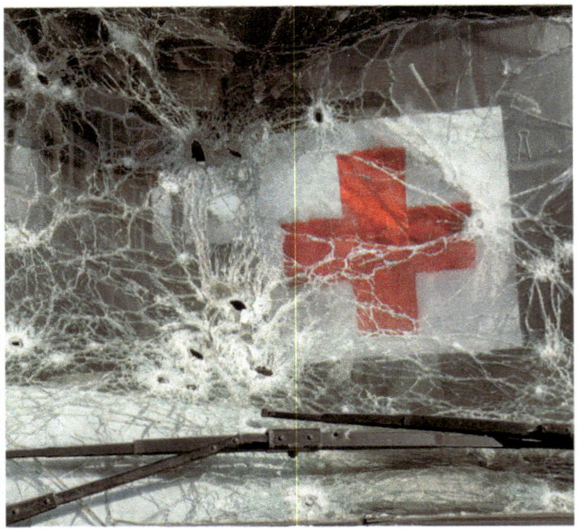

Алексей Синельников - stock.adobe.com

Abb. 1 Immer öfter schützt die Retter nicht einmal mehr das Zeichen des Roten Kreuzes.

nen ethisch angemessen zu handeln, sind professionelle Notfallmediziner:innen und Notfallsanitäter:innen oft nicht ausreichend ausgebildet. „Die sogenannten ‚sozialen Notfälle', wie ich sie nenne, sind weder in der Rettungsdienst-Ausbildung noch in der Fachweiterbildung für Notfallmedizin expliziter Gegenstand", sagt Filip Stupar, Notfallsanitäter und selbst Notfallmediziner in Ausbildung. Dabei machten auch in Zukunft Notfälle dieser Art einen beträchtlichen Anteil am Notfallaufkommen aus, fährt er fort. Tatsächlich, und so belegt es die aktuelle Auswertung der Einsatzdaten des öffentlichen Rettungsdienstes im Auftrag der Bundesanstalt für Straßenwesen, waren in den Jahren 2020/2021 bundesweit jährlich 1,8 % der registrierten Notfalleinsätze als „Verkehrsunfall", 6,3 % als „sonstiger Unfall" und 0,2 % als „Arbeitsunfall" deklariert; hinzu kommen 21,5 % internistische Notfälle. Dem gegenüber steht ein überwiegender Anteil von 70,1 %, in denen Notfälle als „sonstiger Notfall" geführt werden – mit nur geringen Unterschieden zwischen Werktagen und Wochenenden [7].

„Es ist eben auch Notfallmedizin, wenn man zu Personen gerufen wird, die unterstandslos sind (österr. für wohnungslose Menschen, Anm. d. Autorin) und aufgrund ihrer chronischen Erkrankungen plötzlich notfallmäßig ins Hospital gebracht werden müssen", sagt Filip Stupar. „Oder denke man an all jene Menschen, die keine andere Möglichkeit sehen, als in die Notaufnahme gebracht zu werden, weil unser System einfach zu komplex ist; und damit meine ich auch die Notfälle, die rein organisch betrachtet nicht in die Notaufnahme gehören." Täglich beschwerten sich viele Ärzt:innen und Pflegefachkräfte über die hohe Anzahl nicht indizierter – sozialer – Notfälle, welche die Notaufnahme aufsuchen. Es wäre wichtig, stellt Filip Stupar fest, diesem Aspekt der Notfallmedizin in der Forschung eine größere Beachtung zu schenken. „Daher sollte man unbedingt schon in Ausbildung und Studium lernen, wie man mit vulnerablen Gruppen umgeht, wann man ein Kriseninterventionsteam und Sozialarbeiter:innen hinzuzieht und wie eine Kooperation mit diesen funktioniert", sagt Filip Stupar. Wenn man in der Notfallmedizin nur auf stark spritzende Wunden und krasse Verkehrsunfälle fokussiere, werde man der Profession nicht gerecht. Deshalb brauche dieser Bereich einen anerkannten und prominenteren Platz in den Ausbildungscurricula, so der Notfallmediziner in Ausbildung.

Es ist wichtig, einmal genauer hinzuschauen, wie man diesen Herausforderungen noch besser gerecht werden kann. Ein wesentlicher Aspekt dabei ist sicherlich, die uns anvertrauten Patient:innen nicht zusätzlich zu vulnerabilisieren und zu deren Stigmatisierung und sozialen Ausgrenzung damit noch indirekt beizutragen.

Umgang bei psychiatrischen Indikationen

Eine im Fachjournal *BMC Emergency Medicine* veröffentlichte, geschlechtsspezifische Auswertung von fast 2.900 notärztlichen Einsatzprotokollen mit ausschließlich psychiatrischen Indikationen an drei Ulmer Einsatzstandorten zwischen 2015 bis 2021 hat ergeben [8]: Notärztinnen greifen bei Alkohol- und Drogenintoxikationen (47 % der untersuchten Einsätze) sowie psychiatrischen Notfallsituationen (z. B. Suizidalität, psychische Ausnahmesituationen, Agitation, Angst- und Panikstörungen) deutlich seltener zu Maximalinterventionen als ihre männlichen Kollegen. Während Notärzte bei psychiatrischen Indikationen mehr als doppelt so häufig auf die i.v.-Injektion eines Hypnotikums zurückgreifen als Notärztinnen[1], setzen

[1] Pro Untersuchungsjahr waren durchschnittlich 24 Ärztinnen und 31 Ärzte im Notfalleinsatz [9]

diese lieber auf eine empathische Ansprache der ihnen anvertrauten Patient:innen [8]. Vorausschauend lassen sie auch eher von Maßnahmen wie der Vitalzeichenkontrolle ab, wenn sie damit unnötige Eskalationen vermeiden können, weil diese von ihren Patient:innen etwa als übergriffig wahrgenommen werden.

Die Einweisung in ein psychiatrisches Krankenhaus gegen den Willen der Patient:innen und noch dazu verbunden mit einer erzwungenen Verabreichung von Psychopharmaka zur Beruhigung, Sedierung und Betäubung stelle für die Betroffenen eine Maximaleskalation der Intervention dar, sagt Dr. Benedikt Schick, Oberarzt an der Klinik für Anästhesiologie und Intensivmedizin und Mitautor der Studie. Sie bedeuten „massive Eingriffe in die Integrität der Personen" [10]. Dennoch werden 68 % der psychiatrischen Notfälle laut Ulmer Studie stationär eingewiesen, jede fünfte Person davon in die Akutpsychiatrie.

Das Vorgehen der Rettungskräfte ist mitbestimmend, welche Richtung die Behandlung der Patient:innen nimmt, für die wir in der Prähospitalzeit, zwischen Hilfeersuchen und Ankunft im Krankenhaus, verantwortlich sind. Als verletzliche Menschen sind wir insbesondere in krisenhaften Situationen, in denen wir uns „ausgesetzt" fühlen, darauf angewiesen, uns von einem anderen Menschen verstanden zu wissen, gerade wenn wir ihm vertrauen müssen, weil er in diesem Moment die Verantwortung für unsere Gesundheit trägt. Das heißt im Umkehrschluss, dass das medizinische Personal mit diesem Vertrauensvorschuss sehr verantwortungsvoll umgehen muss. Denn einer Notfallsituation „ausgesetzt" zu sein, hat fast immer eine sehr existenzielle Komponente. In der Interaktion kann sich daher der Zustand der Patient:innen auch unter diesem Gesichtspunkt verbessern, aber auch verschlimmern.

Der verletzte Mensch

Trifft daher ein routiniertes Hantieren auf besonders vulnerable Personen, ohne ausreichend zu berücksichtigen, was den „Notfall" ausgelöst hat, kann dabei mehr Schaden angerichtet werden, als dass es den Betroffenen nutzt [11]. Ein solcher Umgang kann diese noch zusätzlich vulnerabilisieren und stigmatisieren. Starke Auswirkungen haben dabei vor allem die sogenannten „symbolischen Verletzungen", wie das Schweigen des medizinischen Personals, ein abwertender Blick, eine ausbleibende Antwort oder Reaktionen von Gleichgültigkeit. Sie können beim Gegenüber Gefühle der Geringfügigkeit hervorrufen [2,11] und ihn damit verletzten oder sogar provozieren. Oft werde in der Medizin und anderen Gesundheitsberufen eben nicht auf Verbundenheit, sondern auf größtmögliche affektive Neutralität zum anderen gesetzt, meint Giovanni Maio. So werde aber keine Kooperation mit den Patient:innen hergestellt [2].

Wenn das Gefühl beherrschend wird, von den sozialen Umständen so determiniert zu sein, dass kein Einfluss mehr darauf genommen werden kann, reagieren manche Menschen mit massiver Aggression: entweder nach innen, das heißt gegen sich selbst (Aggressionsumkehr), zum Beispiel auch in suizidaler Absicht, oder nach außen in Form von Gewaltausübung gegenüber anderen, oft Unbeteiligten. Daher können Menschen, die bereits zuvor Erfahrungen mit gesellschaftlicher oder familialer Gleichgültigkeit gemacht haben, entsprechend stärker, weil sensibler dafür, reagieren. Sie haben in krisenhaften Situationen nichts mehr zu verlieren. Sie daher unerwartet menschlich, mit authentischer und empathischer Hinwendung zu behandeln, kann nicht zuletzt zu einem wesentlichen Schutzfaktor für die Notfallmediziner:innen und -sanitäter:innen selbst werden und Situationen deeskalieren.

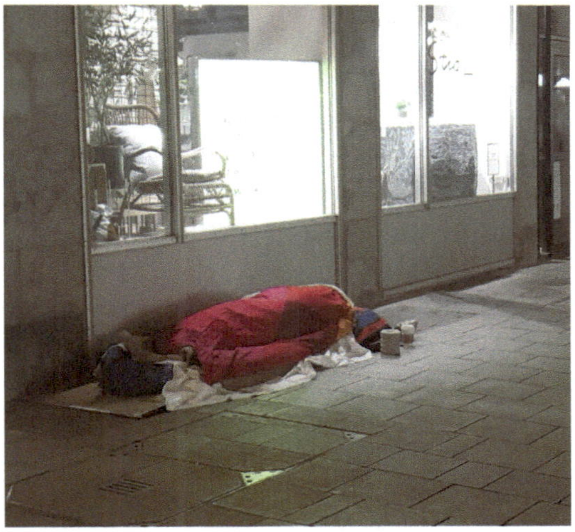

Melanie M. Klimmer

Abb. 2 Ein Einsatz „auf der Straße" kann über die medizinische Versorgung hinaus noch ganz andere – soziale – Fähigkeiten erfordern.

Gerade hinter einem starken Abwehrverhalten kann sich die Vulnerabilität des Menschen und die seiner Situation zeigen. Aggressives Verhalten kann verschiedene Hintergründe haben, so zum Beispiel, wenn ursächlich eine Intoxikation nach dem Missbrauch von psychogenen Substanzen, wie Alkohol, Drogen oder Medikamenten vorliegt. Gerade wenn sich extreme Reaktionen und Angstzustände zeigen, sind die Patient:innen besonders vulnerabel. Bei einer unzureichenden Kommunikation hinsichtlich der rettungsdienstlich relevanten Komorbiditäten nämlich besteht – neben der möglichen Maximalintervention – insbesondere das Risiko der medizinischen Unterversorgung, der Fehleinschätzung und damit der Falschbehandlung.

Gerade jetzt „da" sein

Abwehrreaktionen können auch bei isoliert lebenden, geriatrischen Patient:innen auftreten, wenn sie in sozialer Einsamkeit ohne Berührungen und Ansprache in schrecklicher Sinnleere verkümmern. Einsamkeit kann dabei ein so starkes Gefühl sein, dass dieses zu enormem, emotionalem Dysstress beziehungsweise psychischem Schmerz und chronischen Erkrankungen führt. Starker emotionaler Schmerz adressiert dieselben Gehirnregionen wie körperlicher Schmerz und ruft ebenso starke, existenzielle Reaktionen hervor. In seiner höchsten Ausprägung sind dann Trost, Ablenkung und Beruhigung nicht mehr

Interview mit Filip Stupar

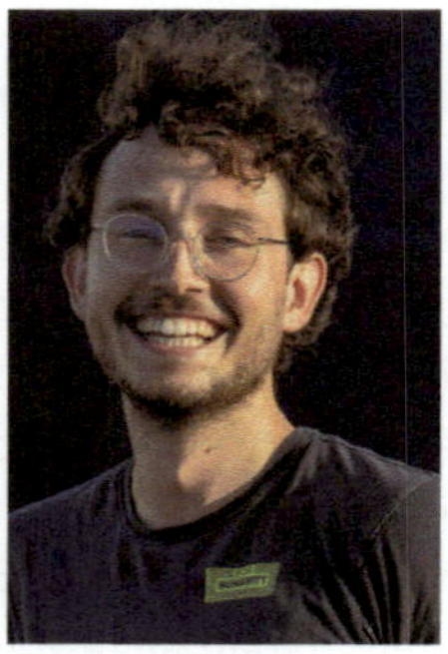

© Danilo Campailla/SOS Humanity

Melanie M. Klimmer: *Was ist dein Zugang zu vulnerablen Personen? Was machst du zum Beispiel in der Notfallversorgung anders, wenn du mit ihnen arbeitest?*

Filip Stupar: Vulnerable Gruppen sind für mich zum Beispiel Menschen, die unterstandslos sind (österr. für wohnungslose Menschen, Anm. d. Autorin). Wenn ich mit ihnen arbeite, frage ich nicht nach der E-Card oder der Wohnadresse. Das lasse ich in diesem Moment beiseite. Bei der Interaktion versuche ich immer, auf deren Bedürfnisse einzugehen, gebe ihnen mehr Zeit, mache beispielsweise etwas mehr an Extra-Versorgung, wie Wundreinigung. Ich mache das, weil ich in dem Moment weiß, dass jetzt gerade eine Möglichkeit dazu besteht, ihnen diese Zeit zu geben.

Was tust du, wenn du feststellst, dass dein Gegenüber Gewalt erfahren hat?

Wenn ich den Verdacht habe, dass zum Beispiel häusliche Gewalt oder eine andere Form der Misshandlung gegen eine Frau vorliegen, dann gebe ich das so an die Notaufnahme weiter. Und ich informiere die Person darüber, was es für Schutzmöglichkeiten gibt. Manchmal ist es auch sinnvoll, ein Kriseninterventionsteam einzuschalten. Aber es gibt eben nichts dazwischen: Oft bleibt nur die Wahl zwischen Notaufnahme oder überbelegter Psychiatrie.

Fühlst du dich ausreichend ausgebildet für den Einsatz bei vulnerablen Gruppen?

In der Ausbildung sowohl in der Notfallmedizin als auch für den Notfallsanitätsdienst werden die „sozialen Notfälle", wie ich sie bezeichne, völlig ausgeblendet. Man konzentriert sich auf die invasiven Maßnahmen und steckt dort all die Ressourcen hinein, anstatt ehrlich zu sagen: „Hey, wir haben so viele sozialen Notfälle, was kann man da besser machen?". Dort sehe ich die Zukunft der Notfallmedizin. Die Frage ist also, wie man das Personal besser schulen und sensibilisieren kann – zum Beispiel im Umgang mit psychiatrischen Patient:innen. Da sehe ich noch erheblichen Handlungsbedarf.

Filip Stupar ist ein österreichischer Notfallsanitäter, Medizinstudent und Seenotretter. Sein klinisch-praktisches Jahr im Zuge des Medizinstudiums absolvierte er in Südafrika, wo die sozialen Aspekte in der medizinischen Akutversorgung einen hohen Stellenwert genießen. Er lebt in Wien.

möglich und Abwehrreaktionen sehr wahrscheinlich [14].

Sich um den anderen (trotzdem) zu kümmern, verlangt nach einer „inneren Grundbereitschaft [...] sich für ihn, für sein Wohlbefinden zu engagieren – für den anderen und um seinetwillen", sagt Giovanni Maio. Dazu gehöre es, dem Anderen im Wissen um seine Verletzlichkeit die eigene Aufmerksamkeit zu schenken, weil er einem am Herzen liegt [2]. Diese Perspektive finden wir auch in den vier Prinzipien der Medizinethik [14]:

1. Nicht schaden
2. Wohltun
3. Respekt vor der Autonomie der Patientin/des Patienten
4. Gerechtigkeit

Vermeidbare Transporte

Jeder Umgebungs- und Ortswechsel verschärft bei Menschen mit Multimorbidität, eingeschränkter Kognition und sinkender Reservekapazität die geistige und körperliche Abwärtsspirale, nicht nur postoperativ. Besonders schadhaft sind diese für Heimbewohner:innen, die bereits einen Auszug aus ihrem bisherigen Leben hinter sich haben. Zu oft werden bei zu bewältigenden Vorfällen in Senioreneinrichtungen die Rettungsdienste gerufen und so unnötige, vermeidbare Krankenhauseinweisungen hervorgebracht. So hart es klingen mag: Wenn das Pflegepersonal alle Expert:innenstandards zur Prävention und Unterstützung von Pflegebedürftigen, die entsprechenden Pflegebeobachtungen sowie die erlernten Akutmaßnahmen umsetzt, für die es – insbesondere auch nach einer generalistischen Pflegeausbildung – ausgebildet ist, werden Rettungsdienste weniger notwendig.

Ein Einsatz des Rettungsdienstpersonals kann sich daher auch in der Form zeigen, noch vor Ort die Lage zu prüfen und gegebenenfalls gegen eine nicht notwenige Verlegung in ein (psychiatrisches) Krankenhaus zu insistieren, wohlwissend, dass gerade der alte Mensch sich von einem solchen Ortswechsel schlechter wieder erholt. Häufig sind es Missstände in den Einrichtungen selbst, die zu „Notfällen" führen. Umso wichtiger ist es, dann im Sinne der schutzbedürftigen Patient:innen zu handeln und bei den zuständigen Behörden die notwendigen Schritte zum Schutz der Person einzuleiten (siehe *1. Goldene Regel im Ethikkodex*).

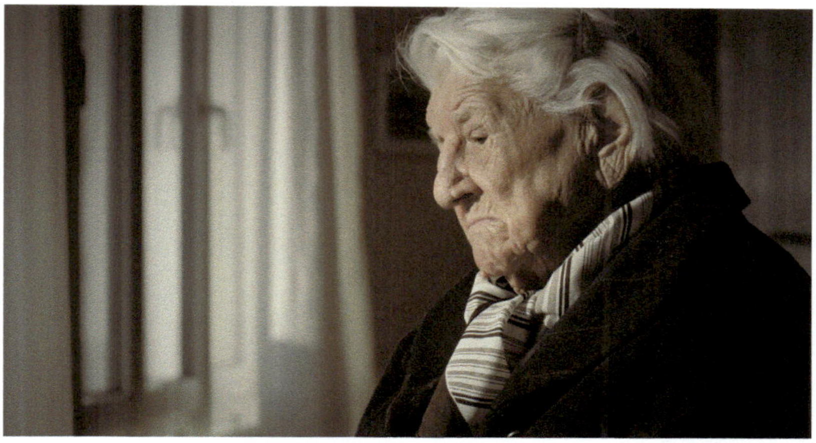

AdobeStock/Anke Thomass

Abb. 3 Geriatrische Patienten, ob zuhause oder im Pflegeheim, brauchen oft besondere Zuwendung, auch von den Rettungsdienstkräften.

Schutzbedürftigkeit

Sogenannte „soziale Notfälle" beziehungsweise Menschen, die sich in sozialen Notlagen befinden, bedürfen keiner paternalistischen Zurechtweisung – sozusagen anstelle einer vermeintlich staatlichen Kontrolle. Diese Form des Paternalismus darf nicht mit der eigentlichen Schutzbedürftigkeit verwechselt werden. Oft befinden sich Menschen vorübergehend in einer exponierten Situation, die nicht automatisch gleichzusetzen ist mit einer fehlenden Fähigkeit, für sich selbst zu entscheiden oder zu sorgen. Die Gefahr der Bevormundung und Überprotektion von vulnerablen Personen ist in der medizinischen Notfallversorgung immer gegeben. Dabei ist die Schutzbedürf-

Die 1. Goldene Regel: Den Menschen würdigen

Aus dem Verhaltens- und Ethikkodex im Rettungsdienst

Ich verpflichte mich, Leiden zu lindern, die Gesundheit zu fördern, Schaden abzuwenden und die Qualität meiner Leistungen zur medizinischen Notfallversorgung jeder mir anvertrauten Patientin und jedem anvertrauten Patienten gleichermaßen zur Verfügung zu stellen. Dabei stehen für mich die Achtung der Menschenwürde unabhängig von Nationalität, Rasse, Religion, Hautfarbe und Status sowie Mitgefühl im Vordergrund. Unethische Verfahren lehne ich ab und setze mich gegen Inkompetenz oder unethisches Verhalten in geeigneter Weise ein. [14]

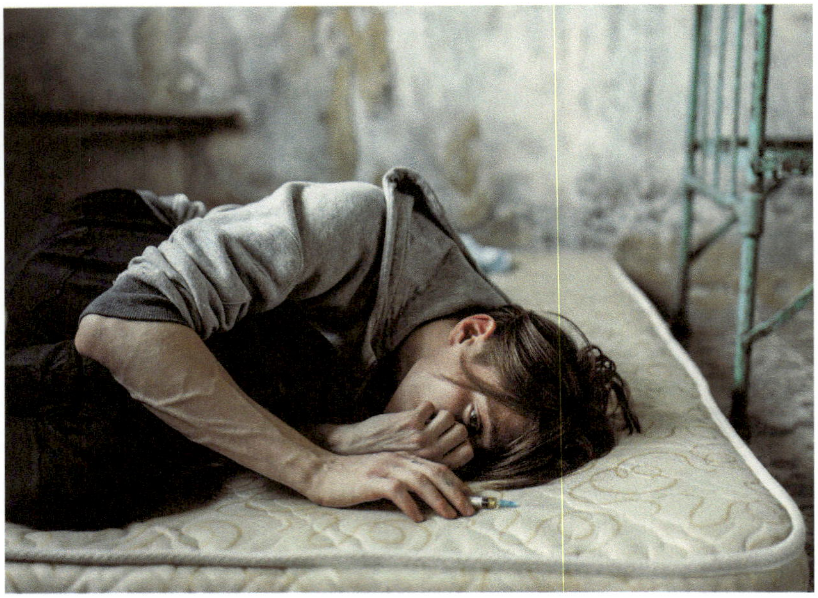
AdobeStock/Nomad_Soul

Abb. 4 Auch in menschlich anspruchsvollen Situationen ist Empathie – für beide Seiten – hilfreich.

tigkeit des oder der Anderen in erster Linie ein Auftrag, in seinem oder ihrem Sinne die (Rest-) Ressourcen zu identifizieren und bestmöglich zu stärken [2]. Andernfalls kann das Merkmal der Vulnerabilität zu einem Stigma werden, mit dem das Gegenüber zu einem festgeschriebenen, passiven Opfer und nicht zu einem Überlebenden der, nicht willentlich ausgesuchten, Situation gemacht wird [2].

Mitten unter uns

Eine wohnungslose Frau sammelt umherliegende Kleidungsstücke um einen Rot-Kreuz-Container ein. Dass man ihr die Kinder nahm, hatte ihr das Herz gebrochen. Die „Straßenmale" – Laufmaschen und Löcher in ihrer auf den Rock farblich abgestimmten Wollstrumpfhose –, trägt sie mit Würde. Gerti (Name geändert) ist eine von 8.000 mobilen, wohnungslosen Frauen in Deutschland, die sich mit ihrer Lebensweise noch einen Rest an Autonomie und Souveränität erhalten. Eines frühen Morgens wird Gerti dann an einem Sportplatz im Main-Tauber-Kreis schwerverletzt aufgefunden. Unbekannte hatten vermutlich den mit ihren Habseligkeiten gefüllten Einkaufswagen auf sie geschleudert und sie darunter liegen gelassen. Seitdem ist Gerti von der Halswirbelsäule abwärts gelähmt und auf die ständige Hilfe anderer angewiesen.

Das Leben am Rande der Gesellschaft war und ist für viele wohnungslose Frauen mit ihren Kindern, arbeitslos gewordene Nicht-EU-Bürger:innen, alte Menschen mit geringem Einkommen oft ein ständiger Kampf gegen soziale Ausgrenzung und Stigmatisierung, für Existenzberechtigung, eine Perspektive und mehr Sicherheit. Dabei erschaffen sie sich kleine Überlebensinseln, in denen sie selbstbestimmt agieren können. Es handelt sich um eine sehr heterogene Gruppe. Was sie jedoch vereint, ist, dass die Lebensumstände ihre Gesundheit angreifen und das umso mehr, wenn ihnen eine adäquate Gesundheitsfürsorge verwehrt bleibt.

Einer im Jahre 2020 von Médecins Sans Frontières (MSF) und dem Institut Pasteur veröffentlichten Studie zufolge leidet im Département Île-de-France (Ballungsraum Paris mit allein 50.000 wohnungslosen Menschen) mehr als jede:r Fünfte der 829 wohnungslosen Proband:innen an Grunderkrankungen wie Hypertonie oder Diabetes [15]. Ähnliche Auswirkungen auf die Gesundheit lassen sich bei Sans-Papiers (Menschen ohne Papiere) ohne sicheren Bleibestatus, Arbeitsmigrant:innen und Sozialhilfebeziehenden feststellen. Forschende der Berner Fachhochschule konnten 2019 nachweisen, dass Sozialhilfebeziehende weit häufiger an chronischen Erkrankungen und gesundheitlichen Einschränkungen leiden als die Vergleichsgruppe ohne Leistungsbezug. Die Bezugsdauer wirke sich dabei noch zusätzlich nachteilig aus [16]. Oft sind es aber gerade die besonders vulnerablen Personen wie Papierlose und Menschen ohne Krankenversicherung, die auf die medizinische Unterstützung und Solidarität besonders angewiesen sind, aber vom öffentlichen Gesundheitssystemen weitgehend unerreicht sind – auch bei uns.

In vielen Staaten der Erde sind es die Transport- und Behandlungskosten, die ärmeren Menschen den Zugang zu medizinischer Hilfe erschweren. „Jede noch so geringe Gebühr schließt jene Menschen aus, um die wir uns am meisten kümmern wollen: die ärmsten und am stärksten erkrankten Patienten", sagt MSF-Arzt Tankred Stöbe in seinem Buch „Mut und Menschlichkeit" [17]. In Nepal, wie der Berliner Intensivmediziner von einem Auslandseinsatz berichtet, würden eher Militärs aus unzugänglichen Gebieten für ein Familienwochenende nach Hause geflogen, als junge Frauen mit lebensbedrohlicher Blutung in die nächste Klinik gebracht. In Deutschland sind es Asylbewerber:innen, Papierlose, Menschen ohne Krankenversicherung und andere vulnerable Personen mit chronischen Erkrankungen, die lediglich Zugang zu akuter Notfallhilfe und bei Schmerzzuständen haben, die schließlich – und nachdem sie zuvor lange unbehandelt geblieben sind – als akuter Notfall in eine Klinik gebracht werden. Häufig ist deren Krankheitszustand schon so weit fortgeschritten, dass ihre Lebenserwartung deutlich niedriger ist.

Schutz vor Vulnerabilisierung

Die Schere zwischen arm und reich, gesund und krank geht immer weiter auseinander, während die Risiken individualisiert werden. Die Folge ist: Immer mehr Menschen sind sich selbst überlassen und fühlen sich im Alltag bei der elementaren Gesundheitsversorgung im Stich gelassen sind, sobald sie diese Risiken aus eigener Kraft nicht mehr abfedern können [18,19]. Der Staat hat die Verpflichtung, diese Ungleichverteilung von Lebens- und Teilhabechancen sozialpolitisch zu korrigieren [19] und Menschen vor einer Vulnerabilisierung zu schützen. Stattdessen aber erleben wir „[d]urch den Rückbau von Sozialstrukturen […] eine zunehmende Vulnerabilisierung der besonders Vulnerablen", sagt der Medizinethiker Giovanni Maio [2].

Bereits im Vorfeld gehe eine symbolische Vulnerabilisierung voraus, meint der Arzt und Philosoph, indem die Lebensperspektiven der Menschen übergangen würden und die menschliche

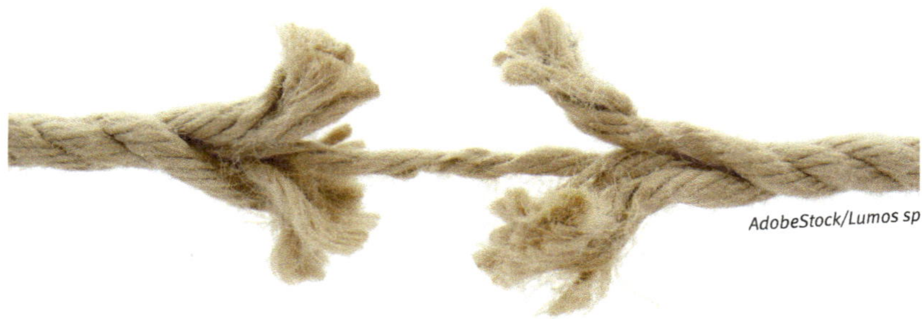

AdobeStock/Lumos sp

Abb. 5 Die Form der Kommunikation kann darüber entscheiden, ob der verletzte Mensch Vertrauen fasst – oder der letzte Vertrauensfaden reißt.

Melanie M. Klimmer

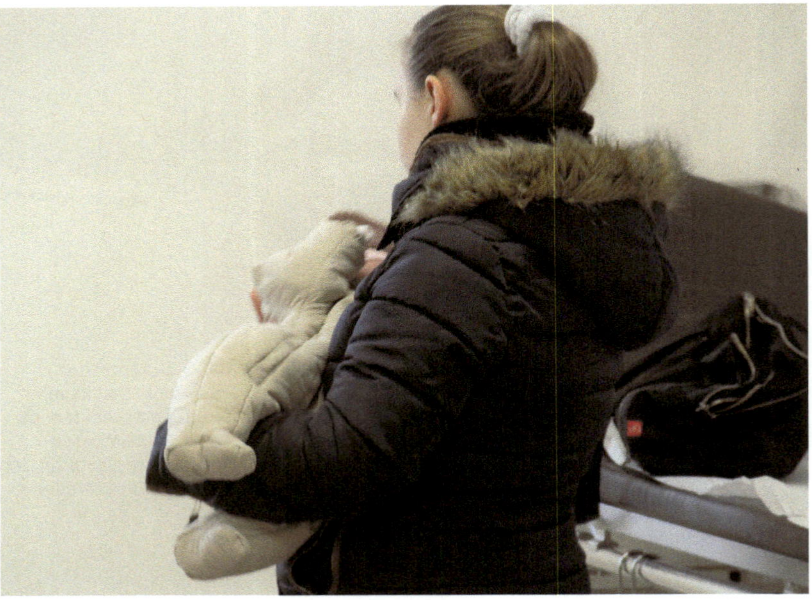

Abb. 6 Mutter mit Kind in einer Erstaufnahmeeinrichtung – sie werden nur die medizinische Mindestversorgung bekommen.

Angewiesenheit aus dem öffentlichen Raum verbannt und die Verwundbarkeit nur auf bestimmte Personengruppen projiziert werde. „Die Sorge anerkennt den Unterschied im Ausmaß der Souveränität verschiedener Menschen in ihren spezifischen Situationen, ohne jedoch die elementare Gleichheit aller Menschen in ihrer Verletzlichkeit und ihren grundsätzlichen Fähigkeiten zu relativieren", sagt Giovanni Maio [2].

Fazit

Wenn Menschen bereits tief in ihrer Hoffnungslosigkeit gefangen sind, benötigen sie in erster Linie andere Personen, die ihnen auf menschlicher Ebene begegnen, Sicherheit ausstrahlen, sie kompetent aus der exponierten Situation herausholen und sie nicht noch zusätzlich vulnerabilisieren. Sie brauchen jemanden an ihrer Seite. Oft ist ihr Zustand das Ergebnis einer langen Kette der Vernachlässigung, des Entbehrens von Empathie, Trost und Hilfe. Umso anspruchsvoller kann es für den Rettungsdienst sein, in der zur Verfügung stehenden Zeit das Möglichste zu tun, um eine hilfreiche Bezogenheit herzustellen. Sie ist unverzichtbarer Bestandteil heilberuflicher Identität, indem sie anerkennt, dass kein Mensch nur einfach so verletzlich ist, sondern deshalb verletzlich ist, weil und insofern er in Beziehungen steht [2].

Humanität bedeutet in diesem Sinne, auch dann noch eine Antwort zu suchen, überhaupt eine Antwort zu geben, wenn der Mensch unzugänglich wird, verbittert um sich schlägt und scheinbar auf nichts mehr reagiert. Gerade jetzt ist es wichtig, ihn nicht fallenzulassen, sondern ihm entgegenzugehen, hinzuhören und offen zu bleiben für das, was in diesem Schmerz des Anderen nach Ausdruck ringt, um auch dann – gerade dann – die Hand zu reichen.

Hingeguckt!
Die Sinne denken mit!
Man nimmt nur wahr, was man fühlt!
Man sieht nur, wo man hinguckt!
Man sieht nur, was gezeigt wird!
Man sieht nur, was man weiß!

Aus: Kleine Wahrnehmungskunde von Christiane Grefe [20]

Quellen:

[1] Lessenich S. (2020). Leben machen und sterben lassen. Die Politik mit der Vulnerabilität. In WSI-Mitteilungen; 73,6:454–461.

[2] Maio G. (2024). Ethik der Verletzlichkeit. Herder-Verlag: Freiburg, 1. Aufl.

[3] UN-Büro für die Koordinierung humanitärer Angelegenheiten (OCHA). UN relief chief decries 'bullets and bombs' against aid workers, 22.11.2024; https://www.unocha.org/news/un-relief-chief-decries-bullets-and-bombs-against-aid-workers

[4] WHO. Surveillance System for attacks on health care (SSA), Stand 6.12.2024, https://extranet.who.int/ssa/Index.aspx#:~:text=Launched%20in%20December%202019%2C%20the,about%20attacks%20on%20health%20care

[5] United Nations (UN). 2024 deadliest year ever for aid workers, UN humanitarian office reports, UN News; 22.11.2024, https://news.un.org/en/story/2024/11/1157371

[6] UN-Security Council. Resolution 2730 (2024), 24.05.2024; https://daccess-ods.un.org/access.nsf/Get?OpenAgent&DS=S/Res/2730(2024)&Lang=E

[7] Schütte F., Fürst N. et al. (2024). BASt-Bericht M 345. Analyse des Leistungsniveaus im Rettungsdienst für die Jahre 2020 und 2021 (Forschungsprojekt); Hrsg. v. Bundesanstalt für Straßenwesen; https://www.bast.de/DE/Publikationen/Berichte/unterreihe-m/2024-2023/m345.html?nn=1831484

[8] Schick, B., Mayer, B., Jungwirth, B. et al. Does the gender of emergency physicians have an impact on the prehospital care of psychiatric emergencies? a retrospective cohort analysis. BMC Emerg Med 24, 201 (2024). https://doi.org/10.1186/s12873-024-01118-3

[9] Andrea Weber-Tuckermann/Universität Ulm. Einfühlsame Worte statt Beruhigungsspritze – Gender-Effekte bei der notärztlichen Behandlung psychiatrischer Notfälle, 03.12.2024; https://www.uni-ulm.de/forschung/forschung-aktuell-details/article/gender-effekte-bei-der-psychiatrischen-notfallversorgung/

[10] Vogel T. Einfühlsame Worte statt Beruhigungsspritzen, dpa, 07.12.2024.

[11] Kuch H. (2006). Sprache, Gabe, Gewalt. Lacan und die symbolische Verletzlichkeit. In: Krämer S, Koch E (Hrsg.):

Gewalt in der Sprache. Rhetoriken verletzenden Sprechens. München: Wilhelm Fink-Verlag, S. 179–199.
[12] Klimmer M. M. (2024). Unberührbares berühren. Beziehungen als Quelle von Hoffnung und Trost. Fachzeitschrift für Palliative Geriatrie 10 (4): 16–18.
[13] Rave F., Bergmann L., Tüns H., Rogge A. (2021). Ethik in der präklinischen Notfallmedizin. In: Notfallmedizin up2date; 16(03):283–294, DOI: 10.1055/a-1201-3888.
[14] Deutscher Berufsverband Rettungsdienst e.V. (DBRD)/ Hermanns Ch. (o.D.). 10 goldene Regeln für die Arbeit im Rettungsdienst. Verhaltens- und Ethikkodex für Mitarbeiter im Rettungsdienst. Lübeck.
[15] Roederer T. et al. (10/2020). High seroprevalence of SARS-CoV-2 antibodies among people living in precarious situations in Île-de-France; doi: 10.1016/S2468-2667(21)00001-3
[16] Berner Fachhochschule (2019): Daten zur Gesundheit von Sozialhilfebeziehenden; https://arbor.bfh.ch/9211/1/Daten%20zur%20Gesundheit%20von%20Sozialhilfebeziehenden.pdf
[17] Stöbe T. (2019). Mut und Menschlichkeit. Als Arzt weltweit in Grenzregionen. Frankfurt am Main.
[18] Schnabel P. E. Zur Kritik medizin-paradigmatischer Normativitäten in der aktuellen „Präventions"-Politik. In: Bittlingmayer U.H., Sahrai D., Schnabel P. E. (Hrsg.) (2009). Normativität und Public Health. Vergessene Dimensionen gesundheitlicher Ungleichheit. Wiesbaden: VS Verlag für Sozialwissenschaften, S. 183–208.
[19] Urban H. J. Eigenverantwortung und Aktivierung. Stützpfeiler einer neuen Wohlfahrtsarchitektur. In: WSI-Mitteilungen 2004; 9:467–473.
[20] Grefe Chr. Kleine Wahrnehmungskunde; taz vom 12.11.1997.

Die Autorin

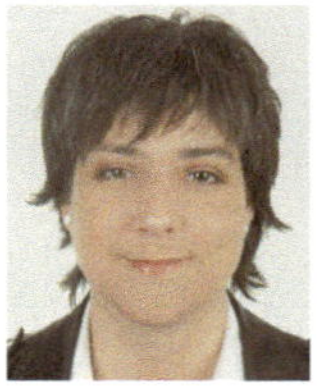

Melanie M. Klimmer, freie Autorin, Wissenschaftsjournalistin und Reporterin zu humanitären und menschenrechtlichen Themen, Ethnologin M.A., Pflegefachfrau mit Weiterbildung für humanitäre Auslandseinsätze, Mediatorin sowie langjährige freie Dozentin für u.a. Angewandte Hebammenwissenschaft, Gendermedizin sowie Klinische und Politische Soziologie.
Kontakt: atelier.fuer.publizistik@gmail.com
Interessenskonflikt: Die Autorin gibt an, dass kein Interessenkonflikt vorliegt.

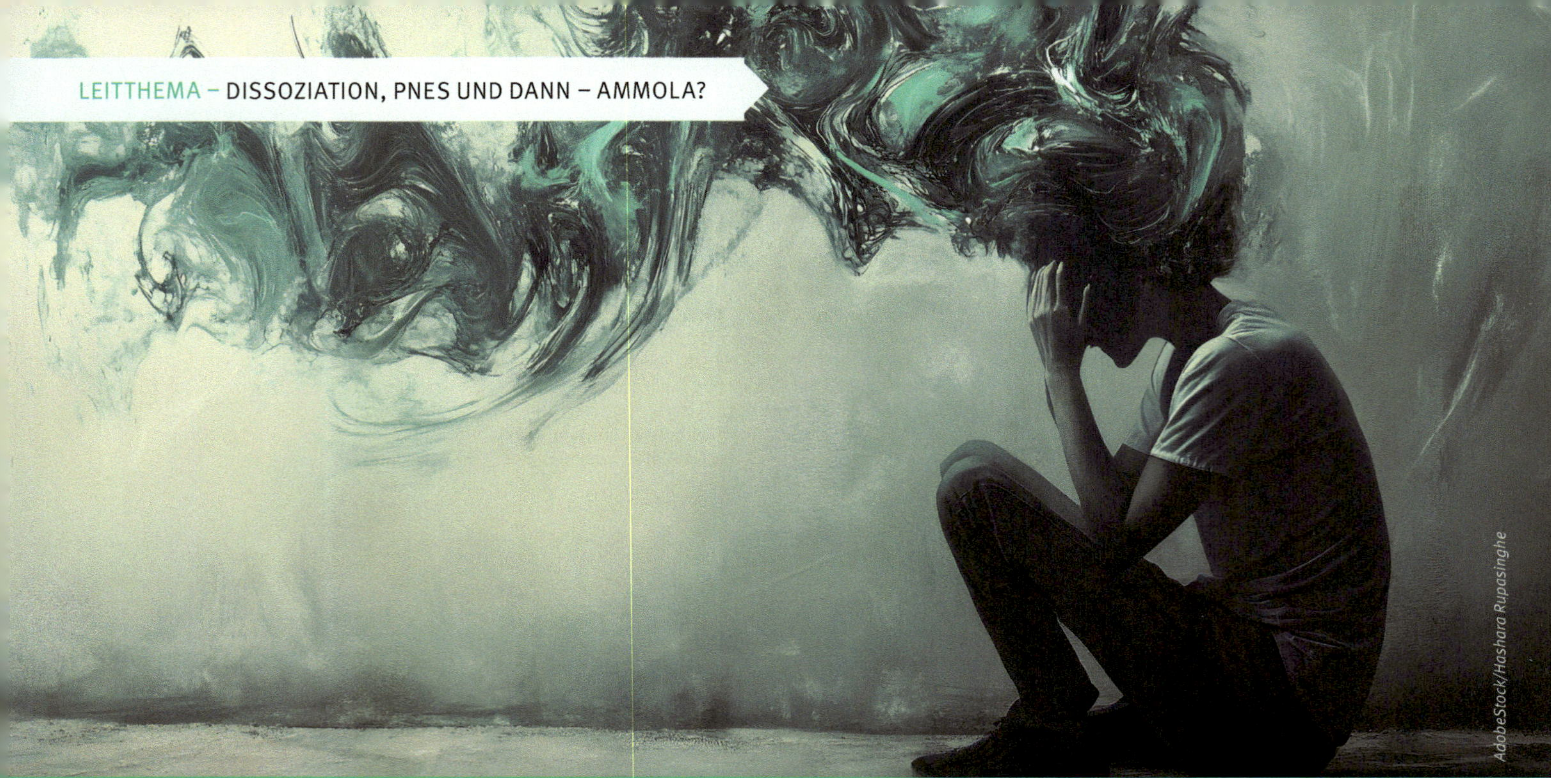
AdobeStock/Hashara Rupasinghe

Dissoziation, PNES und dann – Ammola?

Schlüsselwörter:
Dissoziation
PNES
Ammola
Ammoniak
Lavendel
Aromatherapie

Zusammenfassung: *Dissoziationen und psychogene nicht epileptische Krampfanfälle, abgekürzt PNES (Krampfanfälle = engl. seizures), gehören zu den psychiatrischen Krankheitsbildern, oftmals mit einer unschönen Ursache als Auslöser. Patient:innen mit diesem Krankheitsbild haben je nach Ausdehnung ihrer Erkrankung entscheidende Einschnitte in ihrer selbstständigen Alltagsführung. Auch laufen sie nach eigenen Erfahrungen oft Gefahr, bei rettungsdienstlichen Einsätzen im Zusammenhang mit ihrer Erkrankung als „Schauspieler:in" stigmatisiert zu werden. Das liegt vielleicht mitunter an der irreführenden Bezeichnung der Erkrankung, die durch das „non-epileptic" im Diagnosenamen suggeriert, es gäbe ein richtige und eine „falsche" Epilepsie [1]. Das Herangehen sowie die Akuttherapie bei Dissoziation und PNES wirft bei Rettungsfachpersonal wie Notärzt:innen oftmals große Fragezeichen auf.*

Allgemeines

Unter einer Dissoziation und einem eventuell damit verbundenen PNES versteht man die Trennung des Bewusstseins von der Möglichkeit, Denk-, Handlungs- und Verhaltensabläufe kontrolliert ausführen zu können. Also genau das Gegenteil eines gewollten Schauspiels, welches solchen Patient:innen leider oft unterstellt wird.

Die häufigsten Ursachen für Dissoziationen und PNES dürften Traumata sowie Angstzustände und Stress darstellen [2]. Unterschiedlichste Erscheinungsbilder einer Dissoziation sind möglich; von einem absolut ruhigen, abwesenden bis hin zu einem epileptiformen Krampfanfall gibt es unzählige Variationen, welche eine schnelle Einschätzung und richtige Zuordnung oftmals erschweren (> Abb. 1, > Abb. 2). Aber auch nach der Stellung einer Verdachtsdiagnose gestaltet es sich oftmals schwierig, gezielte und wirksame Maßnahmen umzusetzen. Wie anspruchsvoll und aufwendig ein Einsatz mit betreffenden Patient:innen sein kann, ist dem Kasuistikbericht in der Ausgabe 4/2021 der *Elsevier Emergency* zu entnehmen [3].

Differenzierung PNES von epileptischem Anfall

Um auf spezielle Therapieansätze bei dissoziativen Krampfanfällen zurückzugreifen, müssen vorher zwingend differenzialdiagnostisch andere Ursachen und Krankheitsbilder abgeklärt und ausgeschlossen werden. Ein Blick in die Tasche, den Rucksack oder anderes Gepäck der Patient:innen ist hier manchmal hilfreich: Hin und wieder besitzen sie selbst erstellte Notfallkarten oder -blätter, auf welchen sie Hinweise und Tipps für den Fall der Fälle festgehalten haben.

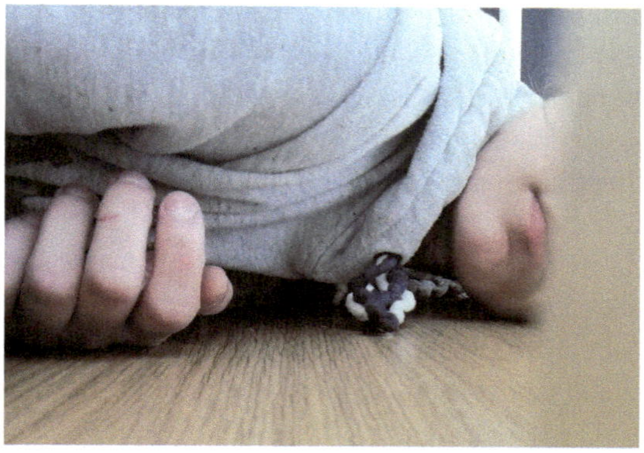

Jürgen Gollwitzer, Welden

Abb. 1 Beispielhafte Auffindesituation einer dissoziierten Patientin – ähnlich zu einer bewusstlosen Person

Tab. 1 Iktuale Beobachtungen, die zur Differenzierung von psychogenen nichtepileptischen und epileptischen Anfällen beitragen können. [4]

Beobachtung	Psychogene nicht-epileptische Anfälle	Epileptische Anfälle
Situationsabhängiger Beginn	Nicht selten	Selten
Allmählicher Beginn	Nicht selten	Selten
Durch Stimuli auslösbar	Gelegentlich	Selten
Undulierende motorische Aktivität	Häufig	Sehr selten
Asynchrone Arm- und Beinbewegungen	Häufig	Ungewöhnlich
Zielgerichtete Bewegungen	Gelegentlich	Sehr selten
Rhythmische Beckenbewegungen	Gelegentlich	Selten
Opisthotonus, „arc de cercle“	Gelegentlich	Sehr selten
Kopfschütteln	Häufig	Selten
Biss auf die Zungenspitze	Gelegentlich	Sehr selten
Iktuale prolongierte Atonie	Gelegentlich	Sehr selten
Iktuales Weinen	Gelegentlich	Sehr selten
Geschlossener Mund bei scheinbar tonischem Anfall	Gelegentlich	Sehr selten
Vokalisation bei tonisch klonischen Bewegungen	Gelegentlich	Sehr selten
Lidschluss	Sehr häufig	Selten
Anfallsdauer › 2 min	Häufig	Sehr selten
Widerstand bei Augenöffnung	Häufig	Sehr selten
Erhaltener Pupillenreflex	Sehr häufig	Ungewöhnlich
Reaktivität während scheinbarer Bewusstlosigkeit	Gelegentlich	Sehr selten
Fehlende Zyanose bei prolongiertem Anfall	Häufig	Selten
Schnelle postiktuale Reorientierung	Häufig	Ungewöhnlich

Abb. 2 PNES-Krampfanfall in der Realität https://else4.de/atx

PNES lassen sich oftmals anhand einer Reihe von Beobachtungen von epileptischen Anfällen unterscheiden (> Tab. 1).

Es sei darauf hingewiesen, dass ca. 10 % der Patient:innen mit Epilepsie auch unter PNES leiden können [5]. Neben dem Ausschluss eines epileptischen Krampfanfalls müssen natürlich auch andere Ursachen, welche einer Dissoziation oder einem PNES zugrunde liegen können, differenzialdiagnostisch abgeklärt, ausgeschlossen und ggf. adäquat behandelt werden. Hierzu können u. a. zählen:

- Bewusstlosigkeit unkl. Genese
- Hypoglykämie
- Synkope
- Intoxikation
- Stroke

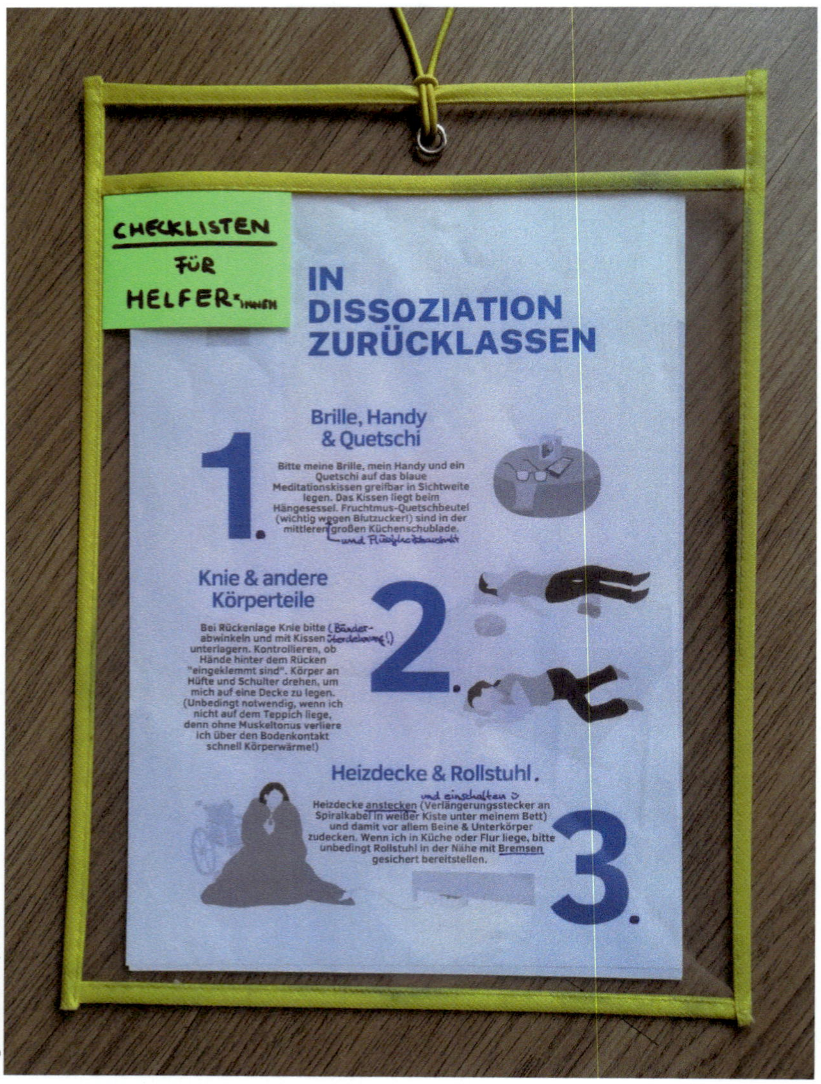

Jürgen Gollwitzer, Welden

Abb. 3 Hilfestellung für Akutmaßnahmen zum Durchbrechen der Dissoziation

Während bei einigen der o. g. Differenzialdiagnosen eine gezielte, auch medikamentöse Therapie nachgewiesenermaßen äußerst hilfreich sein kann, gibt es zu medikamentösen Akuttherapien bei Dissoziation und PNES nicht wirklich ausführliche, geschweige denn randomisierte Studien. Unter anderem aus diesem Grund sollte die medikamentöse Akuttherapie bei nicht epileptischen Anfällen eher zurückhaltend angesehen werden [6], sie kann evtl. sogar kontraproduktive Folgen haben.

Akuttherapie

Mithilfe einer längerfristigen Psychotherapie können Patient:innen eigene Copingstrategien sowie Abwehrmechanismen beim frühzeitigen eigenen Erkennen solcher Anfälle lernen. Trotzdem können auch immer wieder akut auftretende Anfälle vorkommen, auch im öffentlichen Raum, bei denen die Patient:innen selbst nicht mehr in der Lage sind, abmildernd einzugreifen. In diesen Fällen kommt der Rettungsdienst ins Spiel ...

Für das Rettungsdienstfachpersonal ist es in erster Linie wichtig, Ruhe auszustrahlen und der/dem Patient:in Sicherheit zu geben. Wie bereits erwähnt, lohnt sich bei entsprechendem Verdacht oftmals der Blick ins Handgepäck auf der Suche nach „Notfallnotizen“, welche dann meist auch Hinweise zum Vorgehen und zur Unterstützung bei der schnelleren Unterbrechung des Zustandes beinhalten können. > Abb. 3 zeigt ein Beispiel gezielt für die häusliche Umgebung.

Allerdings werden oft auch Selbsthilfemaßnahmen geschult, welche im öffentlichen Raum angewendet werden und hilfreich sein können. Hierzu zählt u. a. das Kneten auf einem Knetball oder die Anwendung von Ammoniak-Riechampullen als äußere Reize, welche zur Ablenkung und damit zum „Erwachen“ aus der Dissoziation führen sollen.

Um die Dissoziation wieder zu stoppen und ins Hier und Jetzt zurückzukehren, eignen sich z. B. Fragen zur Person sowie zu Ort und Zeit:

- Wie ist Ihr Name?
- Wie ist mein Name?
- Wo befinden wir uns gerade?
- Wie spät ist es?
- Was ist heute für ein Tag? etc.

Gegebenenfalls bietet sich stattdessen auch die örtliche und zeitliche Orientierung durch das Rettungsdienstpersonal an. Beschreiben Sie dann die Situation und das geplante Vorgehen so gut, ruhig und ausführlich wie möglich (siehe den Kasten unten als Beispiel für ein mögliches Vorgehen).

Aus der Praxis: Einsatz von Riechampullen

Einem Einsatz von Riechampullen stand der Autor dieses Artikels bisher aus verschiedenen Gründen grundsätzlich negativ gegenüber, da der plötzlich über das Riechorgan wahrgenommene Reiz äußerst massiv sein kann und bei direktem Kontakt der Flüssigkeit mit der Nasenschleimhaut auch zu Verätzungen führen kann.

Nach mehreren Gesprächen mit Psychiatern und deren Rückversicherung sowie einer massiven Forderungshaltung unseres rettungsdienstlichen Personals inkl. der Führungsebene haben wir nun seit September diesen Jahres Ammola-Riechampullen auf unseren Rettungsmitteln verlastet.

Um eine inflationäre Anwendung zu vermeiden und im Gegenzug einen restriktiven Einsatz zu fördern, werden diese Riechampullen mit den BTM im BTM-Ampullarium des Rettungsmittels vorgehalten und auch nur gegen einen Verbrauchsnachweis, welcher verschiedene Angaben erfordert (> Abb. 4), wieder ersetzt. Durch die hierdurch gewonnenen Daten können wir auch einen Überblick schaffen, inwieweit der Einsatz von Riechampullen hilfreich oder auch kontraproduktiv ist. Im gleichen Zuge haben wir einen Algorithmus zur Anwendung der Riechampullen entworfen, welcher auf allen Rettungsmitteln vorgehalten wird (> Abb. 5).

Eine Anwendung der Riechampullen bei Patient:innen mit Bewusstlosigkeit unklarer Genese, Alkohol- und/oder Mischintoxikation oder Drogenkonsum ist ausdrücklich untersagt. Ebenso ist natürlich von der Anwendung abzusehen, wenn die/der Patient:in auf der eigenen Notfallnotiz ausdrücklich darauf hinweist, diesen Therapieansatz nicht zu wollen.

Bisherige Auswertung

Seit Verlastung der Riechampullen auf unseren Rettungsmitteln im September 2024 kamen diese bei bisher sieben Einsätzen zur Anwendung. Hierbei handelte es sich um Patient:innen mit einer Dissoziation ohne krampfähnliche Zustände sowie um einen PNES. In vier Fällen war der Zustand nach der Anwendung unverändert, in zwei Fällen hat sich der Zustand gebessert. In einem Fall wurde zum Zustand keine Angabe gemacht. Zu einer Verschlechterung des Zustandes kam es bei keinem Fall.

Mögliches Vorgehen durch Fachpersonal bei dissoziierten Patient:innen

Hallo Frau/Herr XY,

hier ist [Vorname Nachname des Helfenden],

Ich knie mich zu Ihnen runter und bin jetzt rechts von Ihrem Kopf. [Was passiert und wie nah kommt mir der Mensch?]

Es ist [Datum] *und wir sind hier* [präzise Ortsangabe, z. B. auf dem Gehweg vor dem Supermarkt].

Vielleicht hören Sie die Hintergrundgeräusche, das Klappern von Einkaufswägen oder Parkgeräusche von Autos. [Das Gehör ist für die Betroffenen oft der einzig „verlässliche Sinn“, um die Gesamtsituation noch einzuschätzen. Geruch ist vom Radius her viel begrenzter oder unspezifischer.]

Sie sind in Sicherheit. Ich passe auf Sie auf. [Sicherheit! Es geht letztlich immer um „verlorene Sicherheit“. Jemand ist bei mir und passt auf mich auf.]

Sie sind dissoziiert./Sie hatten einen Krampfanfall.

Deshalb wurden wir alarmiert.

Meine Kollegin/mein Kollege schaut nun in Ihrer Handtasche/in Ihrem Geldbeutel/im Rucksack nach, ob wir Notfallinformationen finden und ob darin vermerkt ist, wie wir Ihnen bestmöglich helfen können.

Aber machen Sie sich keinen Druck. Lassen Sie sich Zeit, wieder „aufzutauchen“. Ich bleibe bei Ihnen.

Abb. 4 Verbrauchsnachweis Nachfüllanforderung Ammola-Riechampullen

Verbrauch von Ammoniak Riechstäbchen → Ersatzanforderung

RTW Rufname: ____________ Einsatzdatum: ____________

Einsatznummer: ____________ Verbraucht Anzahl: ____________

Anwendung bei Patient:in mit
- ☐ PNES
- ☐ Dissoziation
- ☐ Andere Diagnose: ____________

Zustand hat sich nach Anwendung ☐ verbessert, ☐ verschlechtert, ☐ blieb unverändert.

☐ Patient:in wurde hospitalisiert; ☐ Patient:in wurde zuhause bzw. am Einstzort belassen.

☐ Notarzt wurde nachgefordert weil ____________

Unterschrift/PN Beifahrer: ____________ Unterschrift/PNFahrer: ____________

Jürgen Gollwitzer, Welden

Fünf der sieben Patient:innen wurden anschließend hospitalisiert, zwei wurden in der Ausgangsumgebung belassen.
Bei vier der Einsätze wurde eine Notärztin initial mit dem Meldebild „Krampfanfall" durch die ILST mitalarmiert; bei zwei Fällen wurde ein Notarzt nachgefordert, da der/die Patient:in aufgrund des Zustandes nicht einwilligungsfähig war, jedoch vermutlich den Transport verweigerte. Einmal wurde nachgefordert, da anfänglich vermutlich Unsicherheit bestand, ob ein PNES oder ein anhaltender epileptischer Anfall vorlag.

Fazit

Patient:innen, welche unter Dissoziationen und etwaigen damit verbundenen psychogenen nicht epileptischen Krampfanfällen leiden, stellen – vor allem im städtischen Rettungsdienst – keine Seltenheit dar. Sie laufen jedoch auch heute noch Gefahr, stigmatisiert und als Schauspieler abgestempelt zu werden. Die wichtigste Basistherapie ist in den Augen des Verfassers das Vermitteln von Empathie, das Ausstrahlen der eigenen Ruhe sowie die Abschirmung von der Umwelt. Außerdem sollte immer auf evtl. vorgefundene Notfallnotizen geachtet werden und – das dürfte im Rettungsdienst das Schwierigste sein – es muss die Zeit zur Verfügung gestellt werden, die es eben braucht, um den/die Patient:in aus der Dissoziation zu lösen.
Eine Anwendung von Riechampullen kann, vor allem bei Patient:innen, welche diese Therapieform kennen, hilfreich sein. Sie darf jedoch nicht inflationär angewendet werden, da auch ein Gewöhnungseffekt und somit ein Wirksamkeitsnachlass in der Eigentherapie erfolgen kann. Auch kann deren Einsatz ggf. als Trigger wahrgenommen werden und die Situation verschlechtern. Ebenso sollte man sich bewusst sein, dass es zu keinem direkten Kontakt der Flüssigkeit mit der Nasenschleimhaut oder gar den Augen kommen darf. Die Ampullen sind deshalb maximal einen Zentimeter unterhalb der Nasenöffnung zu halten und niemals in das Nasenloch einzubringen.

Quellen:

[1] Füratsch N, Schöndienst M. Living with psychogenic nonepileptic seizures. Zeitschrift für Epileptologie 28 (2015): 148–152. DOI:10.1007/s10309-015-0427-1

[2] Dissoziation: Wenn sich Realität und Bewusstsein trennen. https://www.klinik-friedenweiler.de/blog/dissoziation-trennung-realitaet-bewusstsein-psychische-erkrankungen/

[3] Gollwitzer J, Gollwitzer D. Kasuistik: Ein ganz spezieller Einsatz. Elsevier Emergency, 04/2021, 62–69

[4] Reuber M, Bauer J. Psychogene nichtepileptische Anfälle. Dtsch Ärztebl 2003; 100(30): A-2013 / B-1673 / C-1577

[5] Frauenheim MT. Psychogene nicht-epileptische Anfälle (PNES): Gibt es verlässliche Kriterien und Therapiemöglichkeiten? Neurol Rehabil 2018; 24(3): 215–224

[6] Redecker TM, Miller I, Schrecke M, Müffelmann B. Dissoziative Anfälle. Psychotherapeutenjournal 2/2023; 130–137

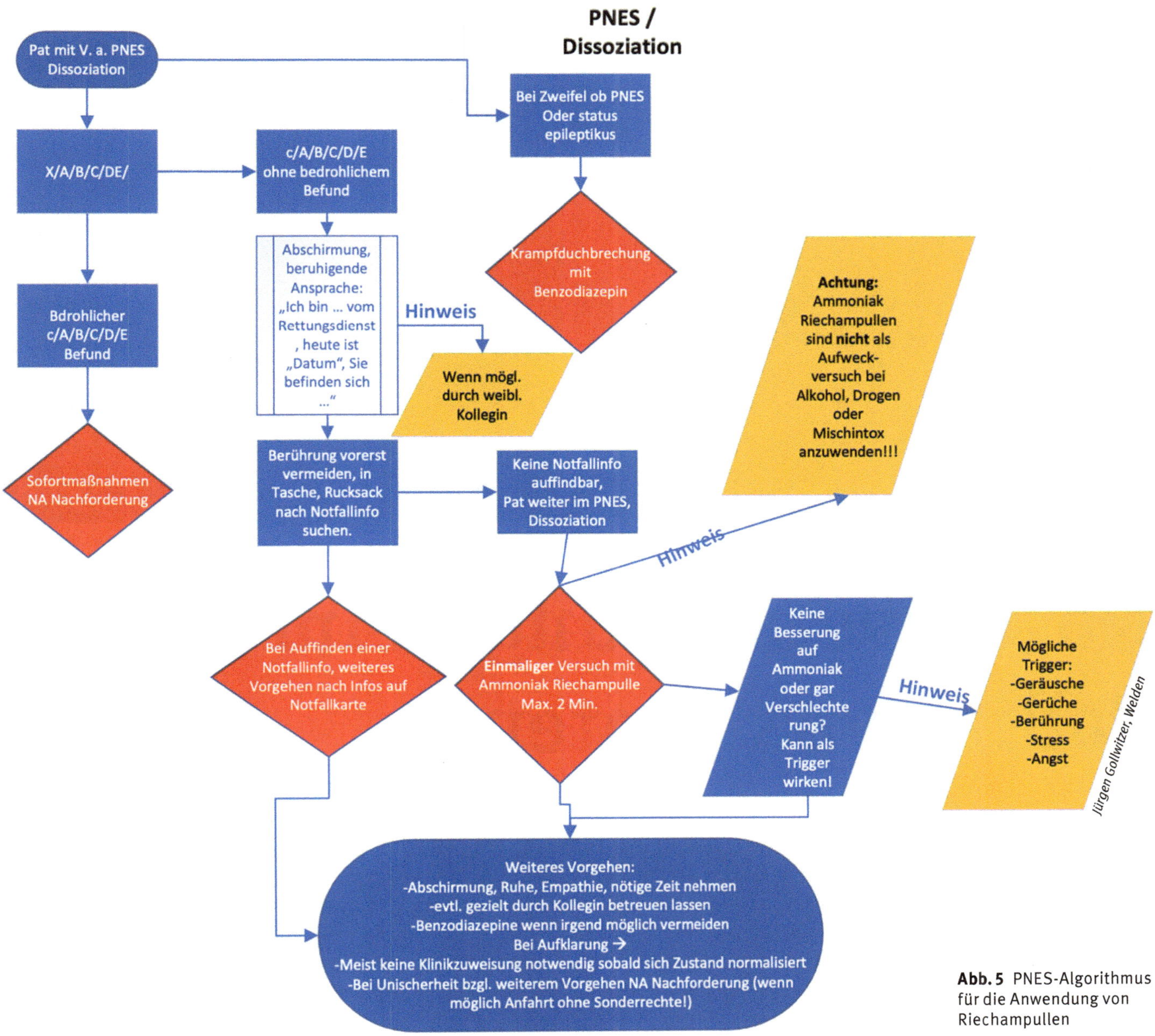

Abb. 5 PNES-Algorithmus für die Anwendung von Riechampullen

Der Autor

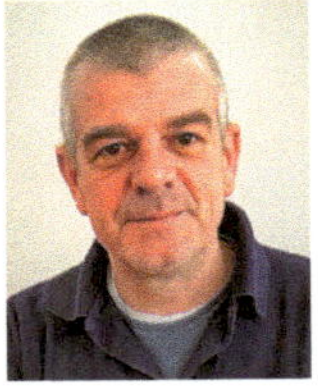

Jürgen Gollwitzer, Notfallsanitäter, Critical Care Paramedic und Krankenpfleger. Derzeit tätig im bodengebundenen Intensivtransport sowie als freischaffender Dozent und Autor.
Kontakt: E-Mail: jgollw@icloud.com | Twitter: @jgollw

Interessenskonflikt: Der Autor gibt an, dass kein Interessenkonflikt vorliegt.

Ausdrücklich bedanken möchte ich mich bei einer von dieser Krankheit betroffenen Patientin, welche mir bei der Ausarbeitung dieses und auch anderer Artikel zum Thema ausführlich beratend und hilfreich zur Seite stand.

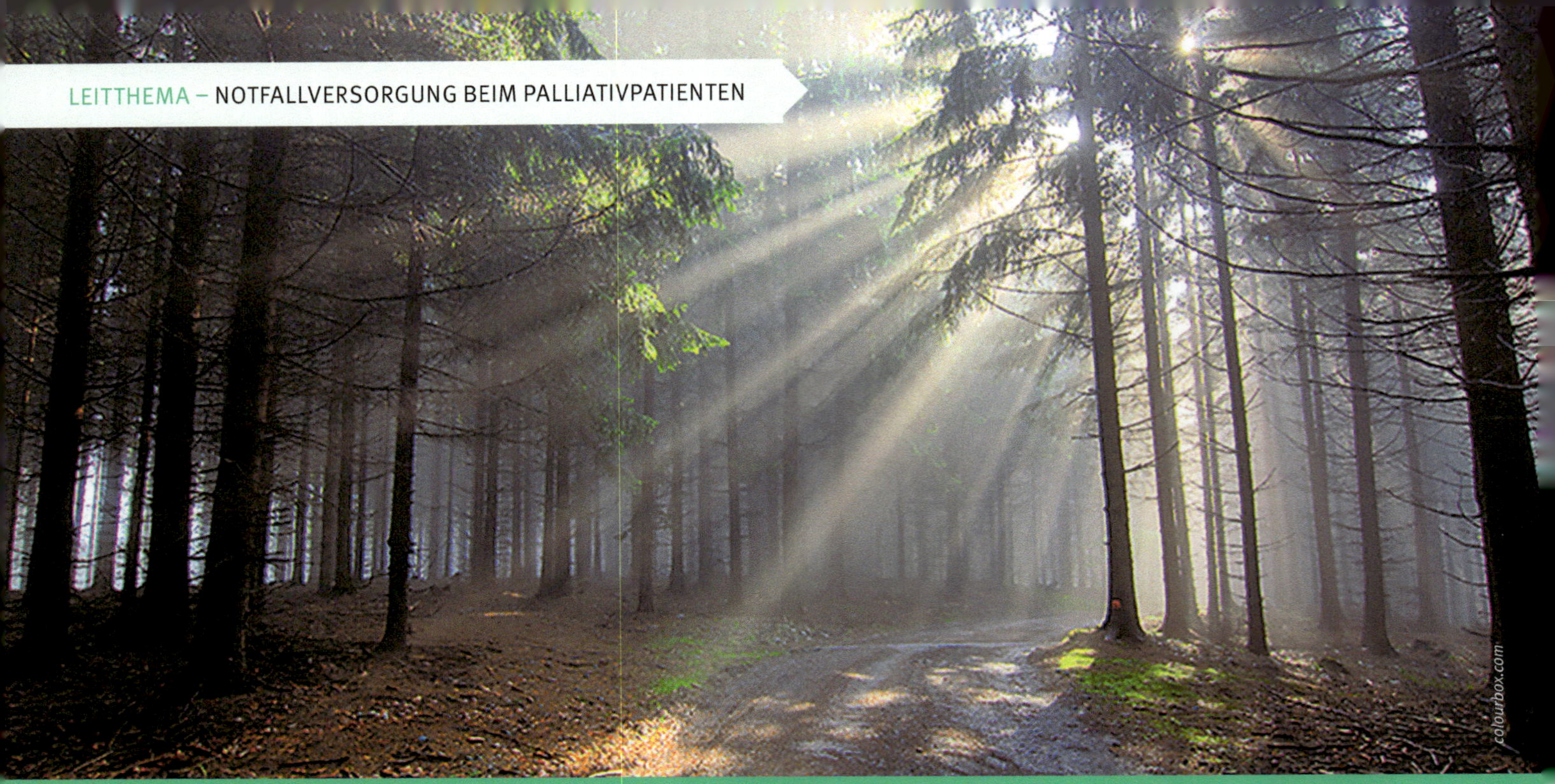

Notfallversorgung beim Palliativpatienten

Schlüsselwörter:
Palliativpatient
Hospiz
Patientenverfügung
Patientenwille
Palliativmedizin

Zusammenfassung: *Die notfallmedizinische Versorgung von Palliativpatienten ist anspruchsvoll. Zum einen muss ein Notarzt die häufigsten Symptom-Exazerbationen behandeln können, er soll profunde Kenntnisse über lebenslimitierende, insbesondere maligne Erkrankungen und ihre Verläufe haben und die Prognose abschätzen können. Gleichzeitig muss er die Historie, sonstige Rahmenbedingungen und eventuell anwesende Angehörige mit im Blick behalten. Der folgende Artikel soll Grundkonzepte der Palliativversorgung in der notfallmedizinischen Versorgung von Palliativpatienten aufzeigen und Hilfestellung bei der Bewältigung dieses nicht „ganz" alltäglichen Einsatzszenarios geben.*

Einsatzmeldung/Anfahrt

An einem warmen und sonnigen Sonntagnachmittag im Spätsommer wird das NEF, das sich gerade auf der Rückfahrt von einem Einsatz befindet, zu einem weiteren Notfall alarmiert. Neben dem Auslösen der Funkmeldeempfänger spricht ein Disponent der Leitstelle den Notfallsanitäter im NEF direkt über Funk an und gibt einige Informationen zu dem neuen Einsatz: Es handelt sich um eine Nachforderung eines RTW aus derselben Wache, dieser hätte einen Patienten, der kreislaufinstabil und bedingt ansprechbar sei sowie Blut erbrechen würde. Der Einsatzort befindet sich noch etwa 10 Fahrminuten entfernt an einem Feldweg auf dem Land, sodass sich das Team des NEF bestehend aus Notfallsanitäter und Notarzt noch Gedanken macht, was bei dem Einsatz potenziell zu bedenken ist und welche geeigneten Kliniken für die weitere Behandlung infrage kommen. Am Ziel angekommen steht der RTW auf der Auffahrt eines allein stehenden, von Wiesen und Feldern umgebenen Hauses. Ein Mann steht bereits an der Straße und winkt, um dem NEF den Weg zu weisen.

Situation am Notfallort/Ersteindruck

Im großen Garten des Einfamilienhauses auf dem Weg zur Haustür passiert das NEF-Team ein paar erwachsene Männer und Frauen, die auf Gartenstühlen an einem mit Kaffee und Kuchen gedeckten Gartentisch in der Sonne sitzen. An der Haustür steht eine aufgeregte Frau, die sich als Ehefrau des Patienten vorstellt. Primär berichtet die Frau hektisch, dass eigentlich ein gemütliches Kaffeetrinken mit Bekannten geplant gewesen sei, dieses jetzt aber durch die gesundheitlichen Probleme des Mannes nicht wie vorgesehen stattfinden könne. Das NEF-Team wird dann über eine schmale Treppe in das Obergeschoss des älteren Hauses geführt. Hier treffen Notfallsanitäter und Notarzt auf den neben dem Doppelbett am Boden des Schlafzimmers liegenden Patienten sowie das Team des RTW, bestehend aus Notfallsanitäterin und Rettungssanitäterin. Bei einem ersten Blick auf den Patienten zeigt sich ein in Seitenlage liegender, nur mit Unterhose bekleideter, deutlich kachektischer und blasser älterer Mann, vor dem Mund ein mit Blut gefüllter Spuckbeutel sowie weitere Blutspuren auf dem Boden. Ein intravenöser Zugang ist bereits etabliert und eine schnell laufende Infusion wird von der Rettungssanitäterin gehalten. Über eine High-Flow-Maske wird Sauerstoff appliziert, der Patient ist vollständig mit Blutdruck, Basis-EKG und Sauerstoffsättigung gemonitort. Die aufgelöste Ehefrau fleht, dass ihrem Mann geholfen werden müsse. Sie wird vom Notarzt so einfühlsam wie möglich gebeten, gerne anwesend, jedoch ruhig zu bleiben, da eine Übergabe des Patienten erfolgen müsse, um das weitere Handeln abzustimmen.

Übergabe nach ABCDE-Untersuchung und Erstversorgung

Der offensichtlich lebensbedrohlichen Situation des Patienten angemessen, macht die Notfallsanitäterin eine strukturierte und zügige Übergabe über die Situation und die bisherigen Maßnahmen und Erkenntnisse. Das RTW-Team habe den Patienten an der jetzigen Position vor dem Bett liegend vorgefunden, die Ehefrau habe geschildert, dass der Mann bei beginnendem Bluterbrechen versuchen wollte, zur Toilette zu gelangen. Hierfür fehlten jedoch die Kräfte, sodass er zusammengebrochen sei. Sie habe dann ein Handtuch geholt. Dieses liegt jetzt mit größeren Mengen Blut versehen hinter dem Patienten. Der Patient sei noch wach gewesen und habe über Schmerzen im Bereich des Abdomens geklagt, eine genaue Schmerzanamnese und eine weitere Befragung seien jedoch aufgrund der Schwäche des Patienten nicht möglich gewesen. Im Verlauf sei der Patient weiter eingetrübt und ein weiterer adäquater verbaler Kontakt sei nicht möglich gewesen. Zunächst sei die Überlegung gewesen, den Patienten im Tragestuhl die enge Treppe hinunterzutragen, schnell wurde aber deutlich, dass dies bei sich verschlechternder Situation des Patienten nicht möglich sein würde. Nach Erheben der Vitalparameter inklusive BZ und Ableiten eines EKG (s. u.) sowie Anlage eines intravenösen Zugangs und Beginn einer Infusionstherapie wurde entschieden, das NEF zur Unterstützung nachzufordern. Dies umso mehr, als die Ehefrau des Patienten auf die Frage nach Vorerkrankungen ihres Mannes berichtete, dass er Krebs im Bereich der Bauchspeicheldrüse habe und eine Operation nicht möglich sei. Daher wäre zunächst eine Chemotherapie durchgeführt worden, diese sei aber aufgrund der gesundheitlichen Verschlechterung in den letzten Wochen abgebrochen worden. Der Hausarzt sei zuletzt zu Hausbesuchen gekommen, da der Patient wegen zunehmender Schwäche nur schwer in die Arztpraxis kommen konnte. Trotzdem sei die Ehefrau über die jetzige dramatische Verschlechterung überrascht. Die Frage nach einer palliativen Situation konnte sie nicht deutlich beantworten. Für eine weitere Exploration sei bisher, bei notwendiger Versorgung des Patienten und zügigem Eintreffen des NEF, keine Zeit gewesen.

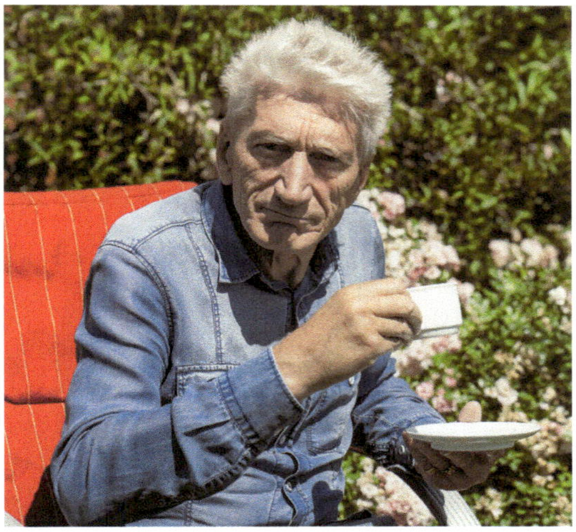

AdobeStock/sp4764

Abb. 1 Das tragische Ende der Kaffeerunde ist für die RTW-Besatzung schnell abzusehen.

Vitalwerte

Die gemessenen Vitalwerte ➤ Tab. 1.

Tab. 1 Vitalwerte

HF	120/min
RR	80/40 mmHg
SpO_2	Initial ohne Sauerstoff 83 %, unter 10 l O_2 Anstieg auf 89 %
BZ	74 mg/dl
Temp.	Nicht gemessen
EKG	Sinustachykardie mit schmalen QRS-Komplexen, keine sonstigen Auffälligkeiten

Entscheidung kritisch ↔ nicht kritisch und Leitsymptom

Bei dem Patienten besteht zweifelsfrei eine kritische, akut lebensbedrohliche Situation. Als Grunderkrankung scheint ein Pankreaskarzinom vorzuliegen. Auch wenn die Ehefrau des Patienten es nicht benennen kann, scheint, ihren Äußerungen nach zu urteilen, eine palliative Situation bei Inoperabilität und abgebrochener Chemotherapie vorzuliegen. Bei bereits deutlich reduziertem AZ, mutmaßlich aufgrund der Tumorerkrankung, ist es vermutlich im Rahmen einer oberen GI-Blutung jetzt zu einer deutlich nachvollziehbaren Verschlechterung mit Schocksituation gekommen. Grundsätzlich wäre bei fehlendem Vorliegen einer palliativen Situation jetzt natürlich eine maximale Behandlung mit intravenöser Flüssigkeitsgabe und medikamentöser Unterstützung sowie gegebenenfalls Intubation und dem Versuch einer Behandlung der Blutung sowie dann zügigem Transport in eine Klinik notwendig. Bei Anhalt für eine fortgeschrittene palliative Tumorerkrankung beschließt der Notarzt jedoch primär im Gespräch mit der Ehefrau, weitere Informationen zur Erkrankung des Patienten und zum aktuellen Verlauf einzuholen.

Tab. 2 SAMPLER

Symptome	Bluterbrechen bei abdominellen Schmerzen sowie Kachexie und offensichtlich deutlich reduzierter AZ
Allergien	Laut Ehefrau keine bekannt
Medikamente	Z. n. Chemotherapie, aktuell Medikation mit Antihypertonika, Pantoprazol, Metamizol sowie einem Fentanyl TTS 75 µg/h. Die Tabletten wurden bereits seit gestern aufgrund von Schwäche und Übelkeit nicht mehr eingenommen.
Patientenvorgeschichte	COPD und Hypertonus in der Vorgeschichte, bekanntes Pankreaskarzinom mit Erstdiagnose vor 10 Monaten in onkologischer Behandlung und mit Z. n. Chemotherapie
Letzte Mahlzeit	Gestern, seitdem nur schluckweise Wasser und Kaffee getrunken
Ereignisse vor dem Notfall	Deutlich zunehmende Schwäche und Inappetenz in den letzten Tagen, zunehmende abdominelle Schmerzen seit gestern, letzter Hausarztbesuch vor 5 Tagen, es wurde eine Einweisung auf eine Palliativstation empfohlen, was vom Patienten abgelehnt wurde.
Risikofaktoren	Tumorerkrankung in offensichtlich palliativer Situation, akutes Bluterbrechen und Kreislaufinstabilität

Sammeln der Differenzialdiagnosen, Verdachtsdiagnose

Bei den Differenzialdiagnosen der hier wahrscheinlich in Bezug auf die akute Verschlechterung im Vordergrund stehenden oralen Blutung muss primär zwischen einer oberen GI-Blutung und einer Blutung aus dem Bereich der Lunge unterschieden werden. Zusätzlich können Blutungen im Bereich des Mundes und des Rachens vorliegen, z. B. eine Nachblutung nach Tonsillektomie. Bei einer oberen GI-Blutung kommen am ehesten Blutungen im Bereich des Magens, insbesondere ein blutendes Magengeschwür, sowie Ösophagusvarizen im Bereich der Speiseröhre in Betracht. Da in dem hier geschilderten Fall der Umgang mit einer mutmaßlich palliativen Situation im Vordergrund steht, wird in Bezug auf die Differenzialdiagnostik oraler Blutungen auf die entsprechende Literatur verwiesen [6].

Weiterführende Anamnese und Untersuchung

Zur Komplettierung einer adäquaten Basisanamnese sollten, wenn möglich und sinnvoll, die OPQRST- und SAMPLER-Schemata zur Anwendung kommen und abgearbeitet werden [5]. In der hier vorliegenden Situation mit einem nur noch sehr bedingt ansprechbaren Patienten und fehlenden validen Informationen durch die Ehefrau, ist ein adäquater Einsatz des OPQRST-Schemas nicht möglich. Daher ist es hier nicht dargestellt. Soweit eruierbar, ergeben sich SAMPLER-Befunde laut ➤ Tab. 2.

Um mehr über die Vorgeschichte des Patienten bei bisher nur mündlichen und ungenauen Angaben der Ehefrau zu erfahren, fragt der Notarzt, ob es Befunde in Bezug auf die Erkrankung sowie die durchgeführten und eventuell laufenden Behandlungen gäbe. Die Ehefrau bejaht dies und verschwindet über die Treppe nach unten, da die entsprechenden Unterlagen offenbar im Wohnzimmer im Erdgeschoss liegen. Dies ermöglicht es dem Team, sich kurz ohne Beisein der Ehefrau auszutauschen und abzustimmen. Der Notarzt äußert den Verdacht einer weit fortgeschrittenen palliativen Situation und stellt die Frage in den Raum, ob eine maximale Versorgung des Patienten und ein Transport in ein Krankenhaus der Lage gerecht werde; für die finale Entscheidung müsse aber natürlich eine Sichtung der Patientenunterlagen abgewartet werden. Dann wird mit einem Blick auf die weiter kritischen Vitalparameter über die ansonsten notwendigen weiteren Maßnahmen gesprochen. Eine Intubation wäre unvermeidlich, zusätzlich eine Katecholamingabe sowie die weiter forcierte Gabe von Infusionen. Ein Transport über die schmale und steile Treppe wäre schwierig, eventuell müsste über eine Unterstützung durch die Feuerwehr und einen Abtransport über ein vorhandenes großes Fenster mit der Drehleiter nachgedacht werden. Es wird vereinbart, mit dem Vorbereiten weiterer Maßnahmen auf die Sichtung der Papiere zu warten, da die Ehefrau gerade am oberen Ende der Treppe erscheint. Sie übergibt dem Notarzt einen ungeordneten Stapel mit Papieren, die sie, wie sie sagt, selbst nie gelesen habe. Bei zügiger Sichtung zeigen sich insbesondere Entlassungsbriefe aus stationärer onkologischer Behandlung sowie Korrespondenz nach ambulanter onkologischer Behandlung. Ein fortgeschrittenes, metastasiertes und daher inoperables Pankreaskarzinom wird beschrieben, in mehreren Briefen werden eine palliative Situation und die Durchführung einer palliativen Chemotherapie explizit benannt. Im letzten, erst ein paar Tage alten Brief des ambulant behandelnden Onkologen wird ein Abbruch der Chemotherapie wegen drastisch reduziertem AZ und einer vermutlich nur noch kurzen Lebenserwartung in Absprache mit dem Patienten beschrieben. Eine Empfehlung zur Behandlung auf einer Palliativstation und zu einer möglichen Hospizunterbringung wird gemacht, mit dem Hinweis, dass dies jedoch vom Patienten abgelehnt wird. Der Notarzt fragt die Ehefrau des Patienten nach dem Vorliegen einer Patientenverfügung, was von ihr mit einem fragenden Blick verneint wird. Ein erneuter Blick auf die Vitalparameter des Patienten zeigt eine wenig veränderte Situation, bei jedoch weiterem leichtem Abfall des Blutdrucks auf jetzt 70/40 mmHg und einem Anstieg der Herzfrequenz auf 130/min. Bei einem nochmaligen Versuch, den Patienten anzusprechen, stöhnt dieser nur mit Anhalt für vorliegende Schmerzen, ist jedoch ansonsten nicht kontaktierbar.

Bewertung der Differenzialdiagnostik und Entscheidung der Verdachtsdiagnose

Nach Sichtung der vorhandenen und offensichtlich aktuellen Patientenunterlagen ist zweifelslos klar, dass bei dem Patienten eine Tumorerkrankung in weit fortgeschrittener, palliativer Situation vorliegt. Potenziell lebensverlängernde Maßnahmen (Chemotherapie) wurden bei schlechtem AZ beendet, eine Versorgung auf einer Palliativstation oder in einem Hospiz wurden nahegelegt. Wie die wohl von der Ehefrau geplante heutige Kaffeerunde mit Bekannten zeigt, ist diese Situation zumindest von der Ehefrau verdrängt worden oder ihr nicht in voller Gänze bewusst. Aktuell wird die sowieso gesundheitlich kritische und präterminale Situation des Patienten von einer akuten und massiven Blutung, mutmaßlich aus dem oberen GI-Bereich, zusätzlich lebensbedrohlich belastet (wie oben bereits angegeben, soll in diesem Fallbericht mit Fokus auf die Versorgung von Palliativpatienten nicht auf die Differenzialdiagnostik von oralen Blutungen eingegangen werden). In Bezug auf die palliative und weit fortgeschrittene Situation stellt sich die Frage, ob eine maximale Versorgung des Patienten mit Transport in ein Krankenhaus ethisch vertretbar ist und insbesondere vom Patienten gewollt wäre. Da der Patient nicht mehr ansprechbar ist und laut Aussage der Ehefrau eine Patientenverfügung nicht vorliegt, muss der mutmaßliche Wille des Patienten daher über die Ehefrau ermittelt werden. Je nach ihrer Einschätzung müsste im Zweifelsfall dann doch eine maximale Therapie begonnen oder aber akut eine palliative Versorgung des Patienten in einer entsprechenden Einrichtung oder vor Ort mit adäquater Symptomkontrolle und Betreuung eingeleitet werden.

Weitere Behandlung und Therapie

Entsprechend der Bewertung des Teams am Notfallort erklärt der Notarzt der Ehefrau ruhig, aber in deutlichen und kurzen Worten die vorliegende Situation. Hierbei wird noch einmal deutlich, dass die weit fortgeschrittene Tumorerkrankung des Patienten mit präterminaler Situation der Ehefrau nicht bewusst war und sie auch die akute Verschlechterung nicht adäquat einordnen kann. Aufgrund der sachlichen und ruhigen Schilderung kann sie jedoch die Situation annehmen und verstehen. Auf die Frage nach dem mutmaßlichen Willen des Ehemanns berichtet sie, dass er eine Behandlung im Krankenhaus in Gesprächen immer abgelehnt habe, daher ja auch die Weigerung, sich in stationäre palliativmedizinische Behandlung zu begeben. Sein sehnlichster Wunsch sei es, in der Häuslichkeit, aber ohne Leiden, zu versterben. Entsprechendes sei auch einvernehmlich mit dem Hausarzt abgesprochen worden, dessen Einverständnis liege vor. Nach diesen erfreulicherweise eindeutigen Aussagen macht der Notarzt der Ehefrau dann nochmals die lebensbedrohliche Situation mit der Wahrscheinlichkeit eines sehr zeitnahen Versterbens deutlich, sowie die Möglichkeiten, eventuelles Leiden, insbesondere Schmerzen, medikamentös zu lindern. Die Ehefrau fängt nach Übermittlung dieser Aussichten an zu weinen, stimmt aber dem Vorgehen zu und bittet um Unterstützung, um Leid zu lindern. Dann bittet sie, zu den Bekannten im Garten gehen zu dürfen, da sie die Situation hier beim leidenden Ehemann nicht aushalten würde. Eine Rettungssanitäterin begleitet die Ehefrau die Treppe hinunter und nach kurzer Absprache beschließt das Team, weitere lebenserhaltende Maßnahmen einzustellen und primär fraktioniert 10 mg Morphin intravenös zu verabreichen. Nach Gabe von zunächst 5 mg Morphin wird der Patient merkbar ruhiger, beginnt dann jedoch plötzlich massiv Blut zu erbrechen. Weitere 5 mg Morphin werden verabreicht, bei im Verlauf kurze Zeit später steigender Herzfrequenz und einem letzten gemessenen Blutdruck von 50/20 mmHg. Kurz darauf stellt der Patient die Atmung ein, ohne dass Schmerzen oder anderes Leiden bei anscheinend weitgehender Bewusstlosigkeit ersichtlich sind. Der Notfallsanitäter sucht darauf sofort die Ehefrau im Garten auf, um zu fragen, ob sie bei ihrem sterbenden Mann sein wolle. Dies wird eindeutig verneint, sie wolle lieber im Kreise der betroffenen, aber adäquat mitfühlenden Bekannten bleiben. Kurze Zeit später erscheint bei fehlenden peripheren und zentralen Pulsen im EKG eine Asystolie, und der Tod des Patienten wird festgestellt. Nach Absprache und auf Wunsch der Ehefrau wird der Verstorbene nach Entfernung des Monitorings in sein Bett verbracht, Blutspuren werden, soweit möglich, beseitigt. Explizit wird unter Beisein der verbliebenen Bekannten angeboten, ein Kriseninterventionsteam zu aktivieren. Dies wird, ebenso wie der Besuch eines Geistlichen, nach kurzer Überlegung mit Dank abgelehnt. Der Trost und die Unterstützung der Bekannten sei aktuell ausreichend. Über den weiteren Ablauf in Hinblick auf die Aktivierung des Bestattungsunternehmens und den Umgang mit dem Totenschein wird aufgeklärt und vereinbart, dass der Notarzt den ihm bekannten Hausarzt vom Tod seines Patienten unterrichten wird. Es wird weiterhin vereinbart, bei Fragen oder Problemen über die Nummer der Leitstelle gegebenenfalls Rat und Hilfe anzufordern. Mit abschließendem herzlichem Beileid verabschiedet sich dann das Rettungsteam von der traurigen, aber dankbar wirkenden Ehefrau und den Bekannten des Verstorbenen.

Kommentar

Der Umgang mit palliativen Patienten, wie in diesem Fallbericht dargestellt, stellt eine besondere und sehr vielschichtige Herausforderung im Bereich der Notfallmedizin dar. Dies gilt sowohl im präklinischen Bereich als auch im Bereich einer Notaufnahme oder ähnlichen Einrichtung. Und es gilt umso mehr bei palliativen oder mutmaßlich palliativen Patienten im Terminalstadium, also sterbenden Patienten, da hier weichenstellende und für das Leben (oder Sterben) existenzielle Entscheidungen unter Zeitdruck und teilweise unter schwierigen begleitenden Umständen getroffen werden müssen.

Hierzu trägt unter anderem bei, dass in der Behandlung von Palliativpatienten in fortgeschrittenem Stadium Angehörige eine bedeutsame Rolle spielen, insbesondere wenn der Patient nicht mehr in der Lage ist, seinen Willen zu äußern. Vor allem im Rettungsdienst in der häuslichen Umgebung treten hier Situationen ein, die durch Ängste und Überforderung der emotional aufgeladenen Angehörigen geprägt sind. Zudem kann der Umgang mit Patientenverfügungen oder – wenn nicht vorhanden – dem mutmaßlichen Patientenwillen eine Herausforderung darstellen. Dies sowohl aus formalrechtlicher Sicht als auch insbesondere aufgrund der konkreten Situation beim Patienten mit nicht eindeutigen Angaben in der Patientenverfügung oder abweichenden Wünschen von Angehörigen.

Die Häufigkeit von Notarzteinsätzen bei Palliativpatienten wird in der Literatur mit 3–10 % angegeben. Es darf angenommen werden, dass diese Zahl bei Einsätzen im gesamten Rettungsdienstbereich eher höher ist. Mit einer Zunahme entsprechender Einsätze im Rahmen des demografischen Wandels und vermehrter ambulanter Behandlungen ist zu rechnen [5].

Palliativmedizin

Das Wichtigste zuerst: Palliativmedizin ist keine „Sterbemedizin“, sondern die hochprofessionelle medizinische Behandlung von Patienten mit nicht heilbaren Erkrankungen, die sich i. d. R. in einem fortgeschrittenen Stadium befinden. Die palliative Versorgung steht zum Leben, betrachtet das Sterben aber als einen normalen Prozess am Lebensende. Der Tod soll weder beschleunigt noch hinausgezögert werden, das medizinisch Machbare tritt teilweise in den Hintergrund. Mehrere Studien konnten zeigen, dass adäquate palliativmedizinische Behandlung nicht nur zu einer besseren Versorgung der Patienten führt (Schmerzreduktion, Schlafverbesserung, Symptomkontrolle), sondern sogar im Vergleich zu einer rein onkologischen Behandlung bei Tumorpatienten die Lebenszeit verlängert. Das wesentliche Therapieziel besteht darin, eine möglichst sorgfältige und konsequente Linderung von Beschwerden im Sinne einer Symptomkontrolle und damit eine Verbesserung der Lebensqualität zu erreichen [1,4].

Definition: Palliativmedizin ist die aktive, ganzheitliche Behandlung von Patienten mit einer nicht heilbaren, progredienten und weit fortgeschrittenen Erkrankung mit begrenzter Lebenserwartung. Sie strebt die Besserung körperlicher Krankheitsbeschwerden ebenso wie psychischer, sozialer und spiritueller Probleme an.

Wichtige Elemente der Palliativmedizin sind:

- Exzellente Schmerztherapie
- Exzellente Symptomkontrolle
- Kompetenz in wichtigen Fragen der Kommunikation und Ethik
- Akzeptanz des Sterbens
- Integration der psychischen, sozialen und seelsorgerischen Bedürfnisse
- Muss sich nicht auf die letzte Lebensphase beschränken

Umfassende Palliativmedizin ist im Bereich der präklinischen Notfallmedizin und in der Notaufnahme nicht leistbar, da neben der entsprechenden Ausbildung ein multidisziplinäres Team notwendig ist. Es ist jedoch hilfreich und wichtig, sich mit den entscheidenden Elementen der Palliativmedizin auszukennen (> Abb. 2). Dies gilt nicht nur für das Erkennen einer palliativmedizinischen Situation und deren adäquater Behandlung, sondern insbesondere auch für Weichenstellungen in der weiteren Versorgung.

Grundsätzlich sei in Bezug auf die Besonderheiten bei der Behandlung von palliativen Patienten und den Unterschieden zu den normalen Regeln im Bereich der Notfallmedizin an die Worte der vielleicht wichtigsten Begründerin der modernen Palliativmedizin, Dame Cicely Saunders, erinnert:
„Es geht nicht darum, dem Leben mehr Tage zu geben, sondern den Tagen mehr Leben.“ [5]

Im Bereich der Palliativmedizin und des Umgangs mit sterbenden Patienten insgesamt stehen wahrscheinlich beim Notfallfachpersonal die rechtlichen Grundlagen und Sorgen („etwas falsch zu machen“) im Vergleich zu anderen Bereichen der Medizin mehr im Fokus. Dies dürfte auch darauf zurückzuführen sein, dass das Thema sehr emotional ist und nicht nur bei Patienten und deren Angehörigen, sondern auch bei Behandlern unterschiedliche Gefühle und manchmal Ängste auslöst. Zudem sind wichtige Fragen in Bezug auf das Sterben und die Sterbewünsche in unserer schnelllebigen Zeit in ständigem Wandel. In Bezug auf das „Recht auf selbstbestimmtes Sterben“ urteilte das Bundesverfassungsgericht am 26.2.2020, dass das allgemeine Persönlichkeitsrecht auch das Recht auf

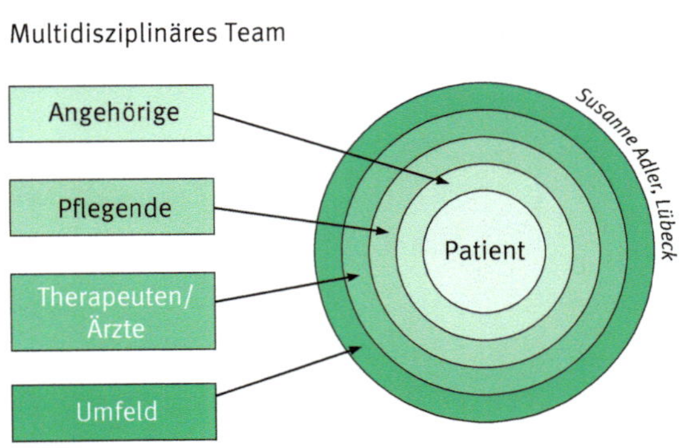

Abb. 2 Multiprofessionelle Begleitung in der Palliativmedizin

selbstbestimmtes Sterben umfasst. Dies hat neue gesellschaftliche Debatten ausgelöst und auch viele Fragen in Bezug auf das konkrete ärztliche und medizinische Handeln aufgeworfen [5,6].

Entgegen diesen Debatten jedoch ist der medizinische Umgang mit Palliativpatienten auch im Bereich der Notfallversorgung grundsätzlich rechtlich gut geregelt. Vielleicht hilft es, sich noch einmal klarzumachen, dass jede medizinische Maßnahme, ob diagnostische Untersuchung oder Therapie, einer Rechtfertigung und einer Zustimmung durch den Patienten bedarf, um nicht als Körperverletzung einen Straftatbestand darzustellen. Theoretisch ist es im Alltag der Notfallversorgung juristisch durchaus problematischer, eine Maßnahme zu beginnen, als sie nicht durchzuführen.

Merke: Sowohl medizinisches Personal als auch Angehörige und gesetzliche Vertreter haben den Willen des Patienten grundsätzlich immer zu respektieren.

Probleme entstehen, insbesondere auch in der Notfallsituation, vor allem dann, wenn der Patientenwille nicht akut und sicher feststellbar ist. Auch hierzu gibt es jedoch Regelungen, mit deren Hilfe eine Entscheidung über die Patientenversorgung in einem konkreten Fall möglich sein sollte.

Patientenwille

Unzweifelhaft muss der Wille eines einwilligungsfähigen Patienten respektiert werden und er muss vor medizinischen Maßnahmen über Nutzen, Risiken, Alternativen etc. aufgeklärt werden. Nicht selten ist jedoch eine Einwilligungsfähigkeit in der Notfallsituation, z. B. aufgrund einer Vigilanzminderung, Sedierung oder Intoxikation nicht gegeben. In diesem Fall ist der erklärte oder mutmaßliche Wille des Patienten entscheidend.

Ermittlung des Patientenwillens:

- Erklärter Wille:
  - Aktuell bei einwilligungsfähigen Patienten
  - Vorausverfügt (schriftlich oder mündlich) = Patientenverfügung
- Behandlungswünsche
- Mutmaßlicher Wille

Wenn ein Patient nicht einwilligungsfähig ist und eine Patientenverfügung nicht vorliegt, muss versucht werden, Behandlungswünsche des Patienten zu eruieren. Dies sind mündliche Äußerungen des Patienten in Bezug auf die medizinische Situation, wobei eine Situationsanpassung zu berücksichtigen ist. Bei nicht vorhandenen Behandlungswünschen muss der mutmaßliche Behandlungswille ermittelt werden. Hierzu ist ein Bevollmächtigter oder Betreuer notwendig (siehe Patientenverfügung/Vorsorgevollmacht). Wenn nicht vorhanden, muss ein Antrag an das zuständige Betreuungsgericht gestellt werden. In der Notfallsituation gilt der Grundsatz: Im Zweifel für das Leben (> Abb. 3).

Abb. 3 Ermittlung des Patientenwillens, modifiziert nach Gruß und Salomon 2016

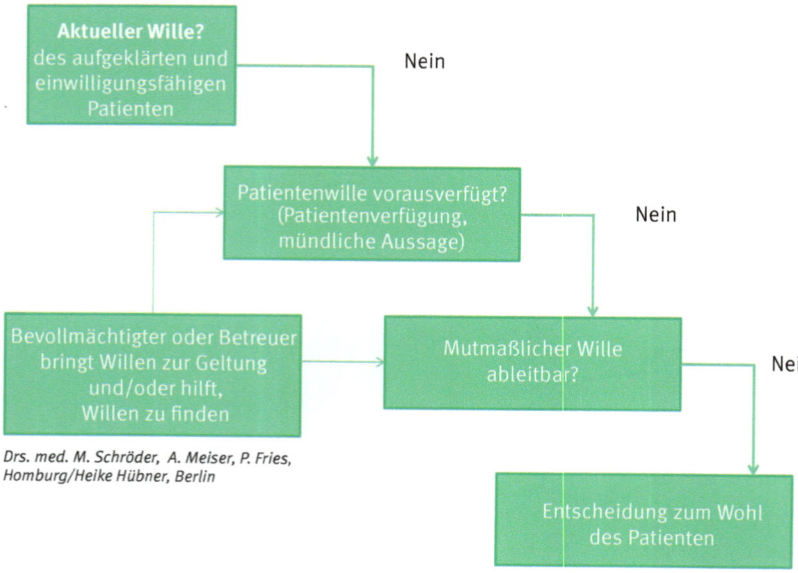

Drs. med. M. Schröder, A. Meiser, P. Fries, Homburg/Heike Hübner, Berlin

Patientenverfügung

Per juristischer Definition ist eine Patientenverfügung eine „schriftliche Willenserklärung eines einwilligungsfähigen Volljährigen mit Entscheidungen über die Einwilligung oder Nichteinwilligung in bestimmte, noch nicht unmittelbar bevorstehende ärztliche Maßnahmen" (§ 1910a BGB). Erfreulicherweise ist auch in unserer bürokratisierten Welt eine bestimmte Form oder eine Beglaubigung nicht notwendig, sodass auch im Zweifelsfall unterschriebene Notizen auf einem Handzettel Gültigkeit haben. Problematisch kann sein, dass viele Patientenverfügungen eher allgemein gehalten sind und dann auf die vorliegende medizinische Situation nicht zutreffen. Zudem sind Minderjährige von der Regelung ausgenommen. Grundsätzlich geben Patientenverfügungen trotz ihrer Unterschiedlichkeit und der verbleibenden Unsicherheit wertvolle Hinweise auf die Haltung und Einstellungen des Patienten und erleichtern die Ermittlung des mutmaßlichen Patientenwillens oftmals sehr.

Grundlagen der medizinischen Behandlung

Eine palliative Behandlungssituation ist im Bereich des Rettungsdienstes oder in der Notaufnahme häufig initial nicht oder nur schwer erkennbar. Insbesondere auch, weil eine bestehende palliative Situation oftmals vom Patienten selbst oder seinen Angehörigen verdrängt wird oder nicht klar von behandelnder ärztlicher Seite kommuniziert wurde. Nicht selten erschließt sich eine palliative Situation erst nach genauer Anamnese oder Durchsicht vorhandener Unterlagen, deren Vorhandensein im deutschen Gesundheitssystem ja im häuslichen Bereich nur rudimentär gewährleistet ist und im klinischen Bereich oftmals zeitaufwendiges Nachforschen durch Telefonate mit Arztpraxen oder anderen Gesundheitseinrichtungen erfordert.

Trotz der unterschiedlichsten Ursachen für eine palliative Behandlungssituation sind die vorhandenen medizinischen Probleme auch aus eigener langjähriger Erfahrung erstaunlich ähnlich (> Abb. 4) und die sinnvollen Behandlungsmöglichkeiten ebenfalls überschaubar, sodass relativ einfach eine adäquate Basisversorgung im Bereich der Notfallversorgung durchgeführt werden kann. Eine sehr umfangreiche und umfassende Übersicht über die Aspekte der palliativmedizinischen Behandlung kann ansonsten der **S3-Leitlinie Palliativmedizin** [1] entnommen werden.

Bei Palliativpatienten bestehen zu etwa 90 % onkologische Grunderkrankungen, die nicht kurativ behandelt werden können. Zusätzlich handelt es sich vor allem um kardiologische, neurologische, pulmologische und renale Krankheiten im terminalen Stadium. Neben Schmerzen zeigen sich typischerweise zusätzliche Symptome, die in Verbindung mit dem zunehmenden körperlichen Verfall oder der Grunderkrankung sowie Nebenwirkungen laufender Therapien stehen (> Tab. 3). Ziel der Behandlung ist daher eine Symptomkontrolle sowie eine Schmerzkontrolle, um die Lebensqualität zu erhalten oder, soweit möglich, wieder zu verbessern [3,5].

Neben den Herausforderungen in der medizinischen Behandlung von palliativen Patienten ist das Wissen um ambulante und stationäre Versorgungsstrukturen in diesem Bereich nicht nur hilfreich, sondern letztendlich existenziell wichtig, um eine adäquate

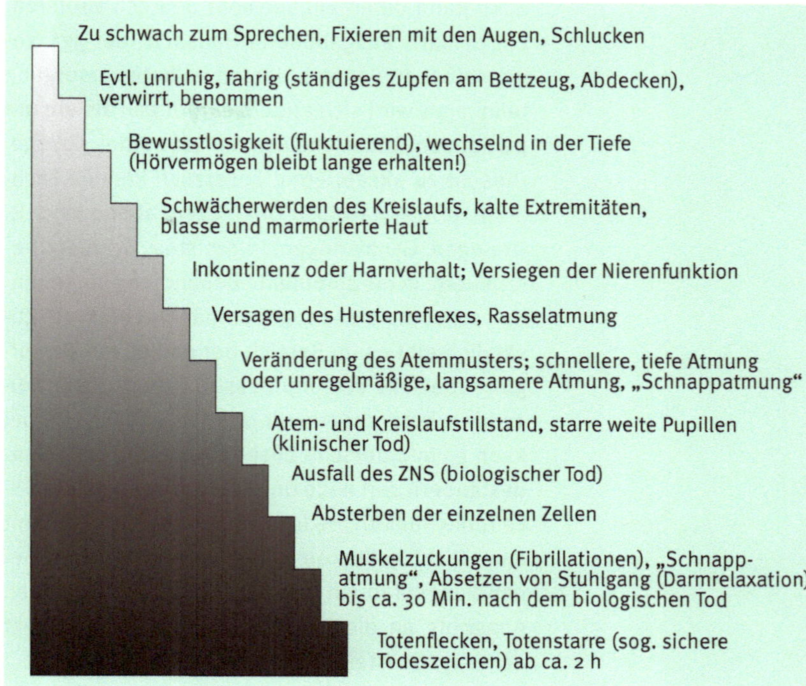

Susanne Adler, Lübeck

Abb. 4 Häufig zu beobachtender Ablauf des Sterbevorgangs

Versorgung der Patienten zu steuern und durchzuführen. Dies gilt v. a., da es in diesem Bereich Versorgungsstrukturen gibt, die in dieser Art und in diesem Umfang in anderen medizinischen Bereichen nicht vorhanden sind. Zusätzlich gibt es in Bezug auf die Behandlung palliativer Patienten – anders als bei anderen Notfallpatienten – wichtige Gründe, einen Transport in eine stationäre Einrichtung eben nicht durchzuführen, sondern den Patienten bewusst in der Häuslichkeit zu belassen und ggf. hier zusätzliche Unterstützung zu organisieren.

Versorgungsstrukturen

Grundsätzlich spielen die Hausärzte von Palliativpatienten die zentrale Rolle in der Versorgung, je-

Tab. 3 Von Palliativpatienten angegebene Beschwerden mit möglichen Mehrfachnennungen (nach Radbruch et al. 2002)

Symptome	Häufigkeit in %
Schwäche	76,5 %
Schmerz	64,6 %
Appetitlosigkeit	49,6 %
Übelkeit	36,8 %
Kachexie	32,9 %
Dyspnoe	29,4 %
Obstipation	24,2 %

doch kann deren Engagement deutlich variieren. Ein palliativ ausgebildeter Hausarzt, der ggf. sogar selbst an der ambulanten Palliativversorgung teilnimmt, wird sich anders einbringen als ein mit palliativen Situationen wenig vertrauter Kollege. Dies ist zu akzeptieren! Zusätzlich können Fachärzte, primär natürlich Onkologen, aber auch z. B. Urologen, Gynäkologen, Internisten, Schmerztherapeuten, in die ambulante Behandlung eingebunden sein oder diese sogar primär durchführen. Zusätzlich gibt es im Bereich der palliativen Versorgung spezielle Versorgungsstrukturen, die im Folgenden kurz dargestellt werden sollen. Hierbei kann es in unterschiedlichen Regionen oder Bundesländern durchaus Unterschiede geben. Die S3-Leitlinie Palliativmedizin [1] hat bei Patienten mit einer nicht heilbaren Krebserkrankung einen Behandlungspfad entwickelt, welcher die einzelnen Angebote an die Betroffenen ab dem Zeitpunkt der Diagnosestellung widerspiegelt (> Abb. 5).

Allgemeine ambulante Palliativversorgung (AAPV): Ambulante Versorgung durch Pflegedienste in Zusammenarbeit mit niedergelassenen Hausärzten und Fachärzten.

Ambulante Hospizdienste: Von Ehrenamtlichen getragene Einrichtungen, die sich um palliative Patienten und deren Angehörige in der Häuslichkeit kümmern. Insbesondere gibt es oft auch Angebote für Angehörige nach dem Tod des Patienten. Sie sind für die Betroffenen kostenfrei und werden teilweise von den Krankenkassen unterstützt.

Spezialisierte ambulante Palliativversorgung (SAPV): Bei den Krankenkassen zu beantragende, spezialisierte und durch ein Team aus Fallkoordinator, Arzt und Pflegedienst durchgeführte Versorgung von Palliativpatienten in der Häuslichkeit. Hierdurch ist eine umfassende Versorgung des Patienten und der Angehörigen im häuslichen Umfeld bis zum Tod des Patienten möglich. Aufgrund der geforderten entsprechenden Ausbildung der ärztlichen und nicht ärztlichen Behandler ist eine adäquate Versorgung insbesondere im Bereich Schmerztherapie und Symptomkontrolle gewährleistet.

Stationäre Hospize: Stationäre Einrichtungen zur Versorgung sterbender und palliativer Patienten, die baulich und organisatorisch eigenständig und nicht an eine Pflegeeinrichtung oder ein Krankenhaus angeschlossen sind. Die Anzahl der Betten ist auf maximal 16 begrenzt, die Kosten werden nach Beantragung und strenger Prüfung zu 95 % durch die Krankenkassen übernommen, die restlichen 5 % müssen von den Einrichtungen über Spenden finanziert werden.

Palliativstationen: Zur Versorgung und Behandlung von palliativen Patienten spezialisierte Stationen in Krankenhäusern. Zum Betreiben einer Palliativstation müssen diverse Voraussetzungen insbesondere in Bezug auf das Vorhalten und die Ausbildung des Personals, die Organisation sowie bauliche Maßgaben erfüllt werden. Es erfolgt grundsätzlich eine ganzheitliche und multiprofessionelle Behandlung der Patienten, die spezielle Voraussetzungen für die Aufnahme, ähnlich wie im stationären Hospiz, erfüllen müssen. Zuweisungen aus anderen Abteilungen des Krankenhauses, aber auch von außerhalb über den Rettungsdienst, i. d. R. über die Notaufnahme, sind möglich. Für die Aufnahme auf eine Palliativstation gelten folgende Voraussetzungen:

- Begrenzte Lebenserwartung bei nicht kurativer Situation.
- Ganzheitliche, multiprofessionelle Behandlung erforderlich.
- Symptomkontrolle und/oder psychosoziale Stabilisierung notwendig.
- Betreuung von Angehörigen erforderlich.
- Behandlung erfordert besonders geschultes pflegerisches und ärztliches Personal.

Schmerztherapie

Die schmerztherapeutische und insbesondere schmerzmedikamentöse Behandlung von palliativen Patienten und Patienten in der Sterbephase ist grundsätzlich nicht so komplex wie die Behandlung chronischer Schmerzpatienten. Trotzdem sind differenzierte Behandlungsmaßnahmen und umfangreiche Medikamente notwendig, die hier nur ansatzweise dargestellt und in der entsprechenden Literatur nachgelesen werden können. Unbedingt beachtet werden muss, ähnlich wie bei chronischen Schmerzen, dass in der palliativen Situation Schmerzen nicht nur einen somatischen Grund haben müssen (Total-Pain-Konzept). Daher sollte, soweit am Behandlungsort möglich, ein umfassender Ansatz verfolgt werden, der die diversen Ebenen in die Schmerzanamnese und Schmerzbehandlung mit einbezieht.

Im Bereich der Notfallversorgung kommt es primär auf eine Basisversorgung zur Linderung

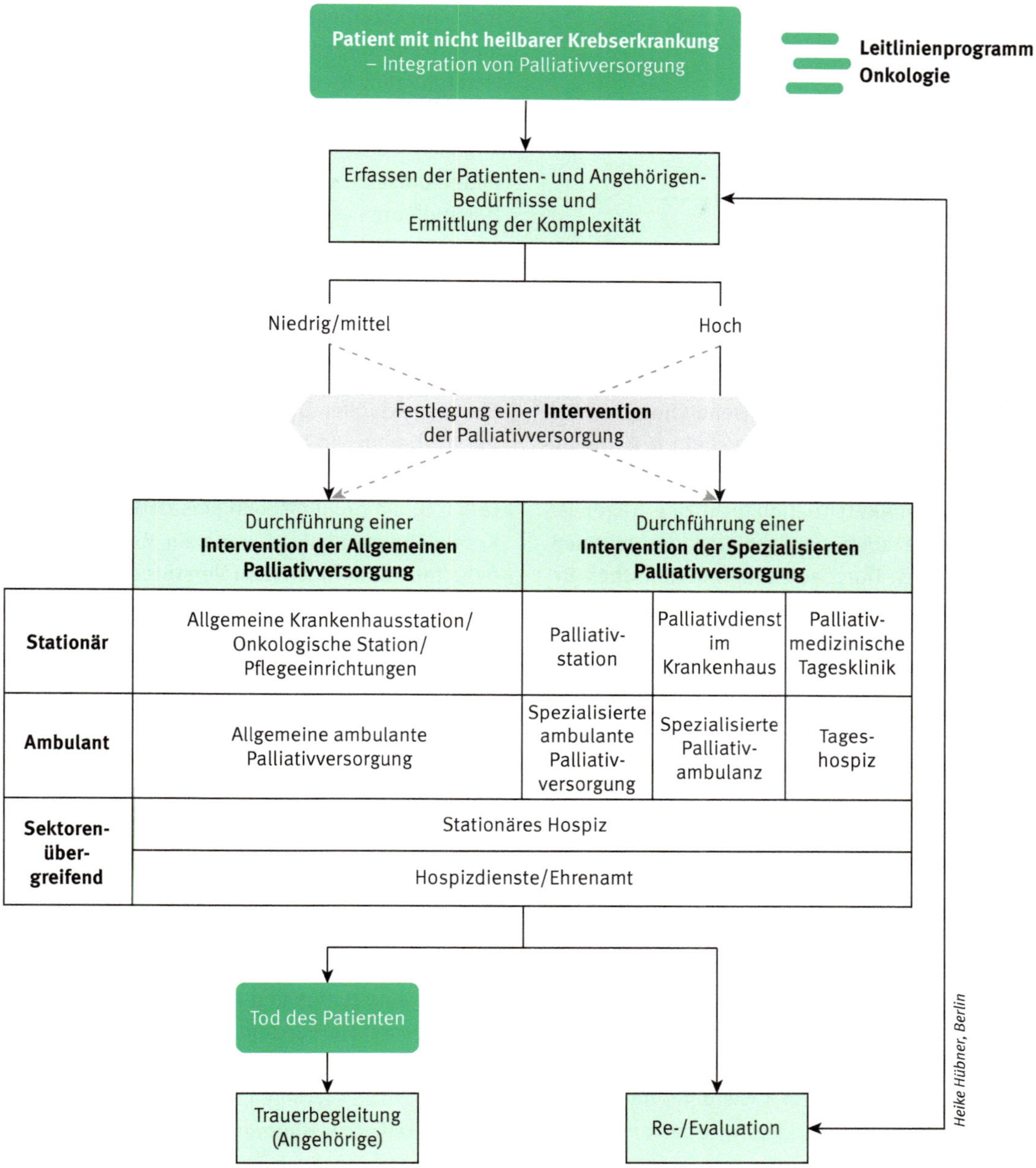

Abb. 5 Behandlungspfad für Patienten und Angehörige
© Leitlinienprogramm Onkologie, S3-Leitlinie Palliativmedizin-Kurzversion, Version 2.3, Februar 2021 [7]

schwerer Schmerzzustände an. Hier haben insbesondere potente Opioide wie Morphin, Fentanyl oder Hydromorphon eine vorrangige Bedeutung. Zunächst sollte wie immer eine strukturierte Schmerzanamnese erhoben werden, um Schmerzauslöser einzugrenzen und den Schmerzcharakter und Schmerzorte zu eruieren. Eine Abfrage der aktuellen und bisher eingenommenen Medikation hilft sehr, um das weitere Vorgehen zu planen und den möglichen weiteren Bedarf an Analgetika abzuschätzen.

Grundsätzlich sollte v. a. in der Sterbephase eine ausreichende und großzügige Analgesie erfolgen, um Schmerzen adäquat und zügig zu lindern und so das Leiden des Patienten zu vermindern. Die Opioide sollten titriert werden, eine Startdosis von Morphin 5–10 mg i. v. (oder Äquivalenzdosen anderer Opiode) ist beim durchschnittlichen Patienten sinnvoll. Vorrangig sollte in Bezug auf den Applikationsweg an die subkutane Gabe von Morphin oder anderen Opioiden (sowie weiteren Medikamenten) gedacht werden. Hierdurch kann man bei relativ schnellem Wirkeintritt eine längere Wirkung als bei einer intravenösen Applikation erzielen, die Gabe ist deutlich einfacher und nicht so schmerzhaft sowie weniger invasiv [2,5].

Den größten Einfluss auf die letzten Stunden des Sterbenden hat die Betreuung davor. Eine dramatische Verschlimmerung der Beschwerden ist bei ausreichend durchgeführter Symptomkontrolle nicht mehr zu erwarten.

Umgang mit Angehörigen

Dem Umgang und der Einbeziehung von Angehörigen, wie auch im hier dargestellten Fall, kommt eine bedeutsame Rolle in der Behandlung von Palliativpatienten zu. Angehörige sind i. d. R. die unmittelbaren Ansprechpartner, wenn der Patientenwille in der Akutsituation nicht zu erfragen ist, insbesondere auch zur Erhebung des mutmaßlichen Willens. Durchaus auch im klinischen Bereich, aber insbesondere am (häuslichen) Einsatzort im Rettungsdienst kann man mit emotional aufgeladenen Situationen durch Ängste und Überforderung von Angehörigen konfrontiert werden. Grundsätzlich kann man davon ausgehen, dass Angehörige, die einen Palliativpatienten betreuen, pflegen und versorgen psychosozial stark belastet sind und sich hilflos fühlen oder Angst haben, zu versagen oder Fehler zu machen. Neben dem Patienten sind auch sie häufig hilfebedürftig. In dieser Situation ist am Behandlungsort besondere interaktive Kompetenz und häufig Fingerspitzengefühl erforderlich. Wo immer möglich und wenn nicht vom Patienten explizit unerwünscht, sollten Angehörige ebenso informiert und in Entscheidungen eingebunden werden. Angehörige brauchen fachliche Aufklärung über das Krankheits- und Sterbegeschehen. Zusätzlich sollte immer erfragt werden, ob zusätzliche professionelle Unterstützung für die Angehörigen selbst (eigener Hausarzt, Seelsorger) notwendig ist und wie diese angebahnt oder organisiert werden kann. Bei optimaler Umsetzung dieser Grundsätze kann dem Behandler teilweise auch langfristige ausgeprägte Dankbarkeit von Angehörigen Verstorbener zukommen [5,6]!

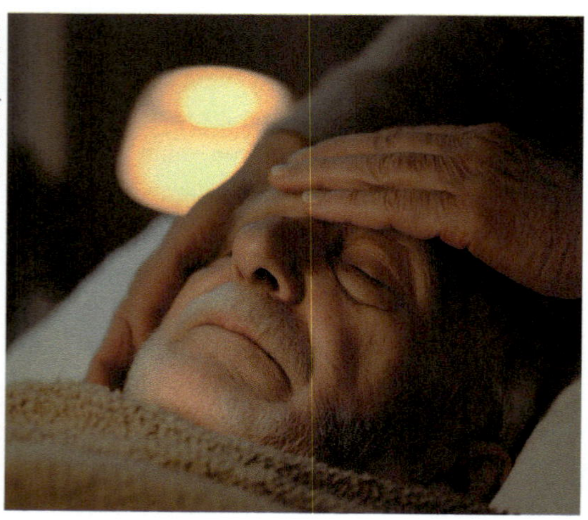

AdobeStock/Polina Zait

Abb. 6 Ein angemessenes und respektvolles Vorgehen erleichtert den Sterbenden, den Angehörigen und auch dem Rettungspersonal selbst die Situation.

Umgang mit Sterbenden und Verstorbenen

Ein respektvoller Umgang mit Sterbenden oder Verstorbenen sollte grundsätzlich selbstverständlich sein. Im mitunter hektischen Berufsalltag, z. B. am präklinischen Einsatzort oder in der Krankenhausambulanz, kann ein Moment des Innehaltens beim/nach dem Versterben eines (palliativen) Patienten auch für den Behandler selbst und das Behandlungsteam hilfreich sein und kurzfristig sowie langfristig psychisch entlasten. Die wichtigsten Grundsätze im Umgang mit Sterbenden und Verstorbenen sollen kurz dargestellt werden.

Umgang mit Sterbenden

Soweit möglich sollten Sterbende in einer angemessenen Umgebung untergebracht und von anderen Patienten sowie Störfaktoren und unruhigen Umgebungsbedingungen abgeschirmt werden. Für eine ruhige und entspannte Atmosphäre sollte gesorgt werden und anwesende Angehörige sollten die Möglichkeit bekommen, direkt beim Sterbenden zu verweilen. In Hinblick auf kulturelle oder religiöse Hintergründe sollte rechtzeitig hinterfragt werden, ob Zusätzliches bedacht oder organisiert werden kann, um den Sterbenden und die Angehörigen zu unterstützen (Geistlicher, spezielle Rituale etc.).

Umgang mit Verstorbenen

Ein würdevoller Umgang mit dem Leichnam des Verstorbenen ist selbstverständlich und insbesondere auch für die Angehörigen wichtig. Es kann davon ausgegangen werden, dass die Angehörigen das Geschehen und die Bilder im Zusammenhang mit dem Sterben und Tod für immer bei sich tragen werden. Von daher ist der Umgang mit dem Leichnam und die Interaktion mit den Angehörigen für deren Trauerarbeit von größter Wichtigkeit. Viel psychisches Leid und Unruhe im Kreise der Angehörigen kann durch professionelle Arbeit der Behandler verhindert bzw. abgemildert werden.

Merke: Der Umgang mit Sterbenden endet nicht mit dem Tod und umfasst auch den Umgang mit dem Leichnam und den Angehörigen des Verstorbenen.

Fazit

Der Umgang mit Sterbenden im Bereich der Notfallmedizin hat sich im Verlauf der letzten Jahre bereits deutlich verändert. Die frühere Maßgabe, nahezu jeden Patienten auch in palliativer Situation noch in ein Krankenhaus zu bringen, ist schon lange ein Mythos. Fakt ist jedoch, dass der Umgang mit palliativen Patienten im Rettungsdienst aufgrund vielfältiger Besonderheiten eine spezielle Herausforderung sein kann. Dies betrifft sowohl den Umgang mit dem Patienten als auch insbesondere den mit Angehörigen und teilweise auch die Reflexion des eigenen Lebens.

Grundsätzlich sollte nach der sicheren Ermittlung der vorliegenden Erkrankung mit dem Vorliegen einer palliativen Situation und entsprechendem Patientenwillen eine häusliche Versorgung und gegebenenfalls, wenn die Umstände es erlauben, ein Versterben in der Häuslichkeit angestrebt und ermöglicht werden. Dies ist, wenn in adäquater Weise durchgeführt, nicht nur rechtlich unproblematisch, vielmehr würde im Umkehrschluss ein Transport in ein Krankenhaus möglicherweise eine Verletzung von Patientenrechten bedeuten, mit entsprechenden potenziellen rechtlichen Konsequenzen.

Quellen:

[1] AWMF-S3-Leitlinie. Palliativmedizin für Patienten mit einer nicht heilbaren Krebserkrankung. Version 2.1. Stand 27.08.2019. AWMF-Reg.-Nr. 128-001OL. https://register.awmf.org/de/leitlinien/detail/128-001OL

[2] Bialas P, Sittig H-B (Hrsg.). Leitfaden Schmerzmedizin. 2. A. München: Elsevier Urban & Fischer, 2022

[3] Fleischmann T, Hohenstein C (Hrsg.). Klinische Notfallmedizin Band I Wissen. München: Elsevier Urban & Fischer, 2020

[4] Gottschling S, Gronwald B, Welsch K (Hrsg.). Fälle Palliativmedizin – Patientenzentrierte, multiprofessionelle Empfehlungen aus der Praxis. München: Elsevier Urban & Fischer, 2021

[5] Jahn M, Löwe F, Praetz M, Jähnichen G. Untersuchung und Diagnostik für Rettungsdienst und Notfallmedizin. München: Urban & Fischer, 2023

[6] Wedding U, Fuxius S (Hrsg.) Palliativmedizin – Das wichtigste für Ärztinnen und Ärzte aller Fachrichtungen. München: Elsevier Urban & Fischer 2023

[7] Leitlinienprogramm Onkologie (Deutsche Krebsgesellschaft, Deutsche Krebshilfe, AWMF): Palliativmedizin für Patienten mit einer nicht heilbaren Krebserkrankung, Kurzversion 2.3 , 2021, AWMF-Registernummer: 128/001OL, https://www.leitlinienprogramm-onkologie.de/leitlinien/palliativmedizin (Zugriff: 4.12.2024)

Die Autoren

Dr. med. Gunnar Jähnichen ist Facharzt für Anästhesie mit Zusatzbezeichnung Notfallmedizin, Spezielle Schmerztherapie und Palliativmedizin. Nach einer Tätigkeit im Rettungsdienst und anschließendem Medizinstudium und Facharztausbildung arbeitet er hauptsächlich als niedergelassener Schmerztherapeut und Palliativmediziner, ist jedoch auch weiterhin regelmäßig im Bereich der Anästhesie und als (Leitender) Notarzt aktiv. Er ist im Bereich der Weiterbildung und Fortbildung für Schmerztherapie und Palliativmedizin engagiert und hat an wissenschaftlichen Studien und Fachliteratur in diesen Gebieten und der Notfallmedizin mitgewirkt.

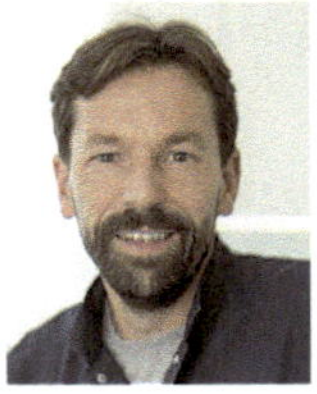

Matthias Jahn ist Gesundheits- und Krankenpfleger, Advanced Care Paramedic (CAN.) und (Gemeinde-)Notfallsanitäter. Seit mehr als 25 Jahren arbeitet er in der Notfallrettung und war nebenberuflich 10 Jahre lang in einem Herzkatheterlabor einer Schwerpunktklinik tätig. Als Instruktor war er langjährig u. a. für die Kurssysteme AHA ACLS®, ITLS®, AMLS®, EPC® und 12-Leads-The Art of Interpretation® tätig gewesen. Seit 2015 ist er als (Gemeinde-)Notfallsanitäter für die Malteser Hilfsdienst gGmbH des Bezirkes Oldenburg beschäftigt.

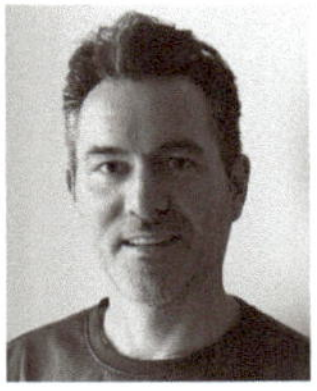

Dieser Artikel wird in abgewandelter Form in Jahn/Hammerschlag/Heiligers, *80 Fälle Rettungsdienst* erscheinen (2. Auflage, Mai 2025).

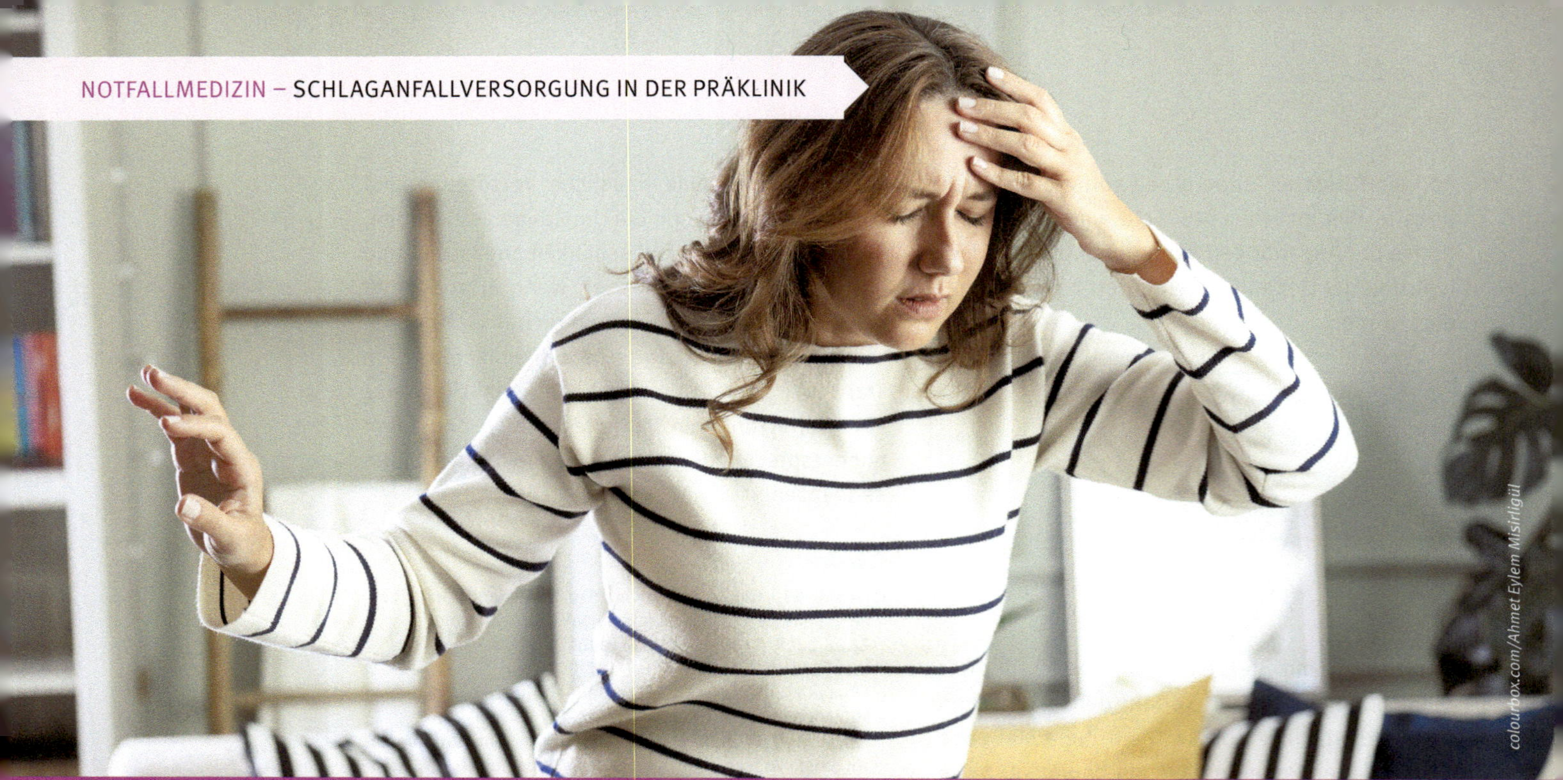
colourbox.com/Ahmet Eylem Misirligül

Schlaganfallversorgung in der Präklinik

Schlüsselwörter:
Schlaganfall
Schlaganfallerkennung
Zielklinik
Endovaskuläre Therapie

Zusammenfassung: *Der Schlaganfall gehört zu den häufigsten Notfallbildern im rettungsdienstlichen Alltag und ist in Deutschland mitunter führende Ursache für Mortalität und Morbidität. Eine in der Präklinik frühzeitig gestellte Verdachtsdiagnose durch den Rettungsdienst hat einen hohen Stellenwert. Zur Erkennung gibt es verschiedene Skalen und Schemata mit unterschiedlicher Zuverlässigkeit und unterschiedlichen Einsatzbereichen. Darüber hinaus haben die Wahl der geeigneten Zielklinik, ein zügiger Transport dorthin und eine lückenlose Übergabe vor Ort große Bedeutung, um das bestmögliche Outcome für die Patienten zu erreichen.*

Der Schlaganfall ist in Deutschland und weltweit die zweithäufigste Todesursache und eine Hauptursache von Behinderung im Erwachsenenalter [1]. Jährlich treten deutschlandweit circa 196.000 erstmalige und 66.000 wiederholte Schlaganfälle auf [2]. Circa 31 % der Patienten versterben innerhalb des ersten Jahres an den Folgen. Von den Überlebenden leiden circa 40% noch 5 Jahre nach dem Schlaganfall an teils erheblichen Einschränkungen [3]. Ätiologisch betrachtet haben nur circa 10–12% der Schlaganfälle eine hämorrhagische Ursache. Bei der überwiegenden Anzahl der Patienten (80 %) sind es Schlaganfälle des ischämischen Subtyps [4].

In der rettungsdienstlichen Präklinik galt ein Schlaganfallpatient bis vor wenigen Jahren als zeitkritisch, wenn die Symptomatik unabhängig von der Schwere nicht länger als 3–4 Stunden bestand. Nur dann wurden Patienten mit der Verdachtsdiagnose „Schlaganfall im Lysezeitfenster“ zügig in die nächstgelegene Stroke-Unit transportiert. Diese zeitliche Einstufung gilt inzwischen als überholt. Zusätzlich zur intravenösen Lysetherapie mittels Alteplase (RtPA), bei der die Anwendung, abhängig von Ursache und Symptomatik, ebenfalls nicht mehr fix an dieses Zeitfenster gebunden ist, gibt es inzwischen effektive Interventionsmöglichkeiten wie die mechanische Thrombektomie. Hier beweisen Studien wie die DAWN-Studie eindeutig, dass auch bis zu 24 Stunden nach Symptombeginn bestimmte Patienten von diesem endovaskulären Verfahren signifikant profitieren [5].

Schlaganfallerkennung: FAST vs. BEFAST

Bei einem akuten Schlaganfall handelt es sich um ein ernsthaftes, zeitkritisches Erkrankungsbild, ein akutes zentralneurologisches Defizit. Dieses sollte präklinisch schnellstmöglich erkannt beziehungsweise als Verdachtsdiagnose gestellt werden. Ein zügiger Transport in eine geeignete Klinik muss folgen, um die Verdachtsdiagnose innerklinisch zu verifizieren oder auch differenzialdiagnostisch auszuschließen.

Bis vor wenigen Jahren wurde im Rettungsdienst das sogenannte „FAST-Schema" gelehrt und angewandt. Dieses Akronym half beim Stellen der Verdachtsdiagnose „Schlaganfall". Es erinnert die Anwendenden daran, dass es beim Erkennen eines Schlaganfalls schnell gehen muss (engl. *fast* = „schnell"). Außerdem ist es auch für Laienhelfende leicht anwendbar. Die einzelnen Buchstaben des Akronyms stehen für:

Face (Gesicht)	Der Patient wird aufgefordert zu lächeln und/oder die Stirn zu runzeln. Es wird auf eine Seitendifferenz bei der Gesichtsmimik geachtet (faziale Parese)
Arms (Arme)	Der Patient soll mit geschlossenen Augen beide Arme nach vorne strecken und die Handflächen nach oben drehen. Hier wird auf eine einseitige Kraftlosigkeit, auf ein Absinken eines Armes geachtet (Hemiparese/Hemiplegie)
Speech (Sprache)	Der Patient soll einen unkomplizierten Satz nachsprechen. Es wird auf die Sprache beziehungsweise die Aussprache geachtet (Aphasie/Dysarthrie)
Time (Zeit)	Hier wird der Symptombeginn erfragt.

Schon bei einer einzigen Auffälligkeit des FAST-Tests, also einer Seitendifferenz bei „Face" und/oder „Arms" oder einer Sprach- und/oder Ausspracheschwierigkeit, ist der Verdacht, dass ein Schlaganfall detektiert wurde, positiv.

Schon 2017 veröffentlichten Aroor, Singh & Goldstein einen Artikel, in dem untersucht wurde, welche Schlaganfallpatienten mit Hilfe des FAST-Schemas als solche erkannt wurden und welche damit nicht erkannt worden wären [6]. Sie fanden heraus, dass 14,1 % der 736 Schlaganfallpatienten in ihrer Untersuchung keine FAST-Symptomatik hatten und deshalb nicht als solche erkannt worden wären. Die Autoren beschreiben außerdem, dass die Einbeziehung der klinischen Merkmale Gang- und Standunsicherheit (Balance) sowie Sehstörungen (Eyes) zu einer deutlichen Reduzierung der nicht erkannten Schlaganfälle auf 4,4 %, führen würde. So entstand das „BEFAST-Schema". Aroor et al. weisen aber darauf hin, dass ihre Erkenntnisse erst in einer prospektiven Studie bestätigt werden müssten.

In einer ersten präklinischen prospektiven Studie im Jahr 2018 wurden 359 Patienten untersucht, die innerhalb von sechs Stunden durch eine neurologische Symptomatik auffällig wurden [7]. Diese Studie bestätigte zwar, dass sowohl mit dem FAST-Schema wie auch mit dem BEFAST-Schema die Treffsicherheit bei der Erkennung eines Schlaganfalles hoch ist. So schnitten Schlaganfallpatienten (n = 159) im Vergleich zu den Patienten ohne Schlaganfall (n = 200) bei jedem der fünf Elemente des BEFAST-Schemas häufiger positiv ab. Jedoch konnte kein signifikanter Unterschied zwischen den beiden Schemata festgestellt werden. Die Schlussfolgerung der Studie: Das BEFAST-Schema würde die Schlaganfallerkennung im präklinischen Umfeld nicht verbessern.

Chen, Xinjie et al. überprüften 2022 in einer Metaanalyse systematisch die Anwendung der zwei Schemata FAST und BEFAST bei Schlaganfallpatienten [8]. Dabei wurden neun Studien mit insgesamt 6.151 Teilnehmenden untersucht. Die Ergebnisse der Untersuchungen deuteten darauf hin, dass beide Untersuchungsschemata bei der Diagnosestellung eines akuten ischämischen Schlaganfalls nützlich sein könnten. Der diagnostische Wert von BEFAST war bei Patienten höher als der Wert von FAST. Deshalb schlussfolgerten die Autoren, dass das BEFAST-Schema bei der schnellen Erkennung eines akuten ischämischen Schlaganfalls „eine wichtige Rolle" spielen könnte.

Auch innerklinisch findet BEFAST immer öfter Anwendung. So haben Hogge et al. 2022 überprüft, wie viele der US-amerikanischen, zertifizierten Schlaganfallzentren (Comprehensive Stroke Center, CSC) das nach wie vor von der American Heart Association (AHA) gebilligte FAST-Schema anwenden

Abb. 1 National Institute of Healthcare Scale (NIHSS) (mod. nach Brott et al. 1989 [35])

	Parameter	Befund	Punkte
1a	Bewusstseinslage	Wach, sofort antwortend. Benommen, durch geringe Stimulation zum Befolgen von Aufforderungen, Antworten oder Reaktionen zu bewegen. Somnolent, wiederholte Stimulation nötig. Soporös, starke oder schmerzhafte Stimulation nötig. Komatös (ohne Reaktion, Schlaf und ohne Reflexe; maximal Reaktion mit motorischen oder vegetativen Reizen).	☐ 0 ☐ 1 ☐ 2 ☐ 3
1b	Orientierung (Fragen nach aktuellem Monat und Alter des Patienten)	Beide Fragen korrekt beantwortet. Eine Frage korrekt beantwortet. Keine Frage korrekt beantwortet.	☐ 0 ☐ 1 ☐ 2
1c	Befolgen von Aufforderungen (Augen und die nicht paretische Hand öffnen und schließen)	Beide Aufforderung korrekt befolgt. Eine Aufforderung korrekt befolgt. Keine Aufforderung korrekt befolgt.	☐ 0 ☐ 1 ☐ 2
2	Okulomotorik	Normal. Partielle Blickparese (auch bei nicht ausreichender Kooperation). Forcierte Blickdeviation oder komplette Blickparese.	☐ 0 ☐ 1 ☐ 2
3	Gesichtsfeld	Keine Einschränkung (oder fehlende Beurteilbarkeit). Partielle Hemianopsie. Komplette Hemianopsie. Bilaterale Hemianopsie.	☐ 0 ☐ 1 ☐ 2 ☐ 3
4	Fazialisparese	Normal. Gering. Partiell. Vollständig auf einer oder beiden Seiten.	☐ 0 ☐ 1 ☐ 2 ☐ 3
5	Motorik Arme (links/rechts getrennt)	Kein Absinken (innerhalb 10 sek.). Auch bei Amputation oder Gelenkversteifung. Absinken (Arm sinkt im Verlauf von 10 sek. ab, berührt aber die Liegefläche nicht). Anheben gegen Schwerkraft möglich. Kein (aktives) Anheben gegen Schwerkraft möglich + sofortiges Fallen auf Liegefläche nach Anheben (passiv). Keine Bewegung.	☐ 0 ☐ 1 ☐ 2 ☐ 3 ☐ 4
6	Motorik Beine (links/rechts getrennt)	Kein Absinken (innerhalb 5 sek.). Auch bei Amputation oder Gelenkversteifung. Absinken (Bein sinkt im Verlauf von 5 sek. ab, berührt aber die Liegefläche nicht). Anheben gegen Schwerkraft möglich. Kein (aktives) Anheben gegen Schwerkraft möglich + sofortiges Fallen auf Liegefläche nach Anheben (passiv). Keine Bewegung.	☐ 0 ☐ 1 ☐ 2 ☐ 3 ☐ 4
7	Extremitätenataxie	Fehlend. Auch bei Koma, Verständigungsschwierigkeiten oder Plegie. In einer Extremität vorhanden. In zwei Extremitäten vorhanden.	☐ 0 ☐ 1 ☐ 2
8	Sensibilität	Normal; kein Sensibilitätsverlust. Leichter bis mittelschwerer Sensibilitätsverlust. Schwerer bis vollständiger Sensibilitätsverlust. Auch bei Koma.	☐ 0 ☐ 1 ☐ 2
9	Sprache	Normal, keine Aphasie. Leichte bis mittelschwere Aphasie. Schwere Aphasie. Stumm, globale Aphasie. Auch bei Koma oder fehlender Verwertbarkeit.	☐ 0 ☐ 1 ☐ 2 ☐ 3
10	Dysarthrie	Normal. Auch bei Intubation o.ä. Leicht bis mittelschwer. Schwer, anarthrisch.	☐ 0 ☐ 1 ☐ 2
11	Neglect	Keine Abnormalität. Auch bei fehlender Beurteilbarkeit. Visuelle, taktile, auditive oder personenbezogene Unaufmerksamkeit. Schwerer Neglect, sensibel und visuell; kein Erkennen der eigenen Hand oder Orientierung nur zu einer Seite des Raumes.	☐ 0 ☐ 1 ☐ 2

Schlaganfall-Notfallprotokoll – Version Rettungsdienst

Akut neu aufgetretenes neurologisches Defizit

1 Schlaganfall erkennen – Schweregrad bestimmen

sNIHSS-EMS	→ Uhrzeit (hh:mm)	:	
Bewusstseinszustand (0-3)			
Gesichtslähmung (0-3)			
Motorik Arme (0-4)	rechts | links	re	li
Motorik Beine (0-4)	rechts | links	re	li
Sensibilitätsstörung (0-2)			
Sprachstörung (Aphasie) (0-3)			
Verwaschenes Sprechen (Dysarthrie) (0-2)			
Summe (V.a. Schlaganfall, wenn ≥ 1)			

Bewusstseinszustand (0=wach)
1: Durch Ansprache erweckbar
2: Durch Schmerzreiz erweckbar
3: Koma

Gesichtslähmung (0=normal)
1: Leicht hängender Mundwinkel
2: Deutlich hängender Mundwinkel
3: Komplette einseitige Gesichtslähmung (inkl. Stirn) oder beidseitige Lähmung

Motorik (0=normal, kein Absinken der Arme für 10 s, Beine 5 s)
1: Absinken, Unterlage wird nicht berührt
2: Absinken auf Unterlage
3: Anheben nicht möglich
4: Keine Bewegung
x=nicht beurteilbar bei Amputation/Fraktur

Sensibilitätsstörung (0=normal)
1: Leichte Sensibilitätsstörung
2: Berührung wird kaum/nicht wahrgenommen

Sprachstörung (Aphasie) (0=normal)
1: Leichte Wortfindungsstörungen und/oder leichte Sprachverständnisstörung
2: „Kauderwelsch", häufiges Nachfragen nötig; und/oder Sprachverständnis eingeschränkt
3: Keine verwendbare Sprachproduktion oder kein Sprachverständnis
x=nicht beurteilbar bei Sprachbarriere/Taubheit und kein (Gebärden-)dolmetscher anwesend

Verwaschenes Sprechen (Dysarthrie) (0=normal)
1: Leicht verwaschen
2: Kaum verständlich oder keine Sprachproduktion
x=bei Intubation/mechanischer Behinderung

Zusätzliche akut neu aufgetretene neurologische Defizite:
☐ Sehstörung/Doppelbilder ☐ Herdblick ☐ Gangunsicherheit/Schwindel ☐ Kopfschmerzen ☐ Übelkeit/Erbrechen

Abb. 2 sNIHSS-EMS-Skala [32]

und welche CSC das BEFAST-Schema anwenden [9]. Sie stellten fest, dass bereits 58 % der Häuser das BEFAST- und nur 35 % das FAST-Schema nutzen. Deshalb fordern sie eine Vereinheitlichung der Schlaganfallerkennung. Der Einleitung nach zu deuten, favorisieren sie hierbei klar das BEFAST-Schema.
Auch wenn durch das FAST-Schema eine hohe Treffsicherheit bei der Erkennung eines akuten ischämischen Schlaganfalls besteht, ist bei der Anwendung des BEFAST-Schemas mit einer höheren Wahrscheinlichkeit zu rechnen, einen akuten Schlaganfall zu erkennen, der ansonsten primär unentdeckt geblieben wäre. Deshalb sollte das BEFAST-Schema im Rettungsdienst flächendeckend Anwendung finden. Dazu gehört auch dessen konsequente Lehre im Rahmen von Aus-, Weiter- und Fortbildungskonzepten.

Weitere Untersuchungsmöglichkeiten

National Institute of Healthcare Scale (NIHSS)

Die NIHSS ist eine Skala, die hauptsächlich innerklinisch zur Anwendung kommt (> Abb. 1). Sie dient unter anderem der Früherkennung und Schweregradeinteilung bei Schlaganfallpatienten. Die Indikation für eine Lysetherapie beim akuten ischämischen Schlaganfall wird unter anderem mit Hilfe der NIHSS-Skala gestellt. Die Erhebung und Dokumentation der Skala ist in deutschen klinischen Schlaganfallzentren verpflichtend.

Eine im September 2023 in Norwegen veröffentlichte clusterrandomisierte Studie untersuchte die präklinische Anwendung der NIHSS Skala durch Rettungsdienstpersonal [10]. Die Nutzung der NIHSS-Skala, welche in ihrer Anwendung vorab ausführlich geschult und trainiert werden muss, brachte im Ergebnis der Studie keinen bedeutenden Vorteil. Die Behandlungszeit vor Ort erhöhte sich in der Interventionsgruppe im Schnitt sogar um circa fünf Minuten. Das könnte aber unter Umständen auch an den während der Covid-19-Pandemie geltenden erhöhten Hygieneschutzmaßnahmen liegen.

Shortened National Institute of Healthcare Scale for Emergency Medical Services Scale (sNIHSS-EMS-Skala)

Eine deutlich empfehlenswertere Methode zur Beurteilung von Patienten mit akuter Schlaganfallsymptomatik ist die sNIHSS-EMS-Skala (> Abb. 2). Diese Skala wurde eigens für den Rettungsdienst entwickelt und ermöglicht es den Rettungsdienstfachkräften zum einen, den akuten Schlaganfall zu erkennen, und zum anderen, schon präklinisch eine Schweregradeinteilung vornehmen zu können. Purrucker et al. evaluierten retrospektiv unter anderem die Schlaganfallerkennung mit Hilfe dieser Skala bei 689 Patienten. Sie kamen zum Ergebnis, dass die sNIHSS-EMS Skala erfolgreich und zuverlässig von Rettungsdienstfachpersonal angewendet werden kann. Daraus wurde geschlussfolgert, dass die sequentielle Verwendung der sNIHSS-EMS-Skala mehrere Schlaganfallskalen (wie zum Beispiel das FAST-Schema) überflüssig machen könne. Außerdem ermögliche die sNIHSS-EMS-Skala durch ihre Kompatibilität mit der innerklinischen NIHSS-Skala die Bewertung des Schlaganfallverlaufs bereits in der präklinischen Phase [31].

EMS RACE Stroke Scale (RACE-Skala)

Die RACE-Skala *(Rapid Arterial oCclusion Evaluation)* der American Heart Association (AHA) ist eine Skala, die das präklinische Erkennen von großen zerebralen arteriellen Gefäßverschlüssen (englisch: Large Vessel Occlusion, LVO) ermöglichen soll. Sie betrachtet 6 Parameter, nämlich

- Fazialislähmung
- Motorik der Arme
- Motorik der Beine
- Kopf- und Blickabweichungen
- Aphasie
- Agnosie

Alle Parameter werden je nach ihrer Ausprägung mit 0 Punkten (nicht vorhanden bzw. normal) bis 2 Punkten (vorhanden bzw. stark ausgeprägt) bewertet. Kopf- und Blickabweichungen werden mit 0 bis 1 Punkt bewertet. In der Summe gilt jegliche Punktzahl über 0 als „Stroke Alert“ [33,34].

Eine erste spanische Studie, die 2019 veröffentlicht wurde, untersuchte nach der Implementierung der RACE-Skala in der Region Katalonien prospektiv Patientendaten, die unter anderem vom Rettungsdienst erhoben wurden [11]. Ziel der Studie war es, die implementierte RACE-Skala als präklinisches Instrument zur Identifizierung von Patienten mit großen Gefäßverschlüssen (LVO) zu validieren. Außerdem sollten geografische Unterschiede beim Zugang zur endovaskulären Behandlung (EVT/Thrombektomie) analysiert werden. Das Ergebnis der Studie war eindeutig: Die bei 1.822 Patienten evaluierte RACE-Skala zeigte eine starke Korrelation zwischen präklinischer und späterer krankenhausinterner Auswertung. Bei Patienten mit einem erhobenen RACE-Score von ≥ 5 wurden diese zuverlässig als Patienten mit großen zerebralen arteriellen Gefäßverschlüssen, die für eine EVT in Frage kamen, erkannt.

Eine weitere Studie aus den USA beschäftigte sich ebenfalls mit der Validität der RACE-Skala unter echten Rettungsdienstbedingungen [12]. Auch hier wurden, nach rettungsdienstlicher Implementierung der Skala, retrospektiv Patientendaten untersucht. In dieser deutlich kleineren Studienkohorte (440 Patienten) zeigten die Ergebnisse der RACE-Skala Abweichungen. Dickson et al. weisen darauf hin, dass der Vorhersagewert der RACE-Skala in ihrer Studie geringer war als der Wert in der ersten Validierungsstudie aus Spanien. Sie folgern daraus, dass weitere Arbeit nötig sei, um ein optimales präklinisches Screening-Tool für LVO-Schlaganfälle zu ermitteln.

Veraltete Begriffe

Die letzte Generation Rettungsassistenten lernte in ihrer Ausbildung teils noch die Differenzierung zwischen Apoplex, TIA und PRIND. Während die Begrifflichkeit „PRIND“ inzwischen im rettungsdienstlichen Alltag ausgestorben zu sein scheint, halten sich die Begriffe „Apoplex“ und „TIA“ hartnäckig. Der Begriff „Apoplex“, der synonym für den Schlaganfall beziehungsweise den „Hirninsult“ (engl. *stroke*) verwendet wird, gilt als veraltet und sollte nicht mehr verwendet werden [13]. „PRIND“ steht für ein „Prolongiertes ischämisches neurologisches Defizit“, welches sich im Verlauf von mehreren Wochen vollständig zurückgebildet hat; die „TIA“ für „transitorische ischämische Attacke", bei welcher die Symptomatik wenige Minuten bis maximal 24 Stunden anhält. Dabei sollten beide Begrifflichkeiten, insbesondere im präklinischen Bereich, eigentlich obsolet sein. Die Gefahr, die Situation und den Zustand des Patienten zu verharmlosen, ist dabei zu groß. So kommt es immer wieder vor, dass Patienten mit der präklinischen Verdachtsdiagnose „TIA“ in den Notaufnahmen landen, trotzdem aber ernstzunehmende und behandlungsbedürftige Symptome haben. Schon Anfang der 2000er-Jahre wurde der Begriff „TIA“ in Fachbüchern als antiquiert und veraltet bezeichnet, auch weil der Übergang zwischen „TIA“ und „vollendetem Schlaganfall“ oft fließend ist und bei einer Vielzahl der TIA-Patienten im Nachgang inkomplette oder gar komplette Schlaganfälle nachgewiesen werden konnten [14]. Insbesondere das 24-Stunden-Zeitfenster wurde schon Ende der 1980er-Jahre für untauglich befunden: Die Wahrscheinlichkeit, dass Defizite bei Patienten persistieren, die eine anhaltende Schlaganfallsymptomatik >60 Minuten haben, liegt bei 90% [15]. Jedoch findet sich die Begrifflichkeit „TIA“ nach wie vor in aktuellen Leitlinien wieder, so auch in der aktuellen S3-Leitlinie „Schlaganfall“ der AWMF [4].

Differenzialdiagnosen

Das Spektrum der auszuschließenden Differenzialdiagnosen ist groß. Nur wenige können mit den beschränkten diagnostischen Mitteln des Rettungsdienstes sicher ausgeschlossen werden. Dazu gehören Blutzuckerentgleisungen. Eine solche wird bei jedem Rettungsdiensteinsatz im Rahmen der standardisierten, neurologischen Untersuchung (D/Disability) mittels kapillarer Blutzuckermessung ausgeschlossen. Außerdem können mithilfe einer lückenlosen Anamnese Intoxikationen und Delir in vielen Fällen präklinisch differenzialdiagnostisch ausgeschlossen werden. Eine eingeschränkte Anamnese, zum Beispiel bei bewusstseinseingetrübten und/oder unkooperativen Patienten, erschwert dies jedoch.

Intrakranielle Raumforderungen, epileptische Anfälle, Störungen im Säure-Base-Haushalt, entzündliche Prozesse (Meningitis/Enzephalitis etc.) können präklinisch oft nicht sicher differenzialdiagnostisch ausgeschlossen werden. Patienten mit diesen Erkrankungen weisen oft Symptome auf, welche primär auf einen Schlaganfall hindeuten. Dieser kann jedoch erst infolge der erweiterten klinischen Diagnostik ausgeschlossen werden. Besonders typische Symptome eines Schlaganfalls können unter anderem im Rahmen der postiktalen Phase nach einem fokalen oder auch generalisierten zerebralen Krampfanfall auftreten.

Die Todd'sche Parese/Todd-Lähmung ruft Symptome einer Hemiparese bis hin zu einer Hemiplegie hervor. Außerdem kann eine einfache Sprechstörung, bis hin zur globalen Aphasie auftreten. Dieses Phänomen wurde Mitte des 19. Jahrhunderts erstmals von Robert Bentely Todd, einem irischen Arzt, beschrieben. Die Symptomatik kann bis zu mehreren Stunden anhalten. Da bei anhaltender Todd'schen Parese, auch innerklinisch, ein Schlaganfall nicht sicher ausgeschlossen werden kann, werden diese Patienten im Rahmen der klinischen Schlaganfallversorgung nicht anders behandelt als Patienten mit gesichertem ischämischen Schlaganfall.

Auch aufgrund von Migräne können bei Patienten typische Schlaganfallsymptome auftreten. Im Rahmen einer Migräneattacke kann es bereits während der Auraphase zu schlaganfallähnlichen Symptomen wie einer Hemiparese oder einer Aphasie kommen. Im Gegensatz zum Schlaganfall entwickeln sich die Symptome über einige Minuten eher langsam. Der Verdacht auf Migräne darf aber präklinisch einen Schlaganfall keinesfalls ausschließen. Sollte der Patient Migräne als Grunderkrankung nicht bestätigen können oder sollte er, bei bekannter Migräne, diese Art der symptomatischen Aura nicht kennen, muss der Patient unbedingt äquivalent zu jedem anderen Schlaganfallpatienten versorgt und transportiert werden. Auch bei der klinischen Versorgung wird bei unklarer Vorgeschichte kein Unterschied zu Patienten mit gesicherten ischämischen Schlaganfällen gemacht.

Zeitfenster

Zu einer optimalen Versorgungskette gehört die Wahl der geeigneten Zielklinik und der rettungsdienstliche Transport. Dafür ist es wichtig, dass das Rettungsdienstfachpersonal über Kenntnisse zu aktuellen Leitlinienaussagen in Verbindung mit der innerklinischen Schlaganfalltherapie verfügt.

Systemische Thrombolyse

Nach Ausschluss von Kontraindikationen erhalten alle Patienten mit ischämischem Insult, die sich in einem Symptom-Zeitfenster von 4,5 Stunden befinden, routinemäßig eine intravenöse Thrombolyse mit Alteplase (rt-PA). Dieses Vorgehen erfolgt unabhängig vom Alter des Patienten und der Schwere der Symptomatik [16]. Bei geeigneten Patienten, die mit einer Schlaganfallsymptomatik aufgewacht sind (*Wake-up-Stroke*), und bei Patienten die sich in einem unklaren Zeitfenster bewegen, die aber innerhalb 4,5 Stunden nach dem Feststellen der Symptomatik in der Klinik vorgestellt werden, soll nach erweiterter MRT-Diagnostik ebenfalls eine systemische Thrombolysetherapie durchgeführt werden. Mit der erweiterten Bildgebung erhöht sich bei geeigneten Patienten das Zeitfenster bis auf 9 Stunden nach Symptombeginn [16].

Endovaskuläre Therapie (EVT)/Thrombektomie

Bei dieser neuroradiologischen Intervention wird das verschlossene hirnversorgende Gefäß endovaskulär rekanalisiert. Patienten mit ischämischem Verschluss großer Hirnarterien (LVO) profitieren maximal von diesem mechanischen Therapieverfahren. So liegt die Effektivität einer alleinigen systemischen Thrombolyse ohne anschließende EVT bei diesen Patienten nur zwischen 10 % und 20 % [17].

Fünf randomisierte Kontrollstudien (RCTs) haben 2015 die hohe Wirksamkeit dieses mechanischen

Verfahrens untersucht, vier davon wurden aufgrund der nachgewiesenen eindeutigen Überlegenheit der Thrombektomie vorzeitig beendet. Alle Studien belegten den Vorteil der EVT eindeutig. So wurde die klinische Versorgung der Schlaganfallpatienten mit großen ischämischen Verschlüssen (LVOs) 2015 revolutioniert [18, 19, 20, 21, 22, 23].

Durch dieses Verfahren verlängerte sich das zeitkritische Fenster, in dem eine effektive Behandlung möglich war, schon damals auf 6 Stunden.

Die internationale DAWN-Studie untersuchte drei Jahre später (2018), ob bei Patienten, die nach strikten Kriterien sorgfältig ausgewählt wurden, auch jenseits des 6-stündigen Thrombektomiezeitfensters ein Therapievorteil gegenüber einer konservativen Therapie ohne endovaskuläre Intervention besteht. Auch diese Studie wurde aufgrund der signifikanten Überlegenheit der Thrombektomie vorzeitig durch das Sicherheitskomitee beendet. Das Zeitfenster, in dem bei bestimmten geeigneten Patienten eine Thrombektomie durchgeführt werden soll, erhöhte sich hierdurch von 6 auf bis zu 24 Stunden [5,24] Als für das Verfahren „geeignete Patienten" gelten jene, bei denen via Bildgebung (CT/MRT) ein Mismatch zwischen Schwere der klinischen Ausfälle und dem Infarktvolumen nachgewiesen wurde. Hierbei sollten die Ergebnisse der Bildgebung im Kontext mit der klinischen Symptomatik betrachtet werden [16].

Abschließend lässt sich festhalten: Unabhängig von der ausgeprägten Symptomatik und der Dauer der Symptomatik, gilt jeder Schlaganfallpatient präklinisch als zeitkritischer Patient und ein zügiger Transport ist anzustreben.

Transportziel für den Rettungsdienst

Für alle Patienten mit Schlaganfallsymptomatik ist die geeignete Zielklinik diejenige, welche mindestens über eine Stroke Unit verfügt [16]. Innerhalb Deutschlands gibt es laut deutscher Schlaganfallgesellschaft 346 Kliniken mit angegliederter Stroke Unit. Aber lange nicht alle Häuser haben eine endovaskuläre Versorgungsmöglichkeit. Nun stellt sich natürlich die Frage, ob Patienten mit schwerer Schlaganfallsymptomatik, bei denen der Verdacht einer LVO vorliegt, von einem primären Transport in ein Zentrum mit der Möglichkeit zur endovaskulären Schlaganfallversorgung/Thrombektomie profitieren. Bis heute gibt es in Deutschland aber hierzu keine randomisierten Studien, sodass dieser vermeintliche Vorteil nicht validiert ist.

In der spanischen RACECAT-Studie wurde untersucht, ob Patienten aus dem ländlichen Raum, die schwere Schlaganfallsymptome aufwiesen, von einem primären Transport in ein weiter entferntes, zertifiziertes EVT-Zentrum profitierten. Dazu wurde das Outcome der Patienten nach 90 Tagen untersucht. Man kam damals zu dem Ergebnis, dass der primäre Transport in ein weiter entferntes EVT-Zentrum keinen signifikanten Vorteil im Outcome des Patienten bewirkte [25].

Ob sich das Ergebnis auf die Kliniklandschaft und den Transport von Schlaganfallpatienten in Deutschland projizieren lässt, ist fraglich. So hatten Rettungswägen im ländlichen Gebiet Spaniens Transportzeiten von bis zu 180 Minuten in das nächstgelegene Comprehensive Care Zentrum [25].

Der Expertenkonsens der S2e-Leitlinie Schlaganfall beruft sich unter anderem auf die europäische ESO-Leitlinie: Die Experten sind sich einig, dass der primäre Transport von Schlaganfallpatienten in ein Comprehensive Stroke Center (Zentrum mit Möglichkeit einer EVT) bei einer Transportdauer von unter 30–45 Minuten bevorzugt werden könne [13].

Durch die in Deutschland de facto nicht vorhandene Studienlage und diverse unterschiedliche regionale Protokolle gibt es im deutschen Rettungsdienst aktuell keine einheitliche Vorgehensweise. Aufgrund der internationalen Studienlage empfiehlt es sich, Patienten mit schwerer Schlaganfallsymptomatik in ein Comprehensive Care Zentrum zu transportieren („mothership"-Modell), wenn die Fahrzeit weniger als 45 Minuten beträgt. Nach erfolgter BE-FAST-Untersuchung könnte das sNIHSS-EMS-Schema zur besseren Eingrenzung und Deutung der Symptomatik hilfreich sein. Das Schema müsste aber zunächst entsprechend geschult und mit Hilfe einer randomisierten Studie auch in Deutschland validiert werden. Bei längerer Fahrzeit oder bei Patienten ohne schwere Symptomatik ist ein Transport in die nächstgelegene Stroke Unit anzustreben (Drip-and-ship-System). Nötigenfalls müssen anschließend Sekundärverlegungen erfolgen.

Schnittstelle Klinik

Schlaganfallpatienten sollten grundsätzlich als zeitkritische Patienten in der Zielklinik vorangemeldet werden. Nach den Kriterien des Advanced Critical Illness Life Support (ACiLS) und der Deutschen Gesellschaft für Interdisziplinäre Notfall- und Akutmedizin (DGINA) hat eine Aktivierung des Non-Trauma-Schockraums zu erfolgen, sofern innerklinisch kein spezieller anderer Prozess, wie zum Beispiel ein spezieller Stroke-Alarm, etabliert ist [26]. Mit der Anmeldung sollten folgende Informationen übermittelt werden: Patienten-ID (Name, Alter, Geschlecht), Verdachtsdiagnose „Schlaganfall" mit der jeweilig vorherrschenden Symptomatik, Beginn der Symptomatik und bestehende ABCDE-Problematik. Besonders letztere Information ist für die aufnehmende Klinik von großer Bedeutung, um innerklinisch die richtigen Strukturen zu aktivieren (Anästhesie, OP etc.). Abschließend sollte, möglichst genau, die voraussichtliche Eintreffzeit in der Klinik genannt werden. Der Zusatz „zeitkritischer Patient" sollte erwähnt werden.

Eine digitale Übermittlung der Informationen vermeidet Schnittstellenprobleme, bei denen Informationen nicht – wie bei der „Stillen Post" – untergehen können. Bei digital übertragenen Informationen haben alle Beteiligten Zugriff und Einsicht in die für sie relevanten Informationen. Nach Ankunft des Patienten sollte die Übergabe an das weiterbehandelnde Team (ärztliches Personal und pflegerisches Personal) der Klinik erfolgen. Zu vermeiden sind zeitliche Verzögerungen durch klinikinterne Aufnahmeprozesse. Auch hier gilt der Grundsatz „Time is Brain".

Eine Abmeldung der Kliniken, welche oft aufgrund von Bettenmangel auf Intensiv- und Normalstationen erfolgt, gilt es zu vermeiden. Hier muss unbedingt zwischen zeitkritischer Akuttherapie und regulärer Therapie ohne Zeitdruck unterschieden werden. Eine klare Priorisierung der Annahme von Patienten durch die diensthabende Leitung sollte durchgeführt werden. Die Ablehnung von Schlaganfallpatienten sollte vermieden werden. Nach der primären Diagnostik und dem Therapiebeginn in der nächstgelegenen Stroke Unit (z. B. Lysetherapie) können Patienten bei fehlender stationärer Kapazität anschließend sekundär in andere Häuser verlegt werden. Sollte die Akuttherapie aber deshalb verzögert werden, ist zum Teil mit erheblichen Folgeschäden bei den Patienten zu rechnen.

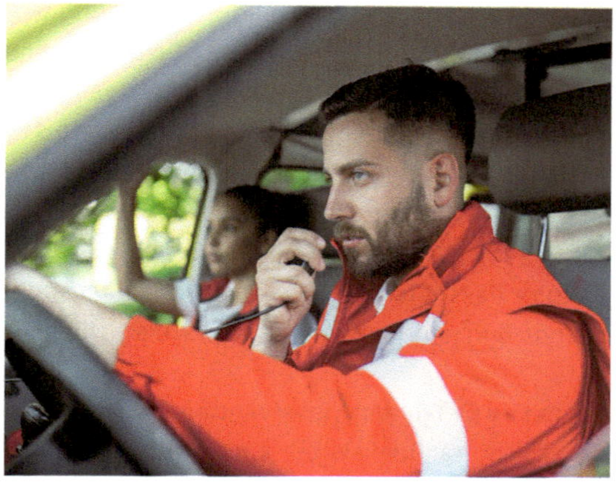

AdobeStock/Graphicroyalty

Abb. 3 Schlaganfallpatienten sollten grundsätzlich als zeitkritisch angemeldet werden.

Projekte

Mobile Stroke Unit (MSU) / Stroke-Einsatzmobile (STEMO)

Mobile Stroke Units sind Rettungswägen, welche mit erweitertem diagnostischem Equipment (u. a. CT) ausgestattet und mit zusätzlichem Personal (ärztliches Personal aus Neurologie, Radiologiepersonal) besetzt sind. Weltweit gibt es diverse MSU-Konzepte, viele davon in den USA; aber auch in Argentinien, Frankreich, England, Australien und weiteren Ländern sind entsprechende Konzepte aktiv und werden wissenschaftlich untersucht. In Deutschland gibt es schon seit 2003 aktive MSU-Konzepte. Aktuelle, aktive Standorte sind Homburg, Marburg und Berlin.

Die Auswertung verschiedener Studien bezüglich der Effektivität von mobilen Stroke Units – beispielsweise die der randomisierten Berliner B-PROUD-Studie – kamen zu dem Ergebnis, dass der Einsatz der mobilen Stroke Units das Outcome von Patienten verbessert [27].

Die Deutsche Gesellschaft für Neurologie fordert eine Ausweitung der MSU-Konzepte und beruft sich hierbei auch auf eine Studie, die den ökonomischen Nutzen des Einsatzes von mobilen Stroke Units betrachtet. Laut dieser kommt es durch den Einsatz von MSUs zwar zu finanziellen Mehrkosten pro Patient, aber eben auch zu mehr qualitätskorrigierten Lebensjahren (QALY). Im Schnitt seien es circa 41.000 Euro Mehrkosten pro QALY, was laut der Studie, unter Berücksichtigung internationaler akzeptierter Schwellenwerte, als kosteneffektiv zu betrachten sei.

Auch die Leitlinie der europäischen Schlaganfallgesellschaft (ESO) empfiehlt MSUs zur prähospitalen Schlaganfallversorgung [28].

Ob aufgrund dieser Leitlinien und der Studienergebnisse aber in Deutschland flächendeckend mehr MSUs in das Netzwerk der Regelversorgung implementiert werden, darf stark bezweifelt werden. Die Kombination aus Kostenfrage, technischer Vorhaltung und Instandhaltung sowie die im rettungsdienstlichen und medizinischen Bereich knappe Ressource Personal lässt die flächendeckende Konzepterweiterung utopisch erscheinen.

Fliegende EVT-Teams (Interventionsteams)

Eine nicht randomisierte, kontrollierte Interventionsstudie aus Südbayern beschäftigte sich mit der Frage, ob der Einsatz von Neurointerventionalisten, die Patienten via Hubschrauber in örtliche Schlaganfallzentren ohne klinikinterne endovaskuläre Therapiemöglichkeit bringen, gegenüber der Sekundärverlegung von Patienten in Comprehensive-Care-Zentren einen Zeitvorteil hat. Im Ergebnis wurde festgestellt, dass das fliegende Interventionsteam einen signifikanten Zeitvorteil gegenüber der Sekundärverlegung von Patienten hat. Im Schnitt wurde die Thrombektomie 90 Minuten schneller begonnen als bei Patienten, die verlegt wurden (58 vs. 148 min) [29].

Die NEUROSQUAD-Studie verglich die drei Triage-Pfade in der endovaskulären Schlaganfallversorgung: „Mothership“ (MS), das für den direkten Transport in ein Comprehensive-Care-Zentrum steht, „Drip and ship“ (DS), also der primäre Transport in eine regionale Stroke Unit und die anschließende Sekundärverlegung in ein Comprehensive-Care-Zentrum, sowie „Drive the doctor“ (DD) für das fliegende Interventionsteam.

Diese Studie lieferte zwar Beweise dafür, dass die „Drive the doctor“-Methode eine praktikable Alternative zur „Drip and ship“-Methode sein könnte, allerdings seien beide Methoden der „Mothership“-Methode zeitlich unterlegen [30].

Fazit

Der Rettungsdienst nimmt in der Versorgungskette von Schlaganfallpatienten seit der Möglichkeit der endovaskulären Therapie eine noch bedeutendere Rolle ein. So muss das rettungsdienstliche Fachpersonal nach der Erhebung der Verdachtsdiagnose „Schlaganfall“ gewissenhaft, aber auch zügig abwägen, welche Zielklinik die „richtige“ ist. Die Entscheidung, Patienten zur Primärversorgung in die nächstgelegene lokale Stroke Unit zu transportieren, was im Zweifel zu einer Sekundärverlegung in ein endovaskuläres Therapiezentrum („Drip and ship“) führt, sollte grundsätzlich der Möglichkeit gegenübergestellt werden, Patienten direkt in ein solches Comprehensive-Care-Zentrum zu transportieren („Mothership“). Hier spielt der Faktor Zeit die größte Rolle. Bei einer Transportdauer von über 45 Minuten sollte, sofern vorhanden, die nähergelegene lokale Stroke Unit angefahren werden.

Lokale Protokolle, in Verbindung mit fest implementierten Handlungsabläufen, könnten hier dem unter Zeitdruck stehenden rettungsdienstlichen Fachpersonal stressige Entscheidungsfindungen erleichtern.

Für den Transport von Schlaganfallpatienten gilt der Grundsatz „Time is brain“ mehr denn je. Jeder Schlaganfallpatient ist präklinisch als zeitkritischer Patient zu behandeln und zügig in eine geeignete Zielklinik zu transportieren. Dort entscheiden die behandelnden Neurologen, unter anderem mit Hilfe erweiterter Diagnostikmöglichkeiten, über die Weiterbehandlung des Patienten und deren Dringlichkeit.

Quellen:

[1] Busch, M. A., Kuhnert, R. (2017). 12-Monats-Prävalenz von Schlaganfall oder chronischen Beschwerden infolge eines Schlaganfalls in Deutschland. Journal of Health Monitoring. Robert-Koch-Institut. DOI 10.17886/RKI-GBE-2017-010.

[2] Heuschmann, P. U., Busse, O., Wagner, M. et al. (2010). Schlaganfallhäufigkeit und versorgung von Schlaganfallpatienten in Deutschland. Aktuelle Neurologie, 37(07), 333–340.

[3] Hankey GJ. Stroke. Lancet. 2017 Feb 11;389(10069):641–654. doi: 10.1016/S0140-6736(16)30962-X. Epub 2016 Sep 13. PMID: 27637676.

[4] Deutsche Gesellschaft für Allgemeinmedizin und Familienmedizin, Schlaganfall S3-Leitlinie, AWMF-Register-Nr. 053-011, DEGAM-Leitlinie Nr. 8, Version 3.3, Seite 11, Stand 29.02.2020, https://register.awmf.org/de/leitlinien/detail/053-011 (Zugriff 15.03.2024)

[5] Nogueira RG, Jadhav AP, Haussen DC et al. Thrombectomy 6 to 24 hours after stroke with a mismatch between deficit and infarct. N Engl J Med 2017. DOI: 10.1056/NEJMoa1706442

[6] Aroor, S., Singh, R., & Goldstein, L. B. (2017). BE-FAST (balance, eyes, face, arm, speech, time) reducing the proportion of strokes missed using the FAST mnemonic. Stroke, 48(2), 479–481.

[7] Pickham, D., Valdez, A., Demeestere, J. et al. (2019). Prognostic value of BEFAST vs. FAST to identify stroke in a prehospital setting. Prehospital Emergency Care, 23(2), 195–200.

[8] Chen, X., Zhao, X., Xu, F. et al. (2022). A systematic review and meta-analysis comparing FAST and BEFAST in acute stroke patients. Frontiers in neurology, 12, 765–769.

[9] Hogge, C., Aroor, S., Goldstein, L. (2023). Abstract Number-65: US Comprehensive Stroke Center Utilization of FAST and BEFAST Mnemonics for Public Education. Stroke: Vascular and Interventional Neurology, 3, e12495.

[10] Guterud, M., Bugge, H. F., Kramer-Johansen et al. (2023). Prehospital screening of acute stroke with the National Institutes of Health Stroke Scale (ParaNASPP): a stepped-wedge, cluster-randomised controlled trial. The Lancet Neurology, 22(9), 800–811.

[11] Carrera, D., Gorchs, M., Querol, M. et al. (2019). Revalidation of the RACE scale after its regional implementation in Catalonia: a triage tool for large vessel occlusion. Journal of NeuroInterventional Surgery, 11(8), 751–756.
[12] Dickson, R. L., Crowe, R. P., Patrick, C. et al. (2019). Performance of the RACE score for the prehospital identification of large vessel occlusion stroke in a suburban/rural EMS service. Prehosp Emerg Care. 2019 Sep-Oct;23(5):612–618. doi: 10.1080/10903127.2019.1573281.
[13] Ringleb P., Köhrmann M., Jansen O. et al.: Akuttherapie des ischämischen Schlaganfalls, S2e-Leitlinie, 2022 Version 1.1, in: Deutsche Gesellschaft für Neurologie (Hrsg.), Leitlinien für Diagnostik und Therapie in der Neurologie. Online: www.dgn.org/leitlinien (Zugriff 15.03.2024)
[14] Allenberg, J. R. (2004). Schlaganfall. Georg Thieme Verlag.
[15] Albers, G. W., Clark, W. M., Madden, K. P., & Hamilton, S. A. (2002). ATLANTIS trial: results for patients treated within 3 hours of stroke onset. Stroke, 33(2), 493–496.
[16] Ringleb, P. A., Köhrmann, M. & die Leitlinien-Gruppe. (2022). S2E-Leitlinie: Akuttherapie des ischämischen Schlaganfalls. DGNeurologie, 5(1), 17–39.
[17] Purrucker, J. C., Heyse, M., Nagel et al. (2022). Efficacy and safety of bridging thrombolysis initiated before transfer in a drip-and-ship stroke service. Stroke and Vascular Neurology, 7(1).
[18] Tiedt, S., Dorn, F. (2021). Thrombectomy in clinical practice-What do we learn from registry studies? Der Nervenarzt, 92(8), 744–751.
[19] Berkhemer, O. A., Fransen, P. S., Beumer et al. (2015). A randomized trial of intraarterial treatment for acute ischemic stroke. New England Journal of Medicine, 372(1), 11–20.
[20] Campbell, B. C., Mitchell, P. J., Kleinig, T. J. et al. (2015). Endovascular therapy for ischemic stroke with perfusion-imaging selection. New England Journal of Medicine, 372(11), 1009–1018.
[21] Goyal, M., Demchuk, A. M., Menon, B. K. et al. (2015). Randomized assessment of rapid endovascular treatment of ischemic stroke. New England Journal of Medicine, 372(11), 1019–1030.
[22] Jovin, T. G., Chamorro, A., Cobo, E. et al. (2015). Thrombectomy within 8 hours after symptom onset in ischemic stroke. New England Journal of Medicine, 372(24), 2296–2306.
[23] Saver, J. L., Goyal, M., Bonafe, A. et al. (2015). Stent-retriever thrombectomy after intravenous t-PA vs. t-PA alone in stroke. New England Journal of Medicine, 372(24), 2285–2295.
[24] Springer Medizin (2018). Thrombektomie im Zeitfenster zwischen 6 und 24 Stunden: die DAWN-Studie. InFo Neurologie 20(1), 15.
[25] de la Ossa, N. P., Abilleira, S., Jovin, T. G. et al. (2022). Effect of direct transportation to thrombectomy-capable center vs local stroke center on neurological outcomes in patients with suspected large-vessel occlusion stroke in nonurban areas: the RACECAT randomized clinical trial. Jama, 327(18), 1782–1794.
[26] Bernhard, M., Kumle, B., Dodt, C., ... & Deutsche Gesellschaft für Interdisziplinäre Notfall-und Akutmedizin (DGINA) e. V. kontakt@ dgina. de. (2022). Versorgung kritisch kranker, nicht-traumatologischer Patienten im Schockraum. Notfall+ Rettungsmedizin, 25(Suppl 1), 1-14.
[27] Rohmann, J. L., Piccininni, M., Ebinger, M. et al. (2023). Effect of mobile stroke unit dispatch in all patients with acute stroke or TIA. Annals of Neurology, 93(1), 50–63.
[28] Walter, S., Audebert, H. J., Katsanos, A. H. et al. (2022). European Stroke Organisation (ESO) guidelines on mobile stroke units for prehospital stroke management. European Stroke Journal, 7(1), XXVII–LIX.
[29] Hubert, G. J., Hubert, N. D., Maegerlein, C. et al. (2022). Association between use of a flying intervention team vs patient interhospital transfer and time to endovascular thrombectomy among patients with acute ischemic stroke in nonurban Germany. JAMA, 327(18), 1795–1805.
[30] Seker, F., Fiehler, J., Möhlenbruch, M. A. et al. (2020). Time metrics to endovascular thrombectomy in 3 triage concepts: a prospective, observational study (NEUROSQUAD). Stroke, 51(1), 335–337.
[31] Purrucker, J. C., Härtig, F., Richter, H. et al. (2017). Design and validation of a clinical scale for prehospital stroke recognition, severity grading and prediction of large vessel occlusion: the shortened NIH Stroke Scale for emergency medical services. BMJ open, 7(9), e016893.
[32] Purrucker J, Bendszus M, Gumbinger C et al. SOP Zuweisungskonzept Rettungsdienst für akute Schlaganfallpatienten im Versorgungsbereich des Schlaganfallkonsortiums Rhein-Neckar, Version 17.12.2023.
[33] Pérez de la Ossa N, Carrera D, Gorchs M et al. Design and validation of a prehospital stroke scale to predict large arterial occlusion: the rapid arterial occlusion evaluation scale. Stroke. 2014;45(1):87-91. doi:10.1161/STROKEAHA.113.003071.
[34] https://www.heart.org/-/media/files/affiliates/mwa/nebraska-ml-stroke/hospital-toolkit/race.pdf?la=en.
[35] Brott T et al. Measurements of acute cerebral infarction: a clinical examination scale. Stroke. 1989 Jul;20(7):864-70. doi: 10.1161/01.str.20.7.864. PMID: 2749846.

Der Autor

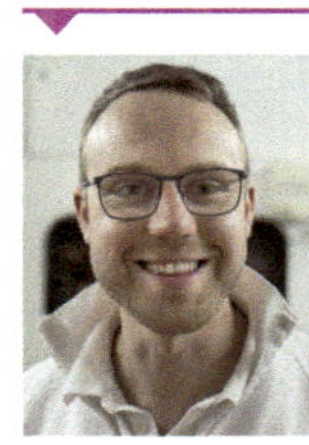

Bonifaz Eckert, Notfallsanitäter, hauptberuflich tätig beim DRK Rettungsdienst in Baden-Württemberg, Dozent an Rettungsdienstfachschulen, Student B.A. Berufspädagogik für Gesundheit – Fachrichtung Rettungswesen, Engagement im Ehrenamt/Katastrophenschutz als Bereitschaftsleiter eines DRK-Ortsvereins und stv. Zugführer einer Einsatzeinheit

Interessenskonflikt: Der Autor gibt an, dass kein Interessenskonflikt vorliegt.

Auf else4.de/emergency finden Sie den zugehörigen Multiple-Choice-Fragebogen mit 10 Fragen zum Artikel sowie weiteren Informationen zur Zertifizierung.

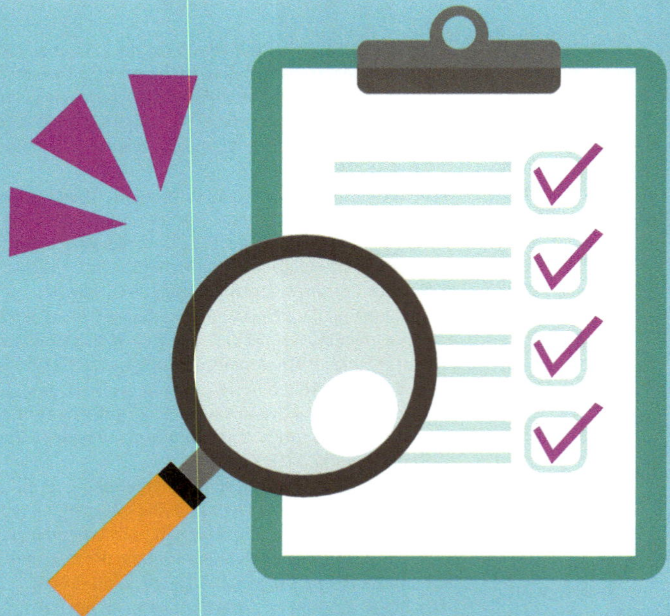

AdobeStock/NiSihSion

Diagnostische Qualität von Schlaganfall-Skalen

Schlüsselwörter:
Schlaganfall
Schlaganfallerkennung
Zielklinik
Endovaskuläre Therapie

Zusammenfassung *Schlaganfälle, die große Gefäße betreffen (LVO), bedürfen einer Behandlung in Versorgungszentren mit der Möglichkeit zur Thrombektomie. Eine gute präklinische Einschätzung und die richtige Klinikzuweisung sind wichtig für den späteren Outcome. Bewährte Skalen zur Detektion eines zentralneurologischen Defizits reichen hier allerdings oft nicht aus. Daraus ergibt sich die Frage, ob es ein besseres Tool zur Erkennung einer LVO gibt. Zur Beantwortung wurden mehrere wissenschaftliche Arbeiten ausgewertet, um die diagnostische Qualität der gängigen Schemata in Bezug auf die Detektion eines LVO zu ermitteln.*

Einleitung

Die Kliniklandschaft in Deutschland entwickelt sich rasant weiter. Gleichzeitig schreitet die medizinische Forschung voran. Das heißt zum einen, dass es einen Erkenntnisgewinn gibt, andererseits, dass sich auch Methoden der Medizin weiterentwickeln. Das hat Auswirkungen auf die gesamte Versorgungskette der Behandlungsbedürftigen.

Die präklinische Versorgung hat daher die Aufgabe, sich an die durch Weiterentwicklung inhärent schnell ändernden Strukturen anzupassen; diese können lokal sehr unterschiedlich sein. Die Notwendigkeit der individuellen Anpassung ergibt sich aus der sich unterscheidenden Verordnungslage wie auch aus der sehr unterschiedlichen Bevölkerungsdichte. Diese beträgt beispielsweise in der kreisfreien Stadt Düsseldorf in Nordrhein-Westfalen 2.893 Einwohner/km^2 und im Landkreis Ludwigslust-Parchim in Mecklenburg-Vorpommern 45 Einwohner/km^2 [1]. Dadurch entstehen unterschiedliche Versorgungs- und Fahrtzeiten des Rettungsdienstes.

In der Schlaganfallversorgung wird die Notwendigkeit der Anpassung der lokalen präklinischen Versorgung an die oben genannten Gegebenheiten sehr deutlich. Bei Betrachtung der S2e Leitlinie zur Akutversorgung des ischämischen Schlaganfalls wird deutlich, dass eine zielgerichtete und schnelle Versorgung einen hohen Stellenwert hat. So gibt die Leitlinie den Hinweis, dass die zu Behandelnden von einem Transport profitieren können, wenn bereits präklinisch das richtige Behandlungszentrum und eine schnelle Transportmethode ausgewählt werden. Gleichzeitig gibt sie die Anforderung an eine Anpassung der Screening-Tools vor.

2022 hat es eine Anpassung der Zertifizierungskriterien für Schlaganfallzentren (Stroke Units) gegeben. Es wird grundlegend in regionale (rSU) und überregionale (üSU) Stroke Units unterschieden [3]. Ziel des Rettungsdienstes muss es nun sein, Schlaganfälle, die mit einer Thrombektomie versorgt werden können, in eine üSU zu bringen. Dafür ist es immanent, dass das Personal der Präklinik ein Tool besitzt, um die Indikation festzustellen.

Weit verbreitet dafür ist das FAST-Schema, mit dem ein zentralneurologisches Defizit erkannt werden soll. Das FAST-Schema ist ein Tool, das einfach anzuwenden ist und dabei eine Sensitivität von 82 % und eine Spezifität von 83 % bietet [2]. Es wird vom Massachusetts Department of Public Health [4] auch für medizinische Laien zur Schlaganfallerkennung empfohlen.

In Deutschland kommt das BEFAST-Schema im professionellen Rettungsdienst häufig zum Einsatz. In Nordrhein-Westfalen gibt es zum Beispiel das „Gemeinsame Kompendium Rettungsdienst". Darin haben sich 30 Gebietskörperschaften zusammengetan, um die Standardarbeitsanweisungen und Behandlungspfade im Rettungsdienst der Länder Baden-Württemberg, Brandenburg, Mecklenburg-Vorpommern, Nordrhein-Westfalen, Sachsen und Sachsen-Anhalt auf ihre lokalen Gegebenheiten anzupassen. Das gemeinsame Kompendium betreut 9,5 Millionen Menschen, was weit mehr als 10 % der Bevölkerung Deutschlands bedeutet, die sowohl in urbanen als auch in ländlichen Gebieten leben [5].

Wenn nun aber mittels BEFAST-Schema ein Schlaganfall erkannt wird, bleibt für das Rettungsdienstpersonal noch immer die Frage, welche Zielklinik für den zu Behandelnden einen Vorteil bringt. Bei der hohen Einwohnerdichte in urbanen Gebieten ist das, abgesehen von der Auslastungsrate der Klinik, bei hoher Dichte von üSU nicht relevant. In ländlich geprägten Gebieten verändert sich die Fahrstrecke erheblich. Ferner muss ggf. ein Rettungshubschrauber angefordert werden. Dafür wird eine Entscheidungsgrundlage benötigt, die über die reine Erkenntnis, dass ein zentralneurologisches Defizit besteht, hinausgeht: zum Beispiel das BEFAST-Schema. Deswegen soll sich der vorliegende Text mit der folgenden Frage beschäftigen: Gibt es ein Tool, das zu einer hohen Wahrscheinlichkeit die Notwendigkeit der Thrombektomie vorhersagt?

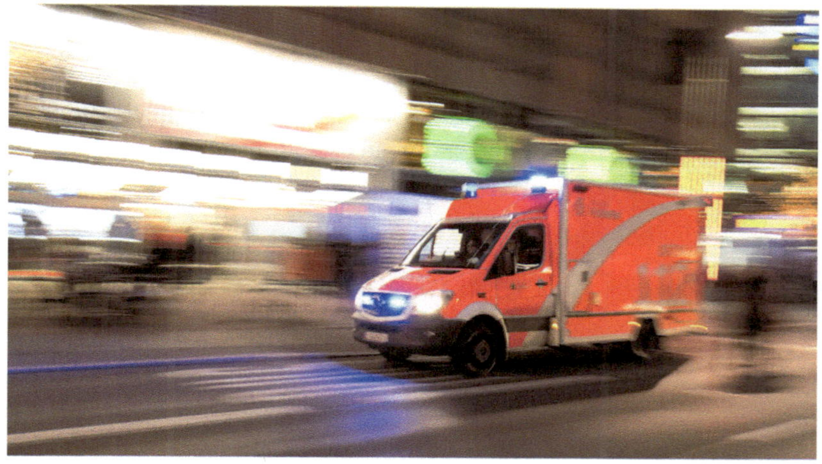
AdobeStock/Tobias Seeliger

Abb. 1 Schnelligkeit vs. bestmögliche Zielklinik – was hilft bei der Entscheidung?

Methode

In den Datenbanken Pubmed und Livivo wurde mit folgenden Suchbegriffen gearbeitet: „Schlaganfall, prähospital, Krankenhauszuweisung, stroke, ischemic stroke, score, large vessel occlusion, detection, prehospital".

Zusätzlich wurde die S2e-Leitlinie „Akuttherapie des ischämischen Schlaganfalls" verwendet, da sie die aktuelle Arbeitsgrundlage in Deutschland darstellt.

Nachdem in Pubmed 35 Arbeiten und in Livivo 9 Arbeiten gefunden wurden, wurden die Arbeiten, die keinen direkten Bezug zu Präklinik und Scores zur Detektion zentralneurologischer Defizite boten, ausgeschlossen. Danach verblieben 19 Arbeiten. Arbeiten, die keine Angaben zu den Scores machten, die Anwendung nicht untersuchten oder aus denen keine Vergleichbarkeit hervorging, wurden ebenfalls ausgeschlossen. Es verblieben danach 11 Arbeiten. Angegebene Werte zu Sensitivität, Spezifität, positive und negative prädiktive Werte in Bezug auf Large-Vessel-Occlusions (LVO, Verschluss großer hirnversorgender Gefäße) wurden entsprechend der Bewertung der Leitlinie Schlaganfall [2] erhoben und bewertet. Damit wurden Daten gesammelt, die denen entsprechen, die die Leitlinie ebenfalls darstellt. Allerdings wird alleine mit diesen Werten eine Aussage über die Eignung als Test am Point-of-Care im Vergleich zum FAST-Schema nicht möglich sein. Um eine direkte Vergleichbarkeit zu schaffen, wird aus den Werten der Spezifität und Sensitivität der Youden-Index (J) errechnet. Die Skalen, die einen Youden-Index von J ≥ 0,5 bieten, werden mit einem hohen diagnostischen Wert betrachtet. Da die Leitlinie zur Akutbehandlung des Schlaganfalls bei der Beurteilung der Skalen nicht auf den LVO eingeht und dadurch eine absolute Vergleichbarkeit nicht möglich ist, wird der J-Wert hier nicht erhoben. Aus den Daten zum Youden-Index wird aus allen Skalen der Mittelwert erhoben, um eine Übersicht zu erhalten, welche Perfomance die untersuchten Skalen derzeit bieten.

Tab. 1 Auflistung aller untersuchten Scores und Scales mit Quellen

Score/Scale	Youden-Index (J)	Quelle
FAST	0,37	8
CPSS	0,365	12–15
FAST-ED	0,396	8,9,14–16
RACE	0,433	8,12–14
3-ISS	0,251	6–9,11–16
CG-FAST	0,298	8,9,13–15
C-STAT (CPSSS)	0,355	8,9,13–15
EMSA	0,44	14
FAST PLUS	0,375	13,14
FPSS	0,341	8,9,14
G-FAST	0,473	8,9,13,14
HEMIPARESIS	0,22	14
LAMS	0,343	6,8,12–14
PASS	0,395	8,9,13,14
POMONA	0,17	14
SAVE	0,15	14
VES	0,561	7,14
Harmony 5000 Device	0,672	6
4I-SS	0,494	8
NIHSS-8	0,517	8–10
s-NIHSS-5	0,474	8
VAN	0,371	8,12
mNIHSS	0,482	8
M-DIRECT	0,61	11
BEFAST	0,375	15
NIHSS ≥6	0,445	8

Ergebnisse

Insgesamt wurden 11 Arbeiten aus den Jahren 2017 bis 2024 berücksichtigt. In fünf dieser Arbeiten, beziehungsweise aus deren Kombination, wurden mit dem Youden-Index Werte von J ≥ 0,5 erhoben.

Aus allen untersuchten Arbeiten ergibt sich zunächst ein durchschnittlicher Youden-Index von J = 0,399. Eine generelle Wirksamkeit der untersuchten Skalen ergibt sich daher nicht. In der Einzelbetrachtung zeigen lediglich der Ventura Emergent Large Vessel Score (J = 0,561), die National Institutes of Health Stroke Scale – 8 Items (J = 0,517) und die M-DIRECT Skala nach Rodriguez-Pardo (J = 0,61) eine Wirksamkeit mit einem Youden-Index › 0,5. In der Arbeit von Paxton et al. [6] zeigt ein Device zur LVO-Ermittlung mittels Kopfpuls (Harmony 5000) einen J = 0,672. Das bleibt zunächst unbeachtet, da es sich nicht um einen Score handelt. Eine Übersicht der Ergebnisse wird in ➤ Tab. 1 dargestellt.

Da der Youden-Index unabhängig von der Größe der untersuchten Kohorte erhoben wird, wird die Teilnehmerzahl der Studien, deren J-Wert › 0,5 liegt, ebenfalls angegeben.

Der Ventura Emergent Large Vessel Score (VES) wird in der Arbeit von Taqi et al. [7] untersucht und gibt eine Teilnehmerzahlt von n = 186 an. Wang et al.[8] haben für die NIHSS-8-Skala Studien mit insgesamt 11.440 Teilnehmern berücksichtigt. Die NIHSS-8-Scale wurde ebenfalls von Ollikainen et al. [9] mit einer Teilnehmerzahl von n = 856 und von Demeestere et al. [10] mit n = 551 angegeben. Für die M-DIRECT-Scale geben Rodriguez-Pardo et al. [11] mit n = 327 Teilnehmer an.

Diskussion

Es konnte gezeigt werden, dass die meisten Scores das Vorhandensein eines LVO nur unzureichend zuverlässig darstellen können. Nach Erhebung des Youden-Index zeigen die NIHSS-8, die M-DIRECT-Scale und VES eine ausreichende diagnostische Genauigkeit, einen Large-Vessel-Verschluss festzustellen.

Die NIHSS-8-Skala wird in drei unterschiedlichen Arbeiten und einer insgesamt hohen Teilnehmerzahl untersucht. Allerdings zeigt sich, dass hier die Daten zu Sensitivität und Spezifität schwanken. Das ergibt sich daraus, dass die Arbeiten mit unterschiedlichen Cut-offs gearbeitet haben. So nahmen Wang et al. [8] einen Cut-off von ≥ 6, Demeestere et al. [10] erhoben einen Cut-off von ≥ 8 und Ollikainen et al. [9] verwenden einen Cut-off ≥ 5, um die NIHSS-8-Skala zu untersuchen.

Anhand der Studie von Demeestere et al. [10] kann man die Auswirkungen auf Sensitivität und Spezifität erkennen. Durch eine Steigerung des Cut-off-Wertes erhöht sich zwar die Sensitivität, allerdings geschieht diese zu Lasten der Spezifität. Bei punktbasierten Untersuchungen scheint der Cut-off-Point entscheidend für die diagnostische Genauigkeit der Untersuchung zu sein. Je höher der Cut-off angesetzt wird, desto fokussierter sind die Untersuchungen.

In der Übersicht zeigt die M-DIRECT mit einem WERT von J = 0,61 den höchsten Wert. Die VES und die NIHSS-8 zeigen Werte mit J ≥ 0,51.

Das häufig angewendete BEFAST-Schema zeigt in Bezug auf die Detektion eines LVO einen Wert von J = 0,375 [15]. Daher wurde es in Bezug auf die Fragestellung, ob es ein besseres Tool zur LVO-Detektion gibt, nicht berücksichtigt.

Zur besseren Übersicht werden die Tools mit einem J ≥ 0,5 in ➤ Abb. 2 dargestellt.

Bereits bei der Recherche hat sich gezeigt, dass abseits der Skalen auch Geräte (Devices) entwickelt werden, um eine präzisere präklinische Schlaganfallvorhersage zu ermöglichen. Paxton et al. [6] vergleichen ein Device zur Messung der Kopfpulse mit dem Los Angeles Motor Score und zeigen einen Youden-Index von J = 0,672. Bei der Recherche mit den Schlagworten „stroke“ „detection“, „device“ erhält man weitergehende Ergebnisse. Die Clotbust-Studie beschreibt ein anwenderunabhängiges System zur Untersuchung der Schädelarterien mittels Ultraschall [17]. Allerdings stammt die Studie bereits aus 2013, über weitergehende Untersuchungen und Feldtestung gibt es keine Erkenntnisse. Die VITAL-Studie beschreibt ein Gerät, das über eine Magnetfeldmessung eine Analyse der Hirnarterienperfusion erstellt. Hier wird eine Sensitivität von 93 % und eine Spezifität von 92 % beschrieben [18].

Abb. 2 Durchschnittswerte und Youden-Index ausgewählter Scores

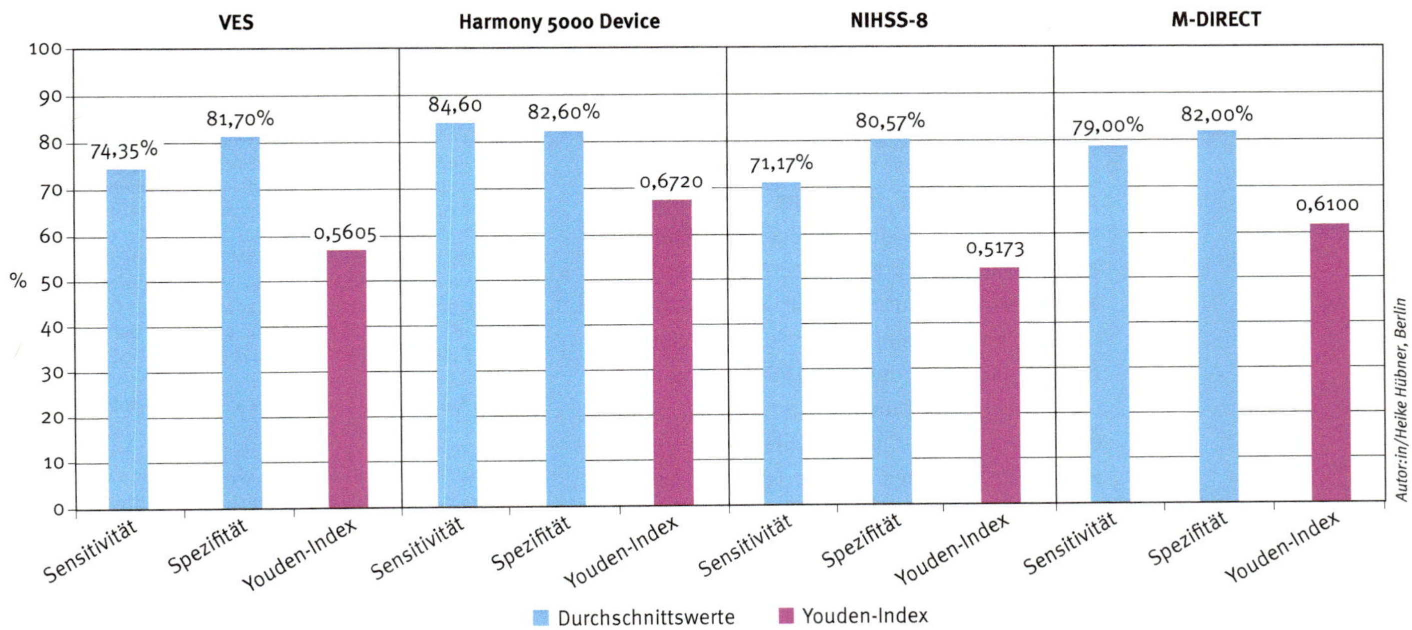

Eine präzisere Diagnosestellung erleichtert die Krankenhauszuweisung. Das Maß an Organisation, der logistische Aufwand einer Verlegung sowie der Personaleinsatz, die für Verlegungen aufgewendet werden müssen, sind hier eine nicht unerhebliche Größe.
Hier zeigt sich ein deutlicher Forschungsbedarf. Lokal begrenzt findet diese Forschung bereits statt. Für das Saarland wurde festgestellt, dass es im Rahmen des medizinischen und des Qualitätsmanagements klare Strukturen für die Versorgung des akuten Schlaganfalls bedarf. Außerdem wurde gezeigt, dass Large-Vessel-Occlusion-Schlaganfälle präklinisch erkannt werden sollten [19].
Neben den organisatorischen und wirtschaftlichen Faktoren wird auch diskutiert, welche Vorgehensweise für den Patienten ein besseres Outcome bietet. In mathematischen Modellen zeigt die Vorgehensweise, LVO-Patienten einer überregionalen Stroke-Unit zuzuweisen, deutliche Vorteile [20].
Daher scheint ein Tool für die präklinische Detektion eines LVO zwingend notwendig für eine adäquate Patientenversorgung.

Fazit

Das in der S2e-Leitlinie „Akuttherapie des ischämischen Schlaganfalls" [2] beschriebene FAST-Schema und das vielerorts verwendete BEFAST-Schema [5] zeigt gute Ergebnisse in der Detektion ischämischer Insulte des Gehirns bzw. des zentralneurologischen Defizits. Zur präklinischen Erkennung des LVO reichen diese Scores allerdings nicht aus. Die M-DIRECT-Scale, die VES und die NIHSS-8 bieten hier höhere diagnostische Genauigkeit. Allerdings ist die Zuverlässigkeit vom Cut-off-Point abhängig. Hier sollte weitergehend geforscht werden, ob eine Skala ausreichend ist, um ein zuverlässiges Ergebnis zu erhalten. Denkbar wäre eine Untersuchung mit zwei Scores, von denen einer das zentralneurologische Defizit detektiert und der andere den LVO erkennt. Alternativ ist auch eine punktebasierte Skala denkbar, die verschiedene Cut-off-Punkte berücksichtigt. Hierzu ist allerdings weitere Forschung notwendig, um die Entwicklung, Wirksamkeit und Praxistauglichkeit zu gewährleisten.
In urbanen Einsatzgebieten, in denen sich die Fahrzeiten zur überregionalen Stroke Unit kaum zur regionalen Stroke Unit unterscheiden, wird man generell zum Transport in eine Klinik mit Thrombektomiemöglichkeit tendieren. Diese sind häufig in Zentren der Maximalversorgung zu suchen. Daraus ergibt sich aber auch eine Entlastungsmöglichkeit. In schwach besiedelter Umgebung, mit größeren Einzugsgebieten der krankenhäuslichen Strukturen, wird das Thema jedoch an Bedeutung gewinnen, da die Rettungsmittel für mehrere Stunden gebunden sind. Übergreifend gilt, dass zur Verfügung stehende Ressourcen zweckmäßig zu nutzen sind. In Gebieten mit niedriger Infrastrukturdichte können präzise diagnostische Mittel daher einen Vorteil bringen. So kann ein Device eine Entscheidungshilfe bieten, spezielle Ressourcen wie Hubschrauber einzubeziehen. Die S2e-Leitlinie „Akuttherapie des ischämischen Schlaganfalls" befindet sich derzeit in der Überarbeitung. Es bietet sich somit die Möglichkeit, von der aktuellen Forschung zu profitieren und patienten- und ressourcenorientierte Rahmenbedingungen zu schaffen.

Quellen:

[1] Statistisches Bundesamt. Kreisfreie Städte und Landkreise am 31.12.2022. https://www.destatis.de/DE/Themen/Laender-Regionen/Regionales/Gemeindeverzeichnis/Administrativ/04-kreise.html (Zugriff 09.06.2024)
[2] Ringleb PeterA, Köhrmann M, Jansen O, et al. Akuttherapie des ischämischen Schlaganfalls, S2e-Leitlinie, 2022 Version 1.1. www.dgn.org/leitlinien (Zugriff 26.05.2024).
[3] Neumann-Haefelin T, Busse O, Faiss J et al. Zertifizierungskriterien für Stroke-Units in Deutschland: Update 2022. DGNeurologie. 2021;4(6):438–446. doi:10.1007/s42451-021-00379-7
[4] Massachusetts Department of Public Health. Stroke Signs and Symptoms: Act F.A.S.T. | Mass.Gov.; 2024. https://www.mass.gov/info-details/stroke-signs-and-symptoms-act-fast (Zugriff 09.06.2024)
[5] Graw J, Zellerhof M, Die Ärztlichen Leitungen der teilnehmenden Rettungsdienste. Gemeinsames Kompendium Rettungsdienst.; 2024:174. https://rettungsdienst.rhein-kreis-neuss.de/gemeinsames-kompendium-rettungsdienst-2024/ (Zugriff 03.07.2024)
[6] Paxton JH, Keenan KJ, Wilburn JM, et al. Headpulse measurement can reliably identify large-vessel occlusion stroke in prehospital suspected stroke patients: Results from the EPISODE-PS-COVID study. Acad Emerg Med Off J Soc Acad Emerg Med. Published online April 21, 2024. doi:10.1111/acem.14919
[7] Taqi MA, Sodhi A, Suriya SS, et al. Design, Application and Infield Validation of a Pre-Hospital Emergent Large Vessel Occlusion Screening Tool: Ventura Emergent Large Vessel Occlusion Score. J Stroke Cerebrovasc Dis Off J Natl Stroke Assoc. 2019;28(3):728–734. doi:10.1016/j.jstrokecerebrovasdis.2018.11.014
[8] Wang J, Gong X, Zhong W, Zhou Y, Lou M. Novel Prehospital Triage Scale for Detecting Large Vessel Occlusion and Its Cause. J Am Heart Assoc. 2021;10(17):e021201. doi:10.1161/JAHA.121.021201

[9] Ollikainen JP, Janhunen HV, Tynkkynen JA, et al. The Finnish Prehospital Stroke Scale Detects Thrombectomy and Thrombolysis Candidates-A Propensity Score-Matched Study. J Stroke Cerebrovasc Dis Off J Natl Stroke Assoc. 2018;27(3):771–777. doi:10.1016/j.jstrokecerebrovasdis.2017.10.015
[10] Demeestere J, Garcia-Esperon C, Lin L, et al. Validation of the National Institutes of Health Stroke Scale-8 to Detect Large Vessel Occlusion in Ischemic Stroke. J Stroke Cerebrovasc Dis Off J Natl Stroke Assoc. 2017;26(7):1419–1426. doi:10.1016/j.jstrokecerebrovasdis.2017.03.020
[11] Rodríguez-Pardo J, Riera-López N, Fuentes B, et al. Prehospital selection of thrombectomy candidates beyond large vessel occlusion: M-DIRECT scale. Neurology. 2020;94(8):e851–e860. doi:10.1212/WNL.0000000000008998
[12] Crowe RP, Myers JB, Fernandez AR, Bourn S, McMullan JT. The Cincinnati Prehospital Stroke Scale Compared to Stroke Severity Tools for Large Vessel Occlusion Stroke Prediction. Prehosp Emerg Care. 2021;25(1):67–75. doi:10.1080/10903127.2020.1725198
[13] Duvekot MHC, Venema E, Rozeman AD, et al. Comparison of eight prehospital stroke scales to detect intracranial large-vessel occlusion in suspected stroke (PRESTO): a prospective observational study. Lancet Neurol. 2021;20(3):213–221. doi:10.1016/S1474-4422(20)30439-7
[14] Puolakka T, Virtanen P, Kuisma M, Strbian D. Comparison of large vessel occlusion scales using prehospital patient reports. Acta Neurol Scand. 2022;145(3):265–272. doi:10.1111/ane.13565
[15] Wagstaff HM, Crowe RP, Youngquist ST, et al. Numerical Cincinnati Stroke Scale versus Stroke Severity Screening Tools for the Prehospital Determination of LVO. MedRxiv Prepr Serv Health Sci. Published online May 4, 2024:2024.05.02.24306794. doi:10.1101/2024.05.02.24306794
[16] Carbonera LA, Souza ACD, Rodrigues MDS, Mottin MD, Nogueira RG, Martins SCO. FAST-ED scale for prehospital triage of large vessel occlusion: results in the field. Arq Neuropsiquiatr. 2022;80(09):885-892. doi:10.1055/s-0042-1755536
[17] Barlinn K, Barreto AD, Sisson A, et al. CLOTBUST-Hands Free: Initial Safety Testing of a Novel Operator-Independent Ultrasound Device in Stroke-Free Volunteers. Stroke. 2013;44(6):1641–1646. doi:10.1161/STROKEAHA.113.001122
[18] Kellner CP, Sauvageau E, Snyder KV, et al. The VITAL study and overall pooled analysis with the VIPS non-invasive stroke detection device. J NeuroInterventional Surg. 2018;10(11):1079–1084. doi:10.1136/neurintsurg-2017-013690
[19] Schlechtriemen T, Becker M, Hoor L. [Prehospital management of acute stroke : Using the example of Saarland ambulance services]. Radiol. 2019;59(7):596–602. doi:10.1007/s00117-019-0550-5
[20] Schlemm L, Endres M, Scheitz JF, Ernst M, Nolte CH, Schlemm E. Comparative Evaluation of 10 Prehospital Triage Strategy Paradigms for Patients With Suspected Acute Ischemic Stroke. J Am Heart Assoc. 2019;8(12):e012665. doi:10.1161/JAHA.119.012665

Autor und Autorin

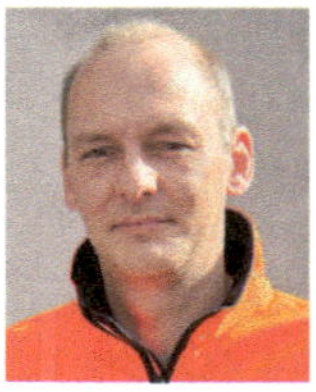

Marcus Brauer, Student der Medizinpädagogik, Notfallsanitäter, Praxisanleiter, Gesundheits- und Krankenpfleger, Lehrkraft an einer Berufsfachschule für die rettungsdienstliche Ausbildung
Kontakt: marcus.brauer@stud.srh-gesundheitshochschule.de

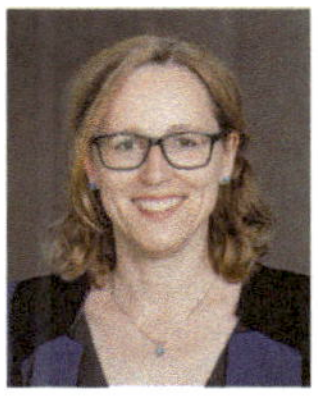

Prof. Dr. rer. medic. Sabine Hubbertz-Josat, Pflegewissenschaftlerin, Gesundheits- und Kinderkrankenschwester, Studiengangsleiterin Medizinpädagogik, SRH Hochschule für Gesundheit gmbH, Campus Köln
Kontakt: sabine.hubbertz-josat@srh.de

Interessenskonflikt: Autor und Autorin geben an, dass kein Interessenskonflikt vorliegt.

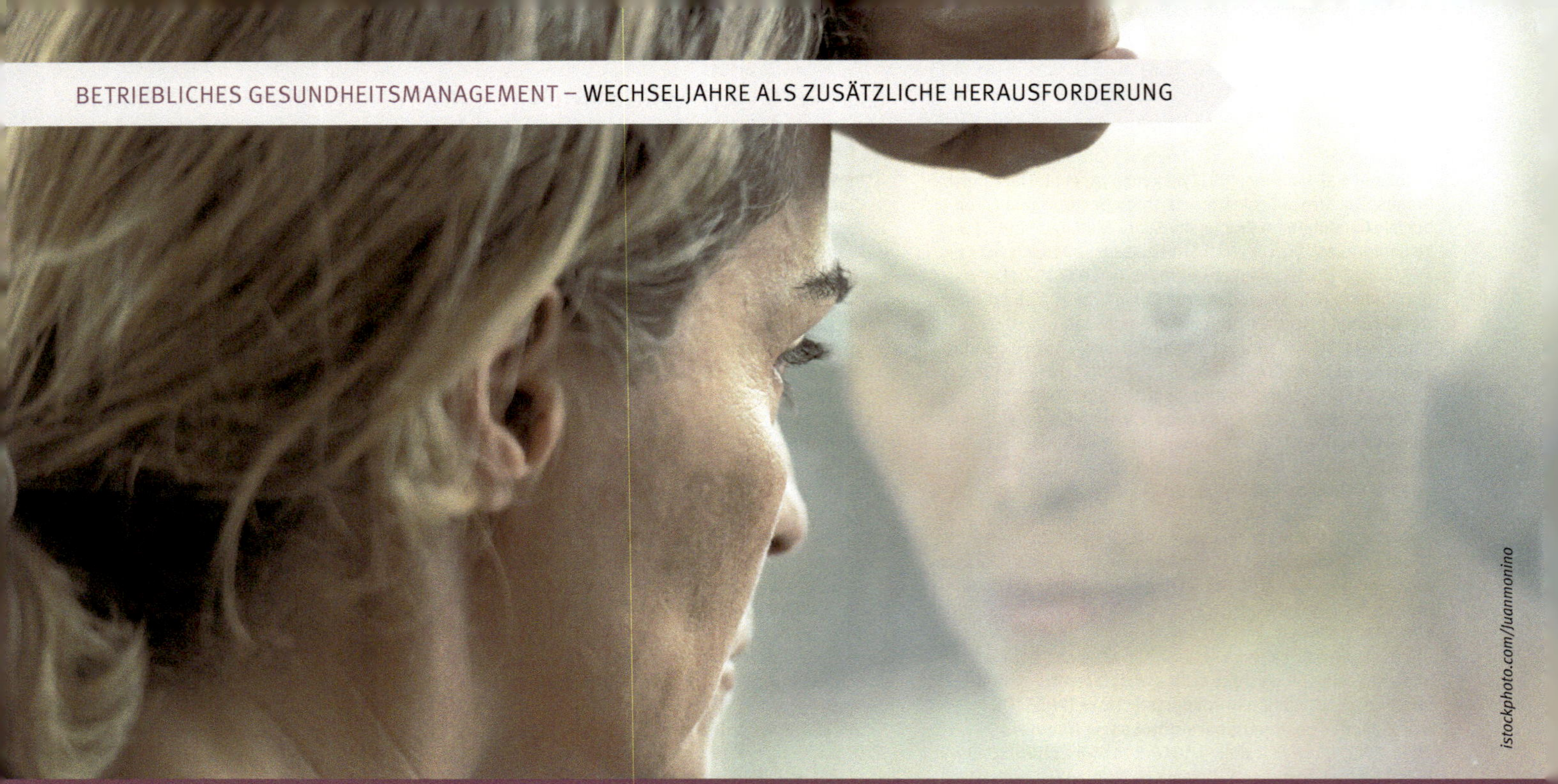

istockphoto.com/juanmonino

Frauen im Rettungsdienst: Wechseljahre als zusätzliche Herausforderung

Schlüsselwörter:
Menopausale Transition
Wechseljahre
Gleichstellungsgesetz
National Health Service
MenoSupport

Zusammenfassung *Zwei Drittel der berufstätigen Frauen zwischen 45 und 55 Jahren leiden unter klimakterischen Beschwerden, die Hälfte von ihnen so stark, dass sie in ihrem Berufsalltag beeinträchtigt werden. Und doch ist das Klimakterium kaum integraler Bestandteil bei der Gestaltung von Arbeitszeiten, Arbeitsabläufen, Arbeitsumfeld oder bei der Diskussion um die Abwanderung von Fachkräften. Im britischen National Health Service (NHS) hat man erkannt, dass Arbeitgeber sich einsetzen und Frauen besser vor wechseljahrbedingten Benachteiligungen schützen müssen. Denn der volkswirtschaftliche Schaden ist hoch [1]. Wie sie unterstützt werden können, zeigt auch die im Herbst veröffentlichte Berliner MenoSupport-Studie [2,3].*

„Können Sie mir bitte etwas zum Durchschlafen geben? Und noch etwas, damit ich morgen früh zur Frühschicht wieder fit bin, bitte!" – Wenn frau nachts wachliegt, weil ihr Körper nicht zur Ruhe kommen will, und sie morgens, schweißgebadet, noch vor dem Morgengrauen wieder aufstehen muss, um zur Arbeit zu gehen, dann ist die gute Laune schnell dahin. Im Dienst, wenn sie dann Notfallpatient:innen transportiert und dabei stärkere Blutungen bekommt, aber keine erreichbaren Sanitäranlagen zur Verfügung stehen, können alle bisherigen Routinen aus dem Takt geraten. Spätestens dann, wenn sich wiederkehrende Konzentrations- und Gedächtnisstörungen zeigen und der sogenannte, hormonell bedingte „Brain Fog" (engl. „Gehirnnebel") das klare Denken beeinträchtigt, fragt sich so manche Frau, ob sie den Erfordernissen und dem Leistungsdruck am Arbeitsplatz noch standhalten kann (➤ Abb. 1). Unsicherheit, Selbstzweifel und Versagensängste können sich einstellen, wenn frau im Team mög-

lichst reibungslos funktionieren und verantwortungsvoll agieren will. Und so überlegt sie sich auch, ob sie lieber ihren anspruchsvollen Beruf aufgibt.
Notärztinnen und -ärzte sowie Notfallsanitäterinnen und -sanitäter richten ihren Blick berufsbedingt zuerst einmal auf ihre Notfallpatient:innen, die Rettung und medizinische Hilfe benötigen und sich oft in sehr vulnerablen Situationen befinden. Dabei kann der Blick auf die eigenen Belange verlorengehen. Jedoch auch hier, im eigenen Team und sich selbst gegenüber, sind Unterstützung und Empathie wichtig, um als Team gut zu funktionieren.

Frauen im Rettungsdienst

Obwohl der Rettungsdienst weiterhin zu den Engpassberufen gehört und sich die Arbeitsbedingungen teilweise noch verschärft haben (wie z.B. die erhöhte zivile Gewaltbereitschaft oder das Filmen mit Smartphone anstatt zu helfen), verzeichnet das Rettungswesen seit 2011 einen stetigen Zuwachs an Fachkräften, insbesondere an Mitarbeiterinnen. Stand 29. Oktober 2024 waren von den 86.000 hauptamtlich Beschäftigten 30.000 Frauen [4,5]. Der Frauenanteil stieg somit auf beachtliche 34 %. Wie die Daten des Statistischen Bundesamts aber auch deutlich machen, sind in den beiden Altersdekaden von 40 bis 59 Jahren noch gerade mal 4.000 Frauen insgesamt im Rettungsdienst vollzeit- und 5.000 teilzeitbeschäftigt. Das sind 10.000 Mitarbeiterinnen weniger als in den vorangehenden Altersdekaden bis 39 Jahren [5]. Das entspricht mehr als einer Halbierung der im Rettungsdienst beschäftigten Frauen. Doch wie lässt sich das erklären?
Dafür kann nicht allein der allgemeine Anstieg der weiblichen Beschäftigten verantwortlich sein, der sich mutmaßlich eher in den jüngeren Dekaden widerspiegelt. Denn im Vergleich sinkt die Zahl der männlichen Mitarbeiter hier nur um knapp ein Drittel. Das legt die Annahme nahe, dass geschlechtsspezifische Aspekte wie das Durchleben einer Perimenopause (Wechseljahre, siehe Kasten „Kurz erklärt“) in dieser Altersspanne eine beachtliche Rolle dabei spielen dürften, wenn Frauen ihren Beruf weniger oder überhaupt nicht mehr ausüben. Arbeitgeber haben allerdings nach dem Gleichstellungsgesetz – ähnlich wie bei einer Schwangerschaft – die Gewährleistungspflicht, Frauen vor solchen geschlechtsspezifischen Benachteiligungen und Diskriminierungen zu schützen.

Kurz erklärt

Menopausale Transition: Die Zeitperiode der hormonellen Umstellung bis zur letzten Menstruation und dem Beginn der Menopause (Übergangsphase)

Perimenopause: Auch als Klimakterium bezeichnet, in welcher Ovulation und Menses unregelmäßig werden, bis zum Ende der eigentlichen Menopause ein Jahr nach der letzten Regelblutung.

Menopause: Sie beginnt mit der letzten Regelblutung und bezieht sich auf die Zeit während des Klimakteriums, in der die Menses (Monatsblutung) zwölf aufeinander folgende Monate (i.d.R. im Alter zwischen 45 und 55 Jahren, etwa 95%) aufgrund der sinkenden, weiblichen Hormonspiegel ausbleibt.

Klimakterium praecox: Vorzeitige Menopause oder auch „Vorzeitige Ovarial-Insuffizienz“ (Premature Ovarian Insufficiency/POI), Beginn der Menopause vor dem 40. Lebensjahr

Postmenopause: Die Zeit nach der Menopause/den Wechseljahren, klimakterische Symptome können noch fortdauern.

Erhebliche Nachteile in der Berufsausübung ergeben sich vor allem aus zu engen Strukturen, die es Frauen im Klimakterium oft unmöglich machen, sich wie bisher zu adaptieren. Hinzu kommen Abwägungen mit in dieser Zeit oft zusätzlich anfallenden familialen Tätigkeiten, wie z.B. der Versorgung von älteren, kranken oder sterbenden Angehörigen oder/und pubertierenden Kindern. Neuere Forschungen im Vereinigten Königreich haben zeigen können, dass weibliche Fachkräfte im Alter von 50 bis 55 Jahren, die für den *National Health Service* (NHS) arbeiten, ihre Arbeitsstelle in dieser Zeit häufiger aufgeben oder die Stunden reduzieren, auch wenn ihnen

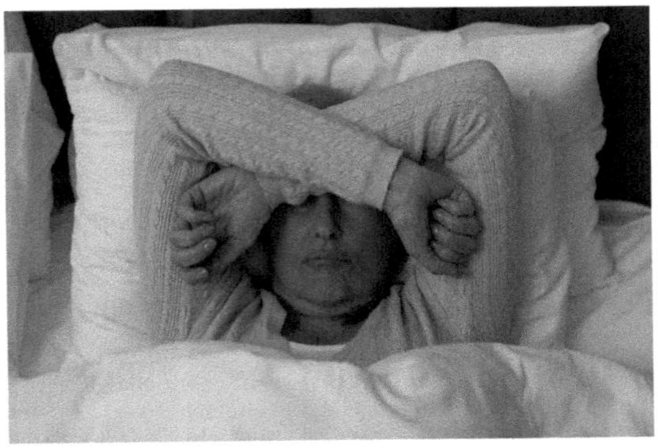

istockphoto.com/Liudmila Chernetska

Abb. 1 Schlafstörungen, Konzentrationsstörungen, Selbstzweifel … die Liste der Herausforderungen für Frauen in den Wechseljahren ist lang.

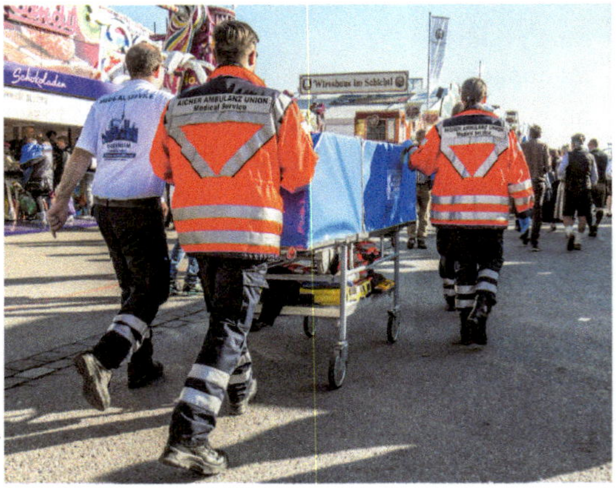

istockphoto.com/FooTToo

Abb. 2 Gerade im Rettungsdienst ist es schwer, den eigenen, ganz speziellen Bedürfnissen nachzukommen.

dadurch finanzielle Nachteile entstehen [6]. Andere Möglichkeiten, die Frauen auch hierzulande häufiger in Anspruch nehmen, wenn sie ihre Symptome nicht ausreichend kontrollieren und nicht arbeiten können, sind Auszeiten, längere Krankmeldungen und/oder die Inanspruchnahme einer Erwerbsminderungsrente.

Hinter jedem solchen Schritt verbirgt sich letzten Endes ein großes, mit der beruflichen Tätigkeit verbundenes Verantwortungsgefühl, für das Frauen bereit sind, auf individuelle Vorteile zu verzichten. Die Konsequenz dabei ist, dass Frauen auf diese Weise ein wesentlich geringeres unmittelbares Einkommen, niedrigere Rentenanwartschaften sowie finanzielle Rücklagen bilden können als ihre männlichen Kollegen. Diese haben in ihrer Andropause[1] deutlich seltener vasomotorische und mentale Symptome in dieser Altersspanne und folglich kaum geschlechtsspezifische Nachteile, sodass sie eher weitere Karriereschritte machen können.

Zurückhaltung und Tabuisierung

Wie Gespräche mit einer ehemaligen Personalchefin von mehreren Tausend Beschäftigten im Gesundheitswesen zeigen[2], machten Frauen ihre Wechseljahres-Angelegenheiten weitgehend mit sich selbst und unter sich aus. Wenn Frauen an ihrem Arbeitsplatz nicht über ihre belastenden Symptome in der Perimenopause sprechen, spielen dabei de facto mehrere Gründe eine Rolle, so der britische *Advisory, Conciliation and Arbitration Service* (ACAS), ein Beratungs-, Schlichtungs- und Schiedsgerichtsservice zur Verbesserung von Arbeitsbedingungen [7]. ACAS führt diese Zurückhaltung darauf zurück, dass weibliche Beschäftigte die Angelegenheit als eine private ansehen, Scham empfinden, wenn sie darüber sprechen, oder dass sie von ihren Vorgesetzten kein Verständnis erwarten. Andere sorgen sich zudem, dass die Schweigepflicht verletzt werden könnte und sie befürchten müssen, dass berufliche Nachteile entstehen, wenn sie für nicht mehr ausreichend belastbar gehalten werden, und sich so ihre Karrierechancen verbauen oder ihren Arbeitsplatz verlieren könnten. Trans-, non-binäre und intersexuelle Personen, die ebenfalls Wechseljahre durchleben, sorgen sich zudem, sich outen zu müssen und infolgedessen Mehrfachdiskriminierung zu erfahren [8].

Der Hauptgrund jedoch, warum Frauen in der Perimenopause ihren Beruf aufgeben oder wechseln, scheint darin zu gründen, dass sich die Hälfte von ihnen von ihrem Arbeitgeber in dieser Angelegenheit alleingelassen fühlt [2,3]. Das aber muss nicht sein. Mit Blick auf Frauen im Rettungsdienst (und in allen anderen Berufen im Gesundheitswesen auch) wäre es umso wichtiger, in einem vertrauens- und verständnisvollen Umfeld arbeiten zu können, welches ihnen den Rücken stärkt. Die so erfahrene Sicherheit können sie dann bei einem Einsatz wieder an Patient:innen weitergeben.

Negative Effekte müssen nicht sein

Staff Surveys im britischen NHS (Befragungen unter Mitarbeitenden) haben offengelegt, dass offensichtlich eine starke Korrelation zwischen der Bindung von Mitarbeiterinnen und der Wahrnehmung/Nichtwahrnehmung ihrer Bedürfnisse am Arbeitsplatz besteht – auch im Rettungsdienst [9]. Zu ähnlichen Ergebnissen kommt das *Chartered Institute of Personnel and Development* (CIPD), eine internationale Berufsorganisation für Personalwesen und -entwicklung [10]: So stellen 84 % der Frauen, die sich mit ihren klimakterischen Beschwerden an ihrem Arbeitsplatz nicht unterstützt fühlen, negative Auswirkungen auf ihre Arbeit fest. Dies sagen hingegen nur 71 % der Frauen, die Unterstützung erfahren.

Werden die Wechseljahre im betriebsinternen Diskurs tabuisiert und/oder Frauen aufgrund ihrer Beschwerden sogar stigmatisiert, werden auch die

1 Forschungen zur Andropause werden noch stiefkindlich behandelt. Daher beruht dieser Aspekt lediglich auf persönlichen Gesprächen mit Männern in dieser Altersphase.

2 Gespräch mit Hedwig François-Kettner, ehemals Pflegedirektorin der Charité Berlin, Anfang Juli 2024

Symptome stärker erlebt; die Effektivität der geleisteten Arbeit sinkt [11]. Die finanziellen Kosten, die dann aufgrund der Abwesenheit vom Arbeitsplatz (Absentismus) oder der Anwesenheit trotz starker Symptome (Präsentismus) entstehen, sind erheblich. So errechnete der britische NHS einen Schaden von mehreren Hundert Millionen Pfund Sterling jährlich. Der NHS investiert deshalb seit Jahren in eine Strategie, von der er sich positive Effekte auf die Bindung seiner Mitarbeiterinnen, eine höhere Produktivität und mehr Anwesenheit am Arbeitsplatz verspricht, um dem dramatischen Verlust an weiblichen Arbeitskräften entgegenzuwirken.

Auswirkungen auf die Arbeitsfähigkeit

„Ich kenne diese starken Blutungen mit extremen Unterleibs- und Rückenschmerzen", schildert eine berufstätige Frau in der Perimenopause die Probleme, die es ihr schwermachen, in ihrem Beruf zu bleiben [2]. „Ich habe mich auf der Arbeit nicht getraut, aufzustehen, weil die Blutung so stark war." – In einer offenen Befragung von Frauen des Wechseljahresforums „Lifeline.de" vom 01.01.2022 bis 17.07.2023 beteiligten sich 332 Frauen im Klimakterium. Sie ist Teil der im Herbst 2024 publizierten deutschlandweiten MenoSupport-Studie an der Hochschule für Wirtschaft und Recht in Berlin (HWR) rund um die Betriebswissenschaftlerin und Marketingexpertin Prof. Dr. Andrea Rumler und Julia Memmert [3]. Die im April 2024 veröffentlichten Teilergebnisse zeichnen ein erstes Stimmungsbild (➤ Tab. 1). So sagt eine andere Frau: „Ich arbeite Teilzeit, mehr würde ich ehrlicherweise zurzeit auch gar nicht schaffen", und eine weitere: „... ich kenne noch zusätzlich Drehschwindel." Solche und andere Symptome machen häufigere Unterbrechungen und gut zugängliche Sanitäranlagen erforderlich [3].

Auch andere Frauen, deren klimakterische Symptome aufgrund von Dysstress und ungeeigneten Arbeitsbedingungen stärker ausgeprägt sind, berichten, dass sie für das gleiche Arbeitspensum nun mehr Zeit benötigen als bisher.

Die MenoSupport-Studie erhob außerdem weitere qualitative und quantitative Daten aus der Befragung von 2.119 Frauen zu ihren Wechseljahren im Arbeitskontext und deren Einfluss auf ihre Arbeitsfähigkeit. Die Fragen, welche der Studie zugrunde liegen, lehnen sich an die Forschungen im britischen NHS an mit dem Ziel, ein ganzheitliches Gesundheitskonzept (inklusive praktische Maßnahmen) für ein „Gesundheitsmanagement für Frauen mit klimakterischen Beschwerden" zu konzipieren. So zeigen die Forschungsergebnisse beider Studien zum Beispiel, dass

- Wechseljahrsymptome unter Dysstress verstärkt werden und
- körperliche Anstrengung, hohe Außentemperaturen wie auch unangemessene Arbeitskleidung Hitzewallungen und Schwindel begünstigen.

Da Selbstfürsorge und Abgrenzung an Bedeutung gewinnen, ändern sich auch die Bedürfnisse hinsichtlich der Gestaltung von Arbeits- und Pausenzeiten. Das ist mit ein Grund dafür, warum manche Frauen es bevorzugen, selbstständiger zu arbeiten oder in die

Tab. 1 Jede dritte Berufstätige im Klimakterium war wegen Wechseljahresbeschwerden schon einmal krankgeschrieben oder hatte unbezahlten Urlaub genommen; mehr als jede Sechste hat deshalb schon die Stelle gewechselt. Nur für unter ein Prozent der von der HWR befragten Frauen hat die Berufsausübung positive Effekte auf die Wahrnehmung ihrer Wechseljahresbeschwerden [3,12].

Frauen klagten im Kontext ihrer Berufstätigkeit über ...	MenoSupport-Studie: Anteil der Frauen in %	House of Commons – Women and Equalities Committee: Anteil der Frauen in %
	Deutschland	Vereinigtes Königreich
reduzierte Konzentrationsfähigkeit	74,3	72,0
Stressgefühle	73,8	70,0
Ungeduld mit anderen	50,0	48,0
Gereiztheit gegenüber anderen	38,0	67,0
physische Probleme bei der Ausführung ihrer Berufstätigkeit (Schmerzen, Unwohlsein, Erschöpfung u. a.)	27,5	34,0
psychische Probleme (z.B. depressive Verstimmungen, Ängste)	31,7	?

Selbstständigkeit zu wechseln, wo sie ihre Zeit den eigenen Vorstellungen entsprechend einteilen können. Für den Rettungsdienst gibt es keine expliziten Daten. Jedoch ist erwartbar, dass sich die individuellen Bedürfnisse von Frauen hier kaum unterscheiden.

Menopausale Transition

Wenn der Östrogenspiegel sinkt, die Ovarien nicht mehr genügend auf die Gonatropin-Ausschüttung der Hypophyse reagieren, die Konzentration des follikelstimulierenden Hormons FSH und des luteinisierenden Hormons LH im Blutserum ansteigen und daraus anovulatorische Zyklen folgen, in denen die Ovarien keine Eier mehr produzieren, spricht man medizinisch vom Beginn der menopausalen Transition. Die hormonelle Umstellung führt dazu, dass Ovulation und Menses unregelmäßig werden und eine Reihe von Symptomen und Beschwerden eintreten können (➤ Tab. 2). 34 solcher Symptome wurden inzwischen identifiziert [7]. Darüber hinaus hat eine Untersuchung des Kings College offenbar festgestellt, dass der niedrigere Östrogenspiegel außerdem mit dafür verantwortlich sein könnte, wenn Frauen ein erhöhtes Risiko für Long Covid aufweisen [13].

Die meisten Frauen durchleben ihre Perimenopause zwischen dem 45. und 54. Lebensjahr. Ausnahmen gibt es vor allem aufgrund von medizinischen Interventionen, wie zum Beispiel durch die operative Entfernung oder die Beschädigung der Ovarien, die Bestrahlung des Beckens, Chemotherapie oder auch durch Endometriose und Myome. In diesen und anderen Fällen kann sich die menopausale Transition bei der individuellen Frau vorzeitig einstellen; dann spricht man von Klimakterium praecox. Die damit verbundenen Symptome können hier deutlich stärker auftreten.

Tab. 2 Rettungsdienstlich relevante Symptome (Auswahl), modifiziert nach [8]

Sinkende Östrogenspiegel bei Frauen in der Perimenopause und die Auswirkungen
Unmittelbare Auswirkungen
Vasomotorische Symptome • Instabile Thermoregulation im Gehirn mit: – Hitzewallungen – plötzlichen Hitze- oder Kältegefühlen – nächtlichem Schwitzen – plötzlicher Gesichtsrötung • Palpitationen des Herzens • Kreislaufprobleme • Kopfschmerzen/Migräne • Unruhezustände • Schwindelanfälle **Psychische/mentale Symptome** • Depressive Verstimmungen • Gemütsschwankungen • Angstzustände, Panikattacken • Gedächtnis-/Konzentrationsstörungen (‚Brain Fog', engl. „Gehirnnebel") • Reizbarkeit • Gefühle von Unsicherheit
Langfristige Auswirkungen
Erhöhtes Frakturrisiko aufgrund von Osteoporose **Kardiovaskuläre Erkrankungen** • Ursächlich menopausale Palpitationen • Angina Pectoris • Myokardinfarkt • Apoplex (Schlaganfall) • Periphere Gefäßerkrankungen

Individuelle Bewältigungsstrategien

Den Beschwerden begegnen Frauen, indem sie besonders auf ihre Gesundheit achten, Verstärker für ihre Symptome vermeiden und so die gesundheitlichen Risiken reduzieren. Sport, gesunde Ernährung, Entspannungstechniken, Meditation und Akupunktur werden in der MenoSupport-Studie als hilfreich bei der Linderung von klimakterischen Beschwerden genannt. Jede zweite Frau verspürt zudem Besserung durch die Einnahme von Phytotherapeutika und jede fünfte vertraut zudem auf Homöopathika [3]. Lediglich 35,3 % der befragten Frauen nehmen Hormonersatztherapie in Anspruch, unter anderem, weil sie ihre Arbeitsfähigkeit durch unerwünschte Arzneimittelwirkungen (UAWs) negativ beeinflusst sehen. Zu den gefährlichsten UAWs gehören darüber hinaus ein erhöhtes Thrombose- und Embolie-Risiko und erhöhte Risiken für maligne Tumore [3].

Die Wechseljahre sind trotz allem keine Krankheit, sondern lediglich eine Phase hormoneller Umstellung, die vonseiten der Arbeitgeber und Arbeitnehmer:innen positiv beeinflusst werden kann: Im Bereich der Unternehmenskultur, der Arbeitsstruktur, der Arbeitsabläufe und auch der Arbeitsorganisation. Die dadurch entstehende Entlastung kann positiv auf alle Mitarbeitenden reflektieren. Die effektivste Hilfe, so scheint es, ist die erfahrene, soziale Unterstützung durch den Arbeitgeber und andere Mitarbeitende sowie das entgegengebrachte Verständnis im direkten sozialen Umfeld. Doch wie können Frauen im Klimakterium konkret unterstützt und vor Benachteiligungen und Diskriminierungen am Arbeitsplatz besser geschützt werden?

NHS – Strukturelle Anpassungen

Um Mitarbeiterinnen im Klimakterium zu unterstützen und deren Wohlbefinden am Arbeitsplatz zu verbessern, lancierte der britische NHS als größter Arbeitgeber im Vereinigten Königreich ein ganzes Bündel an strukturellen Maßnahmen. Dazu gehören „Employee Assistance Programmes", die im Portfolio spezielle Programme zur Unterstützung von Frauen in den Wechseljahren beinhalten. Auf diese Weise soll deren Wohlbefinden am Arbeitsplatz verbessert und so deren Arbeitskraft und Erfahrungspotenzial dem NHS erhalten bleiben.[3] Im Fokus der Maßnahmen stehen vor allen Dingen strukturelle Anpassungen [14]. So setzt der NHS auch auf eine verbesserte Personalsteuerung. Mithilfe sogenannter „E-Rostering-Software" soll die individuelle Verfügbarkeit der Mitarbeitenden direkt in der Personalplanung und -einteilung berücksichtigt werden können. Spezielle „Electronic Staff Record-Systems" (elektronische Personalerfassungssysteme) sollen künftig dokumentieren können, wenn Frauen aufgrund von klimakterischen Beschwerden abwesend sind. Zusammen mit den Erhebungen zu Personalfluktuation und Stabilitätsraten sowie Erkenntnissen aus dem Dialog mit betroffenen Frauen kann die Erfassung wechseljahrbedingter Abwesenheit dazu dienen, geschlechtsspezifischen Benachteiligungen und Diskriminierungen am Arbeitsplatz zu begegnen. Darüber hinaus hat der britische NHS verschiedene Leitfäden entwickelt, um seine Strategie gegen die Abwanderung von Fachkräften voranzubringen. Diese richten sich an Führungspersonen und Personalverantwortliche. Andere Handreichungen wie der „Wellbeing Action Plan" (dt.: Wohlfühl-Aktionsplan) oder der „Menopause-Pass"[4] wenden sich direkt an die betroffenen Mitarbeiterinnen [9].

Fragen, die sich Führungskräfte im Rettungsdienst stellen sollten

Wer? Haben wir im Rettungsteam/in unseren Rettungsteams Frauen zwischen 45 und 55 Jahren, die Unterstützung benötigen? (Situationsanalyse)

Wo? Auf welchen Ebenen beziehungsweise in welchen Bereichen braucht es Aufklärung über und Austausch zum Thema Wechseljahre? (Sensibilisierung)

Was? Welche Bedürfnisse haben die betroffenen Mitarbeiterinnen? (Bedürfnisanalyse)

Wie? Welche Unterstützungsmaßnahmen werden von der jeweiligen Mitarbeiterin als sinnvoll (hilfreich) erachtet? (Maßnahmenentwicklung)

Wann? Wann und in welchem Umfang können die Maßnahmen im Einzelnen umgesetzt werden? (Realisierung)

Wozu? Sind die Maßnahmen ausreichend wirksam? (Evaluation)

Empfehlungen

Wie die Forschungen des NHS und der HWR Berlin in vergleichbarer Weise feststellen, kommen strukturelle Optimierungen am Arbeitsplatz und die Berücksichtigung wechseljahresbezogener Bedürfnisse im integrierten Betrieblichen Gesundheitsmanagement (BGM) den von Symptomen betroffenen Frauen zugute – und auch allen anderen Mitarbeitenden. Folgende konkrete Maßnahmen können die Situation von Frauen in ihrer Perimenopause verbessern [2,3,8,9,14]:

- Normalisierung einer unterstützenden Arbeitskultur (Aufklärung und Dialog), das heißt Sensibilisierung von Führungskräften (zum Beispiel durch regelmäßige Schulungen in sensibler Gesprächsführung) und Mitarbeitenden (offene Kommunikation und Informationsangebote zum Thema Wechseljahre)
- Interne Datenerhebungen und Gespräche mit Mitarbeiterinnen im Klimakterium, um deren Bedürfnisse/Bedarfe hinsichtlich bestehender Arbeitsstrukturen zu ermitteln
- Überprüfung und Nachbesserungen bei Art und Umfang von Arbeitsprozessen und Arbeitsmustern
- Überprüfung und flexible Nachjustierung von individuellen Aufgaben- und Rollenzuteilungen

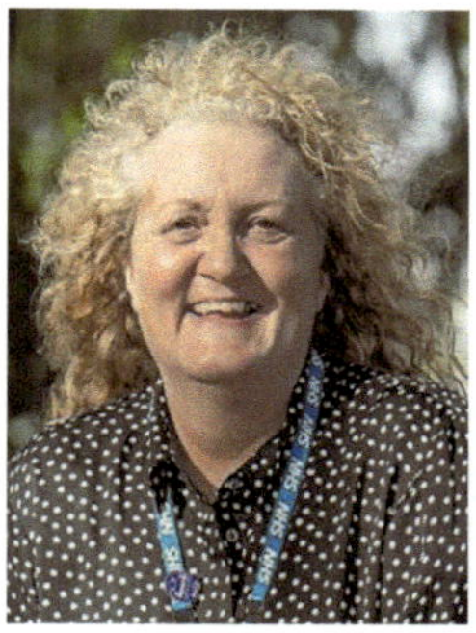

Abb. 3 Die Britin Wendy Madden hat den „Menopause-Pass" erfunden, der bereits in zahlreichen Gesundheitsinstitutionen im Vereinigten Königreich Anwendung findet. (Mit freundlicher Genehmigung des Royal College of Nursing/Foto: Steve Baker)

3 Das NHS unterzeichnete hierfür eine Reihe von Vereinbarungen, unter anderem den „Wellbeing of Women Menopause pledge" (das Wohlbefindens-Versprechen gegenüber Frauen im Klimakterium), entwickelte Konzepte, wie den „Wellbeing Action Plan", und adaptierte Ideen, wie den „Menopause Passport" von Wendy Madden (> Abb. 3).

4 Der Menopause-Pass, in dem die Beschwerden eingetragen werden können, soll Gespräche zwischen Personalführung und Mitarbeiterin eröffnen und strukturieren, um daraus dann Anpassungen am Arbeitsplatz abzuleiten. Er geht auf Wendy Madden, eine britische Pflegefachfrau zurück, die durch ihr Engagement inzwischen leitende Pflegefachfrau für Menopause-Angelegenheiten am Queen Elizabeth Militärkrankenhaus von Birmingham, einem Hospital des öffentlichen Gesundheitsdienstes zur Tertiärversorgung, ist. Zahlreiche Institutionen haben diesen Pass ins BGM integriert.

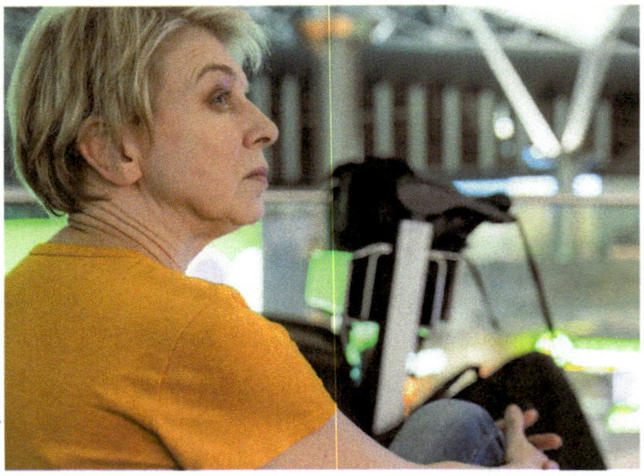

istockphoto.com/Alex Potemkin

Abb. 4 So manche Frau, die sich frühzeitig aus dem Rettungsdienst verabschiedet, tut das nicht ganz freiwillig.

- Flexible Arbeitszeitmodelle hinsichtlich Arbeits- und Pausenzeiten
- Flexibilisierung von Arbeitsvereinbarungen
- Flexibilisierung der Arbeitsstrukturen hinsichtlich des individuellen Schichtbeginns und -endes, der Schichtdauer sowie der Pausenzeiten
- Klimatisierte Arbeitsräume
- Schaffung sogenannter „Breakout-Spaces" (Rückzugs- und Erholungsräume, bestenfalls mit Ruheliege) und einem leichten Zugang zu Sanitäranlagen und (bestenfalls kostenlosen, Anm. d. Autorin) Hygieneprodukten
- Arbeitsmedizinische Unterstützung und psychologische Betreuungsangebote
- Atmungsaktive, flexible und bedürfnisorientierte Arbeitskleidung
- Spezielle Sportangebote und Kurse für Entspannungstechniken
- Assistenzprogramme

NHS-Leuchtturm-Projekte (eine Auswahl) [9]
East Midlands Ambulance Service (East Midlands-Rettungsdienst) erstellte einen Menopause-Leitfaden, der eine vertrauensvolle Gesprächs- und Unterstützungskultur rund um das Thema Wechseljahre einleitete.
Nottingham University NHS Trust (Stiftung der NHS-Nottingham Universitätsklinik) entwickelte eine sogenannte Menopause-Richtline, die von Fürsprecher:innen (Advocates) flankiert wird. Die Personalführung arbeitet Hand in Hand mit den Gewerkschaften, um alle Ziele umzusetzen. Zudem können Mitarbeiterinnen im Klimakterium an ganzheitlichen Angeboten teilnehmen, die zum Thema Achtsamkeit, Ernährungs- oder Beckengesundheit bereitgestellt werden.
Sherwood Forest Hospital NHS Foundation Trust (Sherwood Forest Hospital-Stiftung) führte eine Interventionsstudie durch, leitete daraus Aktionspläne ab, mit denen Personalverantwortliche für die Auswirkungen am Arbeitsplatz sensibilisiert und darin geschult werden können, wie sie Frauen mit klimakterischen Beschwerden durch strukturelle Anpassungen an ihrem Arbeitsplatz unterstützen können.

- Einrichtung von Ansprechpersonen/Fürsprecherinnen für Wechseljahres- und Gleichstellungsangelegenheiten (sogenannte „Advocates")
- Vernetzung mit Gesundheitsdienstleistern/-expert:innen und Gewerkschaften
- Schaffung kostenfreier Zugänge zu Gesundheits-/Wohlfühl-Apps sowie Coaching
- Evaluation der durchgeführten Maßnahmen und des Feedbacks aller Beteiligten
- Erhebungen zu Veränderungen in der Personalfluktuation und bei den Stabilitätsraten

Ausblick

Frauen im Klimakterium wünschen sich strukturelle Anpassungen. Das wirft Fragen und die Forderung nach weitreichenderen Veränderungen zum Abbau von Diskriminierungen am Arbeitsplatz auf. Im Vereinigten Königreich, wo sich bereits der Ausschuss für Frauen und Gleichstellung in einem 2022 vorgelegten Bericht für gesetzliche Änderungen entsprechend dem Equality Act 2010 [15] ausgesprochen und die Erprobung eines sogenannten „Menopause-Urlaub" eingefordert hat, ist man bereits weitergegangen. Doch auch da ist die Einführung eines neuen, geschützten Merkmals der Menopause im Gleichstellungsgesetz und von gesetzlich geregelten Auszeiten für Frauen bislang am Widerstand der britischen Regierung gescheitert [16].
Solche und ähnliche arbeitsrechtliche Änderungen könnten auch weibliche Beschäftigte hierzulande deutlich besser unterstützen. Das zeigen die Befragungsergebnisse aus der MenoSupport-Studie [2,3]. Darin gaben Frauen mit Wechseljahresbeschwerden an, dass ihnen

- ein zusätzlicher Erholungsurlaub,
- bezahlte Freistellungen,
- mehr Urlaubstage oder
- ein finanzieller Nachteilsausgleich, wenn sie in Teilzeit arbeiten,

sehr helfen könnten.

Fazit

Kleine Veränderungen, große Wirkung!
In Deutschland gibt es noch keine betrieblichen Standards, keine konzertierten Aktionen und keine nationale Strategie im Umgang mit den Wech-

seljahren wie in Großbritannien. Wie die Berliner MenoSupport-Studie 2024 feststellen konnte, haben einzelne Arbeitgeber in Deutschland den Bedarf jedoch erkannt. So haben einige bereits darauf reagiert, indem sie die individuelle Arbeitsbelastung und die Arbeitszeiten angepasst und optimiert, Arbeitsplätze bedürfnisorientierter gestaltet sowie Ruhemöglichkeiten beziehungsweise Ruheräume eingerichtet haben. Auch im Rettungsdienst können solche Verbesserungen helfen, weibliche Fachkräfte über das 40. Lebensjahr hinaus zu halten oder auch zu gewinnen (> Abb. 4). Dass die strukturellen und arbeitskulturellen Veränderungen greifen, zeigt sich bereits in England, wo die Abwanderung aus dem NHS nachweislich abgenommen hat.

Auswahl weiterführender Informationen
Weltweit:
Chartered Institute of Personnel and Development (CIPD): Bereitstellung von Infomaterialien, Wegweisern, Webinaren und Podcasts zum Thema „Menopause am Arbeitsplatz" zur Unterstützung und Förderung von Menschen in Personalverantwortung, https://www.cipd.org/
Kampagnen im Vereinigten Königreich:
Centre for Ageing better geht der Frage nach, wie ein menopausefreundlicher Arbeitsplatz geschaffen werden kann, https://ageing-better.org.uk/how-do-you-create-menopause-friendly-workplace
Let's Talk Menopause bietet Links, Videos und andere Handreichungen, https://www.letstalkmenopause.org/
Rock My Men♀pause: Kampagne des Primary Care Women's Health Forum (PCWHF), dem inzwischen 10.000 Gesundheitsfachkräfte angehören. Sie möchte Bewusstsein schaffen, Frauen empowern und Expert:innenwissen verbreiten, https://rockmymenopause.com/

Quellen:

[1] Schumann S./HWR-Berlin. Volkswirtschaftliche brisant: Wechseljahre am Arbeitsplatz. Pressemittelung 51/2023 vom 16.10.2023. https://www.hwr-berlin.de/meta/presse/pressemitteilungen/pressemitteilung-detail/3731-menosupport-wechseljahresbeschwerden-am-arbeitsplatz/
[2] Rumler A., Memmert J. (2024a). MenoSupport: Ergebnisüberblick zur deutschlandweiten Onlinebefragung zum Thema Wechseljahre am Arbeitsplatz. Hochschule für Wirtschaft und Recht Berlin (HWR).
[3] Rumler A., Memmert J. (2024b). Forschungsprojekt MenoSupport. Ergebnisse der ersten deutschlandweiten Befragung zum Thema Wechseljahre am Arbeitsplatz.
[4] Statistisches Bundesamt (Destatis): Zahl der Woche Nr. 06, 7. Februar 2023. https://www.destatis.de/DE/Presse/Pressemitteilungen/Zahl-der-Woche/2023/PD23_06_p002.html
[5] Statistisches Bundesamt (Destatis): Gesundheitspersonalrechnung Deutschland, Stand 29.10.2024.
[6] Evandrou, M., Falkingham, J., Qin, M., Vlachantoni, A. Menopausal transition and change in employment: evidence from the National Child Development Study, Maturitas 143 (2021) 96-104. https://doi.org/10.1016/j.maturitas.2020.09.010
[7] Advisory, Conciliation and Arbitration Service (Acas). (2022). Menopause at work – Talking with staff. https://www.acas.org.uk/menopause-at-work/talking-with-staff-about-the-menopause
[8] RCN. 2020. Menopause: RCN Guidance for Nurses, Midwives and Health Visitors, aktualisiert am 27.4.2023. https://www.rcn.org.uk/-/media/Royal-College-Of-Nursing/Documents/Publications/2020/September/009-326.pdf
[9] National Health Service (NHS) England (2022a). Supporting our NHS people through menopause: guidance for line managers and colleagues, 28 November 2022, Version 1, PR1329. https://www.england.nhs.uk/wp-content/uploads/2022/11/B1329-guidance-Supporting-NHS-people-through-menopause-November-2022.pdf
[10] The Chartered Institute of Personnel and Development (CIPD). Menopause in the workspace, Report, 04 Oct, 2023. https://www.cipd.org/uk/knowledge/reports/menopause-workplace-experiences/
[11] Hardy C., A. Griffiths, MS Hunter. What do working menopausal women want? A qualitative investigation into women's perspectives on employer and line manager support, Maturitas 101 (2017) 37-41. https://doi.org/10.1016/j
[12] House of Commons - Women and Equalities Committee. (2022). Menopause and the workplace survey results.
[13] Costeira, R., et al. (2020): Estrogen and COVID-19 symptoms: associations in women from the COVID Symptom Study. https://doi.org/10.1101/2020.07.30.20164921
[14] NHS. (2022b). Flexible working: toolkit for line managers: Supporting your team to work flexibly – A line manager's guide, 22.6.2022. https://www.england.nhs.uk/wp-content/uploads/2022/06/flexible-working-toolkit-for-line-managers-v1.2.pdf
[15] UK Public Acts. 2010. Equality Act 2010. https://www.legislation.gov.uk/ukpga/2010/15/contents
[16] BBC. (2023). 'Menopause leave' trial rejected by ministers, 24 January 2023. https://www.bbc.com/news/uk-politics-64381216

Die Autorin

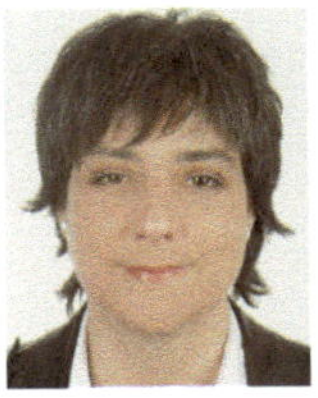

Melanie M. Klimmer, freie Autorin, Wissenschaftsjournalistin und Reporterin zu humanitären und menschenrechtlichen Themen, Ethnologin M.A., Pflegefachfrau mit Weiterbildung für humanitäre Auslandseinsätze, Mediatorin sowie langjährige freie Dozentin für u.a. Angewandte Hebammenwissenschaft, Gendermedizin sowie Klinische und Politische Soziologie.
Kontakt: atelier.fuer.publizistik@gmail.com

Interessenskonflikt: Die Autorin gibt an, dass kein Interessenkonflikt vorliegt.

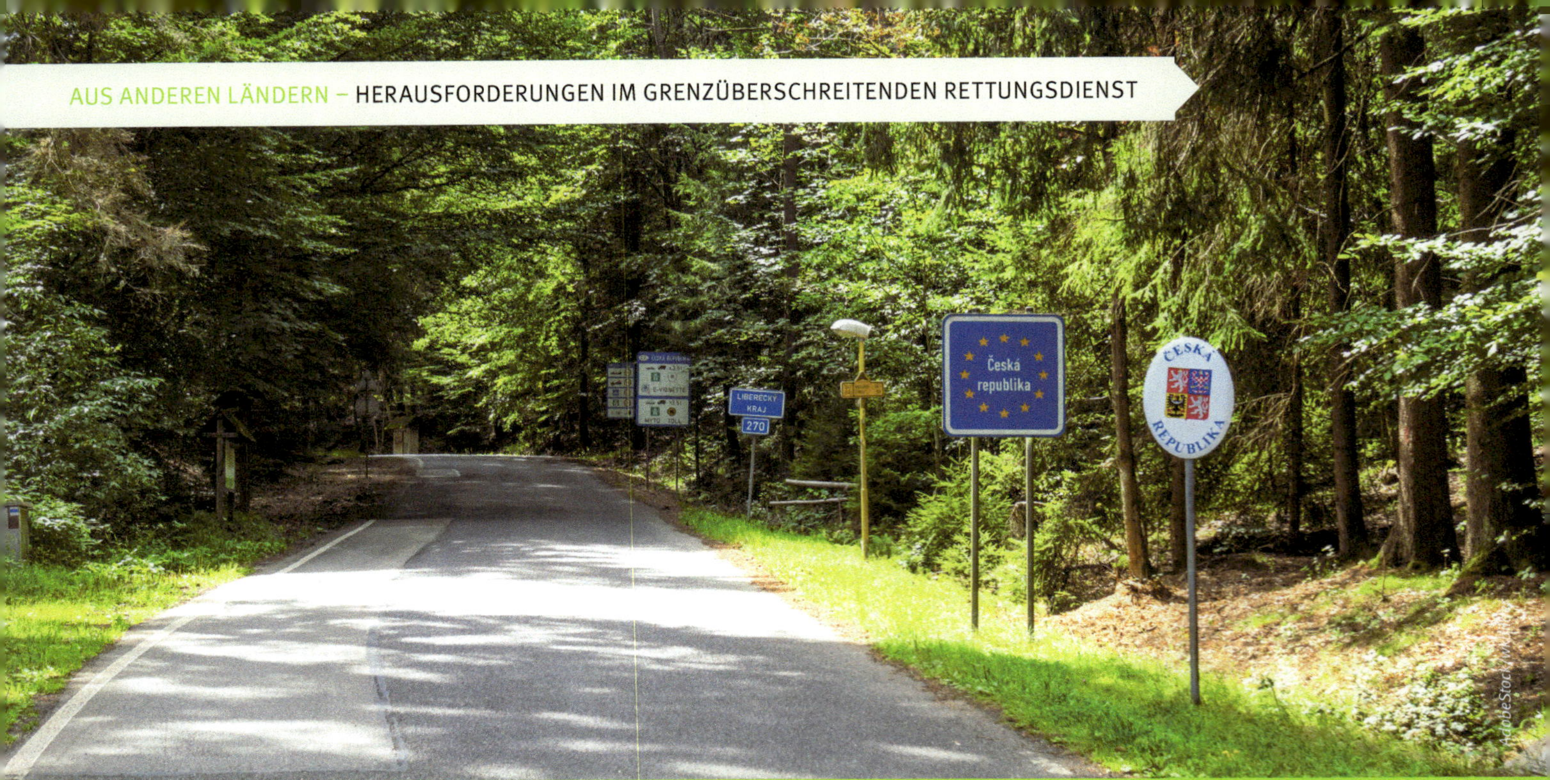

Herausforderungen im grenzüberschreitenden Rettungsdienst

Schlüsselwörter:
Grenzüberschreitender Rettungsdienst
Gesundheitsversorgung
Datenverfügbarkeit
Barrieren
Krankenhausplanung

Zusammenfassung: *Der grenzüberschreitende Verkehr zwischen Bayern und seinen Nachbarländern hat nach Corona wieder zugenommen. Deutschland dient nach wie vor als Reiseziel und Transitland mit steigenden Ankunfts- und Übernachtungszahlen. Die Zunahme des touristischen und beruflichen Verkehrs belastet Infrastruktur und Rettungsdienste beider Länder, z. B. mit mehr Rettungsdiensteinsätzen, und erfordert eine enge Zusammenarbeit. Hierbei müssen geografische, rechtliche und organisatorische Hürden überwunden sowie politische Aktivitäten angestoßen werden. Der Artikel beleuchtet die Herausforderungen für den Rettungsdienst und zeigt Lösungsansätze am Beispiel Bayern/Tschechien auf.*

Hintergrund

An vielen Landesgrenzen Deutschlands sind die Gebiete auf beiden Seiten der Grenze ländlich geprägt, was oft mit einer niedrigen Bevölkerungsdichte einhergeht. Diese demografische Situation erschwert eine schnelle und flächendeckende Notfallversorgung, da Rettungsdienststandorte und Krankenhäuser in diesen Regionen meist weit voneinander entfernt sind. Die Anfahrtswege für Rettungsdienste sind lang und in einigen Fällen kommt es durch die Schließung von regionalen Kliniken zu Lücken in der medizinischen Versorgung [1]. Diese Bedingungen erfordern eine enge Zusammenarbeit zwischen den Rettungsdiensten und medizinischen Einrichtungen benachbarter Länder, um die

Ressourcen effizient zu nutzen und eine schnelle Versorgung sicherzustellen.
Die zunehmende Bedeutung der grenzüberschreitenden medizinischen Versorgung in Europa stellt die Rettungsdienste (RD) der Regionen mit hohem Tourismusaufkommen bzw. starkem Grenzverkehr vor spezielle Herausforderungen. Trotz der fortschreitenden europäischen Integration bestehen nach wie vor zahlreiche Hindernisse, die eine effiziente und zeitnahe Versorgung beeinträchtigen. Insbesondere Sprachbarrieren, rechtliche Rahmenbedingungen und Fragen der Kostenübernahme zählen zu den Barrieren, die oftmals eine lückenlose Versorgung erschweren.

Steigende Mobilität

Die grenzüberschreitende Mobilität zwischen Bayern und angrenzenden Nachbarländern – wie z. B. Österreich, Tschechische Republik und Schweiz – hat in den letzten Jahren stark zugenommen. Bayern ist für diese Länder ein wichtiges Reiseziel und Transitland, was grundsätzlich auch umgekehrt gilt und sich auch in den entsprechenden Reisedaten widerspiegelt. Aus Österreich reisten beispielsweise im Jahr 2023 mehr als 2 Millionen Menschen nach Bayern, was sich in über 4,2 Millionen Übernachtungen in Beherbergungsbetrieben niederschlug. Dies bedeutet eine Steigerung um 15,8 % im Vergleich zum Vorjahr [2]. Aus der Schweiz wurden 2023 über 3,2 Millionen Ankünfte verzeichnet. Diese Reisenden generierten etwa 6,8 Millionen Übernachtungen, was einer Steigerung um 16,3 % im Vergleich zum Vorjahr entspricht.
Auch die Mobilität zwischen Bayern und der Tschechischen Republik wächst. Im Jahr 2023 wurden mehr als 630 000 Ankünfte aus Tschechien registriert, was einem Wachstum von 17,4 % gegenüber dem Vorjahr entspricht. Das Übernachtungsvolumen stieg auf 1,42 Millionen Übernachtungen, was zeigt, dass Tschechien ebenfalls eine wichtige Rolle als Herkunftsland für den bayerischen Tourismus spielt [3]. Darüber hinaus ist der Transitverkehr zwischen Bayern und der Tschechischen Republik durch den Handel und den Verkehr auf den Haupttransitrouten weiter angestiegen, was die Infrastruktur beansprucht und den Bedarf an medizinischen Behandlungen in der Region erhöht.

Mit der steigenden Zahl von Reisenden und Pendlern geht auch ein erhöhtes Unfallrisiko einher, was wiederum die Rettungsdienste auf beiden Seiten der Grenze fordert. Im Jahr 2022 wurden über 5 000 Unfälle in Grenzregionen mit Beteiligung ausländischer Fahrzeuge registriert [4]. Diese Unfälle erfordern eine grenzüberschreitende Zusammenarbeit, da die medizinische Erstversorgung nicht immer innerhalb der nationalen Grenzen erfolgen kann [2, 3, 4].

Unterschiedliche technische Standards

Eine der Herausforderungen beim Informationsaustausch zwischen den beteiligten Leitstellen und Rettungsdiensten im grenzüberschreitenden Rettungsdienst ist die Heterogenität der technischen Standards in den verschiedenen Ländern. Deutschland verwendet im Rettungswesen beispielsweise das TETRA-Digitalfunksystem, während andere Nachbarstaaten wie Frankreich oder Tschechien auf das inkompatible TETRAPOL-System setzen [5]. Diese unterschiedlichen Standards erschweren nicht nur die Kommunikation zwischen Rettungsteams, sondern behindern auch den Datenaustausch zwischen den Leitstellen. Rettungskräfte sind dadurch oft gezwungen, auf umständliche Übermittlungswege wie Fax oder Telefon zurückzugreifen, was wertvolle Zeit kostet und die Versorgung der Patienten verzögert.

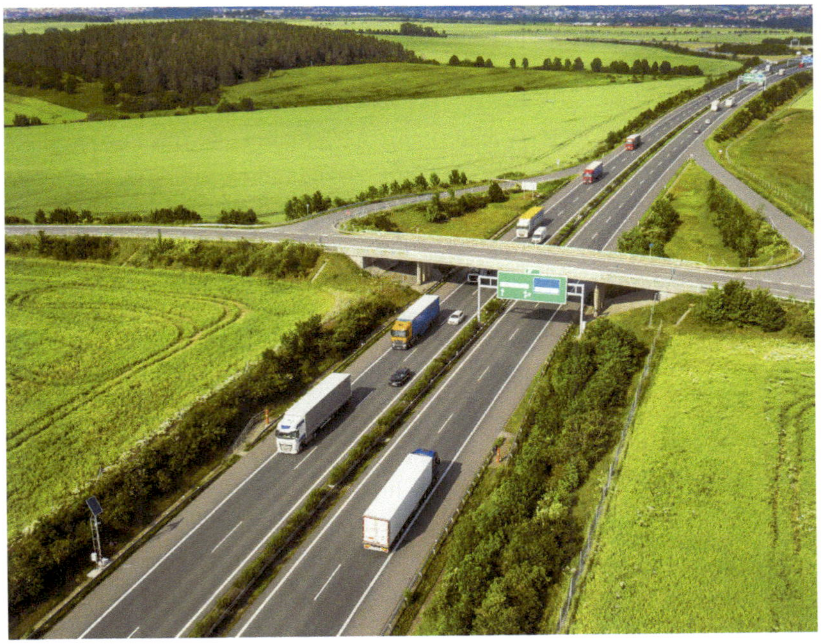

Abb. 1 Die grenzüberschreitende Mobilität zwischen Bayern und seinen Nachbarländern hat in den letzten Jahren stark zugenommen.

AdobeStock/peteri

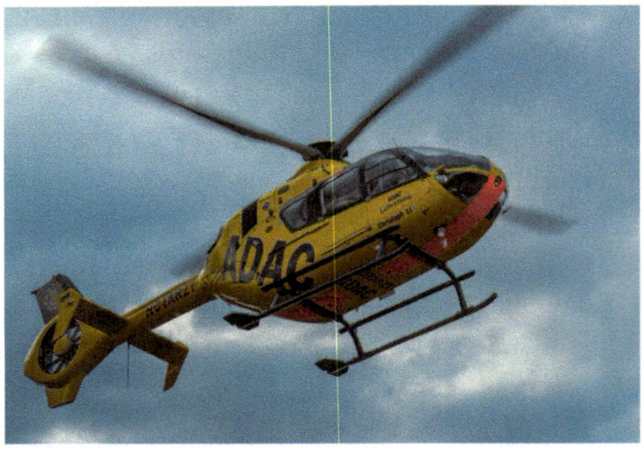

AdobeStock/Ronny Rose

Abb. 2 Zwischen Oberösterreich und Bayern gibt es ein Abkommen über die gemeinsame Besetzung und den Einsatz eines Rettungshubschraubers.

Elektronische Patientenakte und Patientenkurzakte

Seit dem 1. Januar 2021 sind die Krankenkassen in Deutschland verpflichtet, ihren Versicherten eine **elektronische Patientenakte** (ePA) anzubieten (§ 341ff. SGB V). Diese Entwicklung bietet enormes Potenzial für die Verbesserung der grenzüberschreitenden medizinischen Versorgung. Die elektronische Patientenakte enthält wichtige Gesundheitsdaten, die im Notfall schnell abgerufen werden können. Ab dem 15. Januar 2025 startet die neue elektronische Patientenakte verpflichtend. In dieser werden die relevanten medizinischen Daten von Patienten gespeichert, die ab Sommer 2025 auch für die Forschung freigegeben werden [6].

Darüber hinaus wurde von der Kassenärztlichen Bundesvereinigung (KBV) die **Patientenkurzakte** (PKA) entwickelt, die Notfalldaten (NFD) sowie persönliche Erklärungen (DPE) der Versicherten umfasst. Bisher auf der elektronischen Gesundheitskarte gespeichert, sollen diese Daten künftig in eine Online-Anwendung überführt werden, um eine bessere Verfügbarkeit und internationale Interoperabilität zu erreichen. Ziel ist es, die Übertragung in die elektronische Patientenakte (ePA) sicherzustellen und ein international kompatibles Format zu entwickeln [7].

Für den grenzüberschreitenden Rettungsdienst könnte insbesondere der Notfalldatensatz (NFD) der gematik (Gesellschaft für Telematikanwendungen der Gesundheitskarte mbH), der ebenfalls in der ePA hinterlegt wird, von großem Nutzen sein. Dieser enthält wichtige Informationen wie Allergien, chronische Erkrankungen und Medikamentenpläne. Allerdings ist der Zugriff auf diese Daten in der Praxis aktuell oft durch technische und rechtliche Hürden erschwert. Um den Notfalldatensatz effektiv im grenzüberschreitenden Einsatz nutzen zu können, müssen die beteiligten Länder gemeinsam eine rechtliche und technische Grundlage schaffen, die einen schnellen und sicheren Datenaustausch ermöglicht [8]. Durch den verbindlichen Start der ePA zum 15. Januar 2025 wurde die Notwendigkeit zur Umsetzung des Informationsaustauschs zwischen den Leitstellen und Rettungsdiensten im grenzüberschreitenden Rettungsdienst bereits erkannt und eine Umsetzung angeordnet.

Verfügbare Gesundheitsdatensätze und ihre Nutzung

Für eine optimierte grenzüberschreitende Rettung ist der Zugriff auf bereits vorhandene Gesundheitsdaten wichtig, wie sie in der elektronischen Patientenakte und der Patientenkurzakte hinterlegt sind. Die Patientenkurzakte, die auch einen Notfalldatensatz umfasst, kann aktuell auf der elektronischen Gesundheitskarte gespeichert und kontaktlos abgerufen werden. Diese Daten bieten den Rettungskräften wertvolle Informationen, um die medizinische Versorgung von Patienten schnell und zielgerichtet durchzuführen [7]. Im Rahmen des EU-weiten Austauschs von Patienteninformationen über die europäische Dateninfrastruktur eHDSI wird die Bereitstellung der Daten aus der PKA durch den National Contact Point for e-Health (NCPeH) organisiert. In Deutschland ist die Deutsche Verbindungsstelle Krankenversicherung Ausland (DVKA) Ansprechpartner für diese Aufgabe. Die technischen Spezifikationen des NCPeH werden von der gematik bereitgestellt [7].

Trotz dieser Fortschritte fehlt es jedoch noch an einer flächendeckenden Implementierung und einer grenzüberschreitenden Interoperabilität der verschiedenen Systeme. Mit einem standardisierten und international kompatiblen Datenaustausch könnte eine nahtlose Zusammenarbeit zwischen den Rettungsdiensten der verschiedenen Länder ermöglicht werden. Die Entwicklung eines sicheren und für alle Beteiligten nutzbaren Zugangs zur Telematikinfrastruktur, wie sie im Digitale-Versorgung-und-Pflege-Modernisierungs-Gesetz (DVPMG) vorgesehen ist, kann hierbei eine Schlüsselrolle spielen [9].

Herausforderungen des grenzüberschreitenden Rettungsdienstes

Die grenzüberschreitende Zusammenarbeit zwischen Deutschland und seinen Nachbarländern im Bereich des Gesundheitsrettungsdienstes erfolgt teilweise aufgrund von **Rahmenabkommen und Kooperationsvereinbarungen,** die in den verschiedenen Ländern unterschiedliche Ausprägungen haben. Mit der **Tschechischen Republik** liegt ein bilaterales Rahmenabkommen vor. Darüber hinaus gibt es weitere Kooperationsvereinbarungen, z. B. zwischen Bayern und den tschechischen Bezirken Karlsbad, Pilsen und Südböhmen vom 2. Oktober 2016. Eine entsprechende Vereinbarung wurde auch zwischen Sachsen und Tschechien am 25. November 2015 getroffen, die am 1. Januar 2016 in Kraft trat [10].

Anders verhält sich der Sachverhalt mit **Österreich und der Schweiz:** Bis 2021 gab es keine offiziellen Rahmenabkommen zur Kooperation im Rettungsdienst. Die Zusammenarbeit erfolgt nur auf Ebene der Bundesländer oder sogar Teilen von ihnen, z. B. das Abkommen zwischen Oberösterreich und Bayern über die gemeinsame Besetzung und den Einsatz des Rettungshubschraubers (RTH) „Europa-Christoph 3" [1].

Die Europäische Union hat durch den Vertrag von Lissabon und die Richtlinie 2011/24 über Patientenrechte in der grenzüberschreitenden Gesundheitsversorgung einen Rahmen geschaffen, der die Mobilität von Patienten und medizinischem Personal erleichtern soll. Ziel dieser Regelung ist es, den Zugang zu hochwertigen Gesundheitsleistungen grenzübergreifend zu verbessern [11]. In der Praxis gestaltet sich die Umsetzung jedoch schwierig. Ein Beispiel dafür ist das Westböhmische Bäderdreieck an der deutsch-tschechischen Grenze, wo es bis vor wenigen Jahren noch zu Problemen kam, als Patienten aus tschechischen Kliniken oder Hotels in grenznahe Krankenhäuser des Nachbarlandes gebracht werden sollten. Oft endet der Zuständigkeitsbereich des landeseigenen Rettungsdienstes an der Grenze, wird jedoch durch die Inhalte der Abkommen erweitert. Manche der geschlossenen Abkommen sind in Deutschland und dem Vertragsland verpflichtend, andere wiederum stellen lediglich eine Handlungsoption dar, deren Nutzung freigestellt wird [12].

Tab. 1 Vertragswerke zwischen Deutschland und den angrenzenden Ländern (Stand: April 2021) [4]

Vertragswerk	Länder
Rahmenabkommen	• Polen • Tschechien • Frankreich • Luxemburg • Belgien (allg. Abkommen) • Niederlande (allg. Abkommen)
Kooperationsvereinbarung	• Polen • Tschechien • Belgien • Niederlande
Regionale Absprachen	• Österreich • Schweiz • Dänemark

In > Tab. 1 sind die im Jahr 2021 bestehenden Rahmen- und Kooperationsvereinbarungen für die rettungsdienstliche Zusammenarbeit mit Deutschland und seinen Nachbarstaaten aufgeführt.

Bis vor wenigen Jahren kam es vor, dass Patienten, die in der Grenzregion des Nachbarlandes einen Unfall erlitten, von den Rettungsdiensten bis zur Grenze gebracht wurden, um dort von Rettungskräften des Nachbarlandes übernommen zu werden. Dieser Prozess kostete wertvolle Zeit und führte zu einer ineffizienten Nutzung der Rettungsressourcen auf beiden Seiten der Grenze [13].

Die unterschiedlichen **rechtlichen Rahmenbedingungen** der einzelnen Länder erschweren ohne vertragliche Regelung den grenzüberschreitenden Rettungsdienst. So unterliegt der Transport von Betäubungsmitteln strengen Vorschriften, die sich von Land zu Land unterscheiden. In Deutschland beispielsweise ist das Ein- oder Ausführen von Betäubungsmitteln nur nach Genehmigung durch das Betäubungsmittelgesetz (BtMG) erlaubt. Eine Ausnahme ist nur bei ärztlich verordneter Ausfuhr durch die Betäubungsmittel-Außenhandelsverordnung (BtMAHV) möglich [4]. Darüber hinaus bestehen in den jeweiligen Ländern unterschiedliche Vorschriften für Rettungsfahrzeuge und deren Nutzung. Zum Beispiel müssen in einigen Ländern spezielle Führerscheinklassen für das Fahren von Rettungsfahrzeugen über 3,5 Tonnen vorliegen (Helferführerschein wird nicht überall anerkannt) und auch die kostenfreie Nutzung von Mautstrecken und Vignetten kann länderspezifisch unterschiedlich sein [4]. Die im Rahmenabkommen meist sehr allgemein geregelten Vereinbarungen und Vorgehensweisen bedürfen weiterer detaillierter Ausarbeitungen, die in Form von regionalen Kooperationsvereinbarungen umgesetzt werden können.

Ein weiteres Hindernis stellt die **Kostenübernahme** dar. Zwar gibt es Verträge zwischen Deutschland und den angrenzenden Ländern, die die gegenseitige Unterstützung regeln. Doch die Abrechnung von Rettungseinsätzen bleibt problematisch, sofern keine Auslandskrankenversicherung besteht oder der Einsatz nicht mit der Auslandskrankenversicherung, sondern der Krankenkasse verrechnet wird. Hierzu sind in den Rahmenabkommen und Kooperationsvereinbarungen entsprechende Regelungen zu treffen [14].

Eines der größten Probleme im grenzüberschreitenden Rettungsdienst ist sicher die **Sprachbarriere.** In vielen Grenzregionen sprechen die Rettungskräfte nicht beide Landessprachen, was die Kommunikation zwischen den Rettungsteams auf verschiedenen Seiten der Grenze erheblich behindert. Dies kann dazu führen, dass lebenswichtige Informationen nicht oder falsch weitergegeben werden. Die Sprachbarriere betrifft nicht nur die Kommunikation zwischen Rettungskräften und der aufnehmenden Klinik, sondern auch die erforderliche Aufklärung und Anamneseerhebung bei den Patienten. Missverständnisse bei der Medikamentengabe oder der Schilderung der Symptome können schwerwiegende Folgen haben [15].

Viele Projekte zur Förderung der grenzüberschreitenden Zusammenarbeit im Rettungswesen haben versucht, diese Sprachhürden zu überwinden. So wurden beispielsweise E-Learning-Plattformen entwickelt, auf denen die Rettungskräfte die wichtigsten Fachbegriffe in der jeweiligen Fremdsprache erlernen können [16]. Darüber hinaus gibt es auch zweisprachige Protokolle und Kommunikationskarten mit Piktogrammen, die den Rettungsteams helfen sollen, grundlegende Informationen auszutauschen, ohne die Sprache des anderen Landes zu beherrschen [18]. Auch ein **Praxiswörterbuch Rettungsdienst** steht für Mitarbeitende zur Verfügung, um sich z. B. mit tschechischen Kollegen verständigen zu können (➤ Abb. 3) [17]. Trotz dieser Bemühungen bleibt die Sprachbarriere bei grenzüberschreitenden Notfalleinsätzen eine erhebliche Herausforderung.

Wie eine zielgerichtete und strategische Lösung aussehen kann, zeigt die 2018 im bayerisch-tschechischen Interreg-Projekt „Koordinierungskonzept Grenzüberschreitender Rettungsdienst“ entstandene und eingeführte Lösung einer Kommunikationssoftware „Babylon 2“ für eine binationale Verständigung und Alarmierung zwischen den Leitstellen [18].

Ein weiteres Problem betrifft die **Berufszulassung der Rettungskräfte.** Wird eine Fachkraft in einem Nachbarland tätig, so muss sie in der Regel eine entsprechende Berufsausübungserlaubnis vorweisen können. Diese Regelung soll sicherstellen, dass der medizinische Standard und die Kompetenzen des Personals dem Niveau des Einsatzlandes entsprechen. In vielen Fällen gibt es jedoch keine pauschale länderübergreifende Anerkennung der Qualifikationen, sodass Rettungskräfte nicht berechtigt sind, planmäßig über einen längeren Zeitraum im benachbarten Ausland tätig zu werden [19].

Die Problematik der Berufszulassung könnte teilweise durch klare Regelungen in den Kooperationsverträgen zwischen den Ländern umgangen werden. Einige Kooperationsvereinbarungen sehen vor, dass die Qualifikationen und Kompetenzen der Rettungskräfte bei einem Einsatz im jeweils anderen Land anerkannt werden [19].

Auch die **Dokumentation und der Datenschutz** stellen im grenzüberschreitenden Rettungsdienst erhebliche Herausforderungen dar. Jedes Land hat unterschiedliche Vorgaben zur Dokumentation von Rettungseinsätzen. Es gibt keine einheitlichen Standards für die grenzüberschreitende Dokumentation. Die Notwendigkeit, sämtliche medizinischen Maßnahmen und Diagnosen exakt zu dokumentieren, ist im grenzüberschreitenden

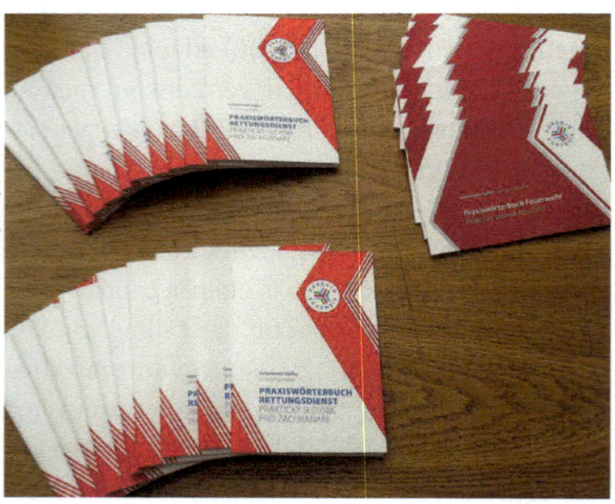

EUREGIO EGRENSIS Arbeitsgemeinschaft Bayern e.V., Marktredwitz

Abb. 3 Das „Praxiswörterbuch – Gemeinsam helfen“ hilft dabei, Sprachbarrieren zu überwinden.

Rettungsdienst besonders wichtig, da es später zu Rückfragen durch Versicherungen oder weiterbehandelnde Ärzte kommen kann [20]. Unterschiedliche nationale Vorschriften, zum Beispiel in Bezug auf die Todesfeststellung oder die Dokumentation von erfolglosen Rettungsmaßnahmen, erschweren zusätzlich eine einheitliche Herangehensweise.

Auch der **Datenschutz** muss in diesem Zuge erwähnt werden. Die Datenschutzgesetze, wie die EU-Datenschutzgrundverordnung (DSGVO), sehen strenge Regelungen für den Austausch sensibler medizinischer Daten vor. Der Austausch von Patientendaten über Ländergrenzen hinweg muss daher mit großer Sorgfalt erfolgen, um den gesetzlichen Anforderungen gerecht zu werden. Es wird erwartet, dass zukünftige Entwicklungen im Bereich der künstlichen Intelligenz (KI) und der Telemedizin (NCPeH) helfen könnten, diese Herausforderungen zu meistern und die Datenübertragung zu erleichtern [20].

Eine weitere Herausforderung ist die **Kliniklandschaft** in den Grenzregionen. Meist gibt es keine festen Kooperationen oder Versorgungspläne zwischen den Krankenhäusern beiderseits der Grenze. Dies führt dazu, dass die Rettungsdienste in Grenzgebieten häufig nicht wissen, welche Kliniken auf der anderen Seite der Grenze für die Behandlung geeignet sind oder über spezielle Einrichtungen verfügen. Ein positives Beispiel für eine mögliche Lösung ist das bayerisch-tschechische Projekt „Koordinationskonzept Grenzüberschreitender Rettungsdienst Bayern-Tschechien" (> Abb. 4), bei dem ein zweisprachiger Klinikatlas erstellt wurde. Dieser Atlas enthält alle Kliniken in der Grenzregion beider Länder mit Angaben zu Adressen, Telefonnummern, GPS-Koordinaten und den medizinischen Schwerpunkten der jeweiligen Einrichtungen [21]. Solche Initiativen könnten auch in anderen Grenzregionen dazu beitragen, die Patienten- bzw. Notfallversorgung zu verbessern.

Die **grenzüberschreitende Luftrettung** ist in vielen Grenzregionen ein wichtiger Bestandteil der Notfallversorgung, stößt jedoch auf ähnliche Hindernisse wie die bodengebundene Rettung. Rechtliche Vorgaben und fehlende Abkommen erschweren den Einsatz von Rettungshubschraubern über Landesgrenzen hinweg. So gibt es in vielen grenznahen Regionen keine klaren Regelungen, die den Einsatz von Luftrettungsmitteln auf der anderen Seite der Grenze beschreiben [16]. Probleme wie fehlende Hinderniskarten für Außenlandungen oder ungeklärte Versicherungs- und Finanzierungsfragen tragen dazu bei, dass die Luftrettung im grenzüberschreitenden Bereich noch nicht reibungslos funktioniert. Allerdings laufen in einigen Regionen wie Vorpommern-Greifswald und der polnischen Wojewodschaft Westpommern Planungen für eine verbesserte Zusammenarbeit in der grenzüberschreitenden Luftrettung. Die Ergebnisse dieser Projekte können weitestgehend auf die grenzüberschreitende Luftrettung mit anderen deutschen Grenzländern angewendet werden und zukünftig solche Hindernisse überwinden helfen [16].

Das Grenzgebiet Tschechiens ist nur mithilfe der angrenzenden Länder oder stellenweise gar nicht mit

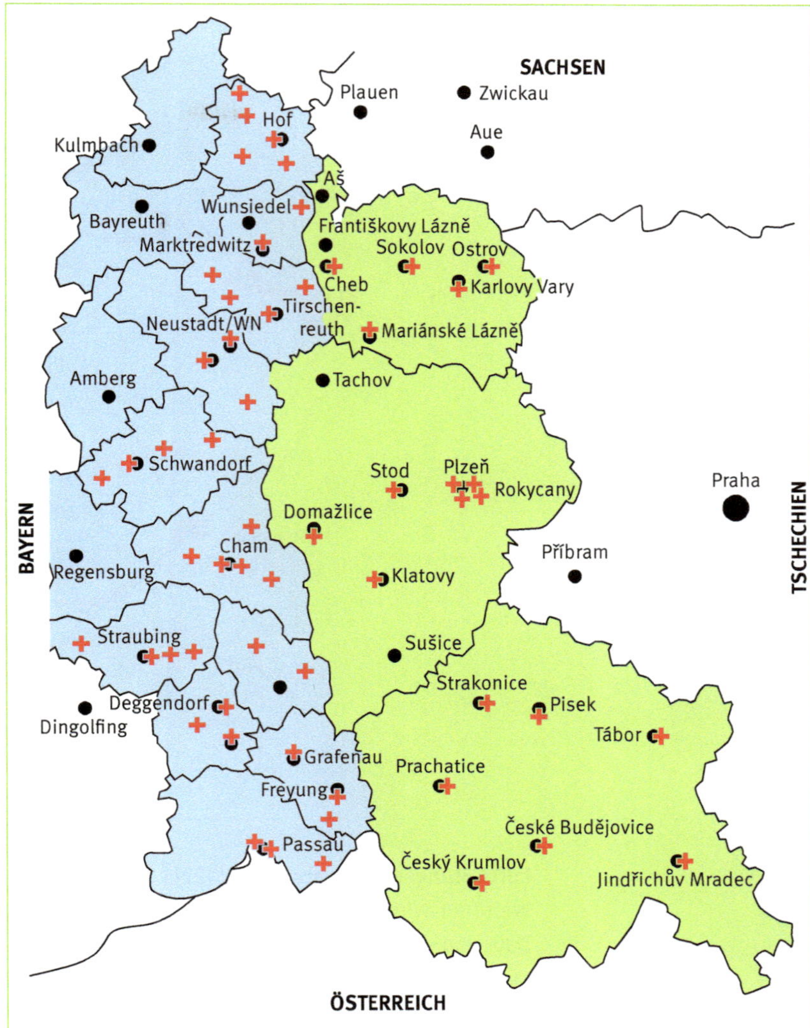

Heike Hübner, Berlin

Abb. 4 Gesamtübersicht der Kliniken entlang der bayerisch-tschechischen Grenze [21]

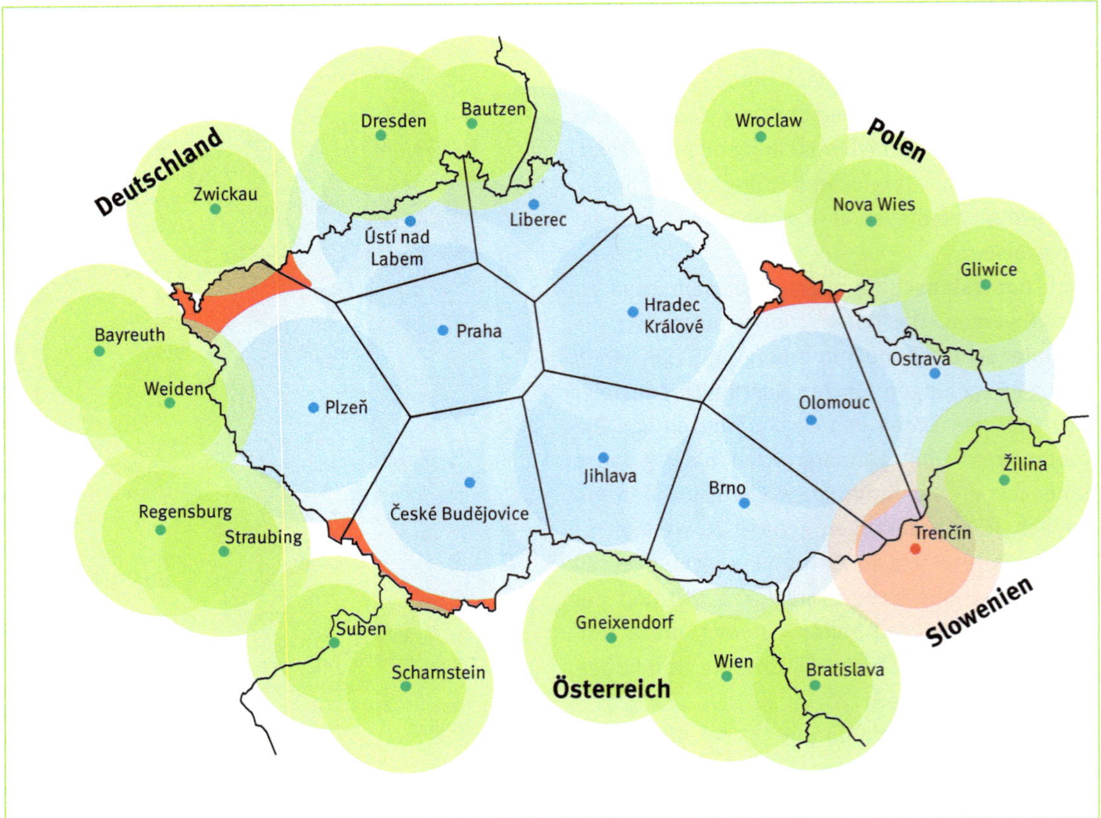

Abb. 5 Luftrettungsstandorte im tschechischen Grenzgebiett. Orange Bereiche sind gar nicht mit Luftrettungsmitteln abgedeckt, im roten Bereich besteht aktuell keine Kooperation, diese ist allerdings angestrebt. [22]

Luftrettungsmitteln abgedeckt [22] (> Abb. 5). Des Weiteren wird in der Grenzregion Tschechiens zu Bayern die Luftrettung durch das tschechische Militär sichergestellt. So kommt es vor, dass bei grenzüberschreitenden Einsätzen wie z. B. im Bayerischen Wald das Team des tschechischen RTH durch tschechische Windenretter ergänzt wird und durch gesetzliche Vorgaben des Militärs eine Verbringung des Patienten nur in ein tschechisches Schwerpunktkrankenhaus möglich ist [4].

Fazit

Der grenzüberschreitende Rettungsdienst zwischen Bayern und seinen Nachbarländern, insbesondere der Tschechischen Republik, steht trotz vorhandener Abkommen und Kooperationsvereinbarungen weiterhin vor Herausforderungen. Eine effektive Zusammenarbeit wird durch rechtliche Barrieren, unterschiedliche technische Standards, Sprachbarrieren und Fragen der Kostenübernahme gehemmt. Fortschritte wie der Ausbau der Telematikinfrastruktur oder die Einführung der elektronischen Patientenakte bieten Potenzial zur Verbesserung der grenzüberschreitenden Versorgung.

Quellen:

[1] Siemen, H., Achner, K. (2019). Analyse und Empfehlungen zur grenzüberschreitenden medizinischen Erstversorgung im Rettungsdienst. INTERREG5A Projekt-Gefahrenabwehr ohne Grenzen 2.0. Europäische Union.

[2] Deutsche Zentrale für Tourismus e.V. (2024). Marktinformationen Österreich. Abgerufen am 08.10.2024 von https://www.germany.travel/de/newsroom/faktenmagazine.html

[3] Deutsche Zentrale für Tourismus e.V. (2024). Marktinformationen Tschechische Republik. Abgerufen am 08.10.2024 von https://www.germany.travel/de/newsroom/faktenmagazine.html

[4] Konrad, R. (2023). Grenzüberschreitender Rettungsdienst – trotz offener Grenzen ein Arbeitsumfeld mit Barrieren. In: Prescher, S., Bauer, D., Koch, H., Hofmann, B., & Dubb, T. (Hrsg.), Rettungswissenschaft – Grundlagen, Theorien und Perspektiven (S. 198–213). Kohlhammer Verlag.

[5] BDBOS. (2021). Digitalfunk in Europa. Abgerufen am 07.04.2021 von https://www.bdbos.bund.de/DE/Digitalfunk_BOS/Digitalfunk_in_Europa/digitalfunk_in_europa_node.html

[6] gematik. (2024). ePA für alle – die neue elektronische Patientenakte. Abgerufen am 10.10.2024 von https://www.gematik.de/anwendungen/epa/epa-fuer-alle

[7] Kassenärztliche Bundesvereinigung. (2022). Patientenkurzakte 1.0.0. Abgerufen am 10.10.2024 von https://mio.kbv.de/display/PKA1X0X0

[8] gematik. (2022). Notfalldatenmanagement. Abgerufen am 14.01.2023 von https://fachportal.gematik.de/anwendungen/notfalldatenmanagement
[9] BMG. (2021). Digitale-Versorgung-und-Pflege-Modernisierungs-Gesetz (DVPMG). Abgerufen am 27.01.2023 von https://www.bundesgesundheitsministerium.de/service/gesetze-und-verordnungen/guv-19-lp/dvpmg.html
[10] Sächsische Staatskanzlei. (2015). Rettungsdienst im Notfall ohne Grenzen. Abgerufen am 20.05.2021 von https://www.medienservice.sachsen.de/medien/news/200804
[11] Delecosse, E., Leloup, F., & Lewalle, H. (2017). Grenzüberschreitende Zusammenarbeit in Gesundheitsfragen in Europa: Theorie und Praxis. (E. Union, Hrsg.). Brüssel.
[12] Lettenbauer, S. (2018). Grenzüberschreitende Rettungshilfe – Verständigen mit Händen, Füßen und Fax. Abgerufen am 20.05.2021 von https://www.deutschlandfunkkultur.de/grenzueberschreitende-rettungshilfe-verstaendigen-mit.1001.de.html?dram:article_id=420857
[13] Západočeská univerzita v Plzni, Fakulta právnická, Universität Passau. (2020). Die gemeinsame Grenzregion Böhmen-Bayern: Überwinden der rechtlichen Hindernisse in den Bereichen Verwaltung, Wirtschaft, Soziales und Gesundheit. Interreg V. https://www.ird.uni-passau.de/kramer/interreg-v-projekt
[14] Konrad, R., Bradl, P. (2023). Interprofessionelle Zusammenarbeit und Kommunikation: Qualitätssteigerung durch gesundheitsdatenbasierte Evakuierungsplanung vulnerabler Gruppen. Intenisv- und Notfallbehandlung. 2023; 48: 39–47.
[15] Euregio Egrensis. (2018). Tschechisch für den Rettungsdienst. Abgerufen am 06.04.2021 von Grenzüberschreitende Aktivitäten: https://www.euregio-egrensis.de/Rettungsdienst.htm
[16] InGRiP. (2019a). Internationale Luftrettungskonferenz. Abgerufen am 5.04.2021 von https://www.medizin.uni-greifswald.de/ingrip/de/luftrettung/internationale-luftrettungskonferenz/
[17] EUREGIO EGRENSIS Arbeitsgemeinschaft Bayern e.V. (2018). Praxiswörterbuch Rettungsdienst. INTERREG-V.
[18] Kompetenz- und Koordinierungszentrum für den grenzüberschreitenden Rettungsdienst BY / CZ. (2019). Grenzüberschreitender Rettungsdienst. Abgerufen am 10.10.2024 von: https://www.rettungsdienst.brk.de/abteilung/grenzueberschreitender-rettungsdienst-gue-rd/grenzueberschreitender-rettungsdienst.html
[19] Kramer, U. (2020). Empfehlungen zum Grenzüberschreitenden Rettungsdienst. Abgerufen am 06. 04 2021 von Die gemeinsame Grenzregion Böhmen-Bayern: Überwinden der rechtlichen Hindernisse in den Bereichen Verwaltung, Wirtschaft, Soziales und Gesundheit: https://www.ird.uni-passau.de/fileadmin/dokumente/fakultaeten/jura/lehrstuehle/kramer/Empfehlungen_Rettungsdienst.pdf
[20] Luiz, T. (2021). Digitalisierung im Rettungsdienst. In F. Dormann, J. Klauber, R. Kuhlen (Hrsg.), Qualitätsmonitor 2020 (S. 119ff). MWV Medizinisch Wissenschaftliche Verlagsgesellschaft.
[21] Bayerisches Rotes Kreuz. (2017). Klinikatlas Bayern-Tschechien. Interreg V-Projekt: Koordinationskonzept Grenzüberschreitender Rettungsdienst Bayern-Tschechien, (kein öffentlicher Zugriff)
[22] Zdravotnický, D. (2018). Letecká záchranka bude po roce 2020 fungovat jako dosud, jen ji vylepšíme, navrhuje MZ. Opře se při tom o analýzu expertů. Abgerufen am 10.10.2024 von: https://www.zdravotnickydenik.cz/2018/09/letecka-zachranka-bude-roce-2020-fungovat-jako-dosud-jen-vylepsime-navrhuje-mz-opre-se-pri-tom-analyzu-expertu/

Autorin und Autoren

Denise Schuster, B.A. Gesundheitsmanagement, Rettungssanitäterin, derzeit tätig als Projektmitarbeiterin am Institut IREM/THWS.

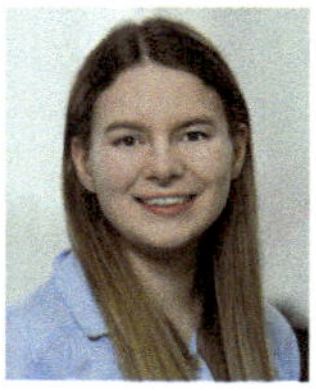

Robert Konrad, MPH, Notfallsanitäter, FP-C/CCP-C, derzeit tätig als wissenschaftlicher Mitarbeiter am Institut IREM/THWS, Doktorand in Gesundheitswissenschaften, ehem. Projektleiter „Koordinierungskonzept Grenzüberschreitender Rettungsdienst Bayern-Tschechien“, Leitung der Sektion „Versorgungsforschung“ bei der Deutschen Gesellschaft für Rettungswissenschaften e. V. (DGRe).

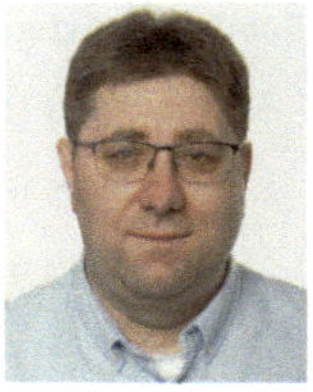

Prof. Dr. med. habil. Stefan Sesselmann, MHBA, Forschungsprofessur für Digital Health mit Schwerpunkt Intersektorale Versorgung IREM/THWS, Facharzt für Orthopädie und Unfallchirurgie, Notarzt und Leitender Notarzt.

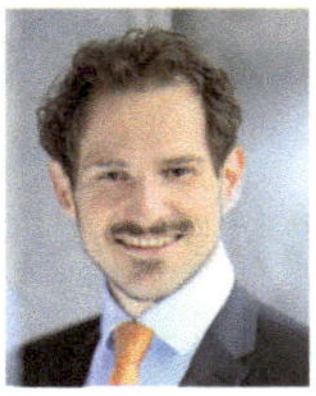

Interessenskonflikt: Autorin und Autoren erklären, dass kein Interessenskonflikt vorliegt.

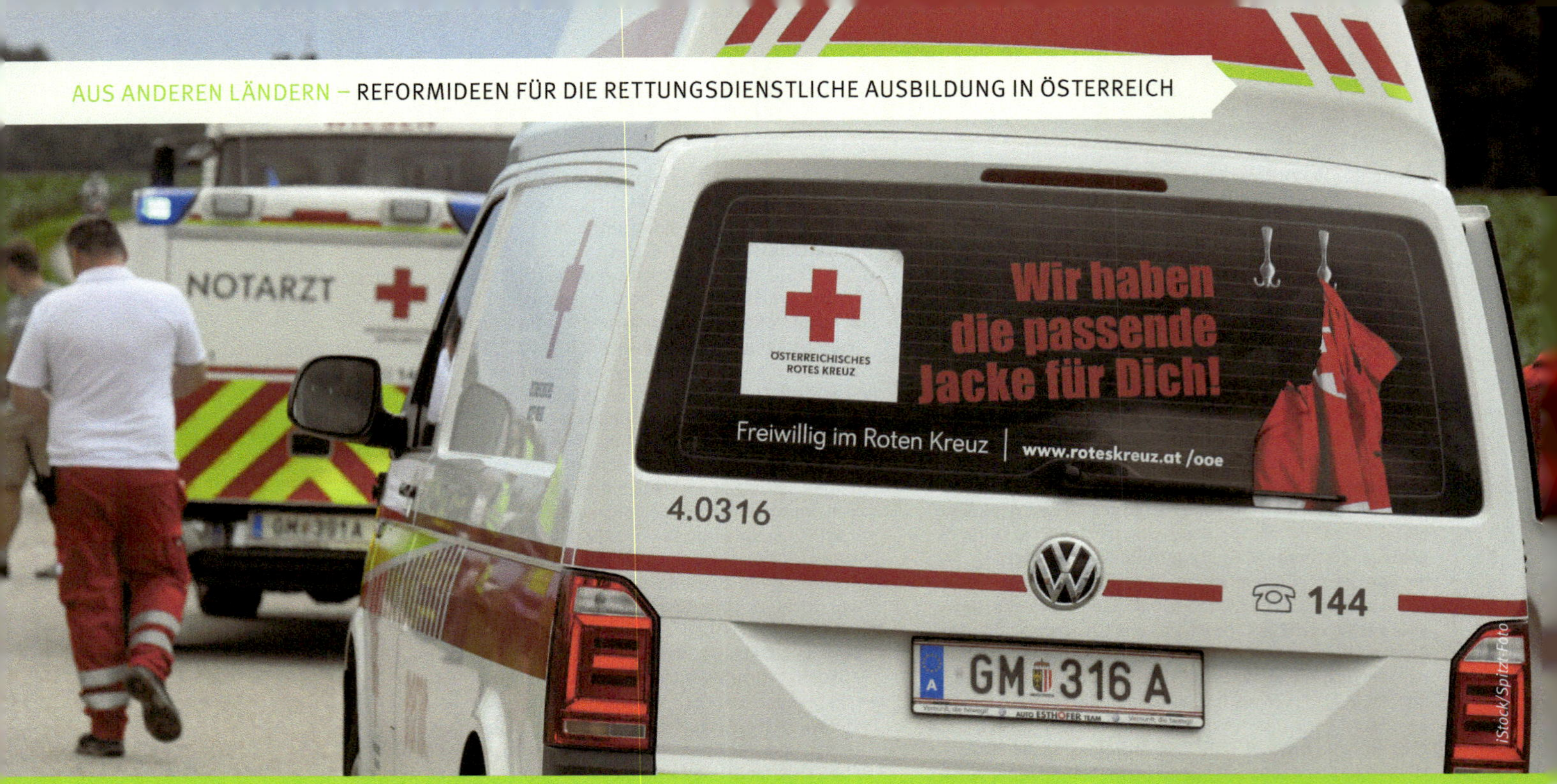

iStock/SpitzFoto

Reformideen für die rettungsdienstliche Ausbildung in Österreich

Schlüsselwörter:
Rettungsdienst
Ausbildung
Weiterbildung
Qualifikation
Sanitäter:in

Zusammenfassung: *Die präklinische (Notfall-)Versorgung in Österreich steht vor großen Herausforderungen. Damit gewinnen Fragen zur zukunftsfähigen Aus- und Weiterbildung im Rettungsdienst an Bedeutung. In diesem Beitrag werden die zentralen Erkenntnisse einer komparativen Analyse internationaler Perspektiven und Konzepte der rettungsdienstlichen Aus- und Weiterbildung sowie die sich daraus ergebenden Reformansätze für Österreich dargestellt. Die Ergebnisse zeigen, dass längere Ausbildungszeiten und eine Akademisierung zur Professionalisierung beitragen können. Um eine internationale Anschlussfähigkeit zu erreichen, bedarf es einer Reform des Sanitätergesetzes.*

Aktuelle Situation und Herausforderungen in Österreich

In Österreich existiert kein primärversorgungszentriertes Gesundheitssystem. Die Gesundheitsversorgung wird größtenteils von Allgemeinmediziner:innen sichergestellt. Fachärzt:innen sind in der Sekundärversorgung tätig [1]. Die Notfallversorgung wird von den Spitalsambulanzen abgedeckt. Diese fungieren als wichtige Schnittstelle im Gesundheitssystem. Die Zuständigkeit für Rettungs- und Krankentransporte unterliegt der Landesgesetzgebung und wird oft von den Gemeinden, manchmal auch in Zusammenarbeit mit Organisationen wie Rotem Kreuz, Bergrettung, Wasserrettung oder Luftrettung durchgeführt. Krankentransporte im Rahmen ärztlicher Hilfe werden vom jeweiligen Krankenversicherungsträger geregelt. Neben Ärzt:innen sind auch andere Gesundheitsberufe wie Masseur:innen, medizintechnische Dienste etc. gesetzlich geschützt und haben Ausbildungs- und Tätigkeitsvorgaben. Für Sanitäter:innen existiert aktuell kein solches Berufsbild und sie zählen auch nicht zu den Gesundheitsberufen. Das Sanitätergesetz [2] ist über 20 Jahre alt und scheint den aktuellen Herausforderungen sowie den gesellschaftlichen Erwartungen und Bedürfnissen im Rettungsdienst nicht mehr standzuhalten [3].

Der demografische Wandel in Österreich hin zu einer älteren Bevölkerung führt zu einer Zunahme von (Notfall-)Patient:innen. Rettungsdienstmitarbeitende sehen sich einerseits zunehmend mit chronisch kranken oder multimorbiden (Notfall-) Patient:innen sowie sogenannten Drehtürpatient:innen im psychiatrischen und somatischen Kontext konfrontiert [1]. Andererseits wird der Rettungsdienst mit steigender Tendenz inadäquat in Anspruch genommen. Der Rückgang der Primärversorgung durch Allgemeinmediziner:innen wirkt sich zudem auf die Inanspruchnahme des Rettungsdienstes aus. Daraus folgt, dass Rettungsmittel überbeansprucht werden und in einem deutlichen Ungleichgewicht zu der zur Verfügung stehenden Anzahl von ausgebildeten Sanitäter:innen stehen [4].

Um den aktuellen Herausforderungen in der (Notfall-)Versorgung begegnen zu können, fordert der Bundesverband Rettungsdienst (BVRD) in Österreich ein eigenes Berufsbild für Sanitäter:innen mit strukturierten Ausbildungswegen, Qualitätsstandards und einer Registrierung. Um eine internationale Anschlussfähigkeit zu erreichen, empfiehlt der BVRD, das aktuelle Sanitätergesetz zu reformieren [5]. Eine verbesserte Ausbildung für Sanitäter:innen kann nicht nur Kosten senken, sondern auch die Integration in andere Gesundheitsberufe erleichtern [2]. Im Oktober 2023 konzentrierte sich die parlamentarische Debatte in Österreich auf die Reform des Berufsbildes und die Einführung eines Bachelorstudiums für Sanitäter:innen. Die Initiative **Zukunft-Rettungsdienst.at** [6] schlägt ein neues Sanitätergesetz vor, das modernisierte Ausbildungsmodelle und Qualifikationsstufen bietet, um Karrierewege zu definieren und den Nachwuchs zu sichern. Eine stärkere Durchlässigkeit zwischen Gesundheitsberufen soll dem Fachkräftemangel entgegenwirken und die interprofessionelle Zusammenarbeit fördern. Zudem wird der Ausbau wohnortnaher Versorgungsstrukturen als wichtig erachtet und für eine bessere Versorgung von (Notfall-)Patient:innen und die Reduzierung gesundheitlicher Ungleichheiten als nötig angesehen. Sanitäter:innen könnten dabei erweiterte Rollen in unterversorgten Gebieten übernehmen, was jedoch Anpassungen in der Ausbildung und des rechtlichen Rahmens erfordert [5].

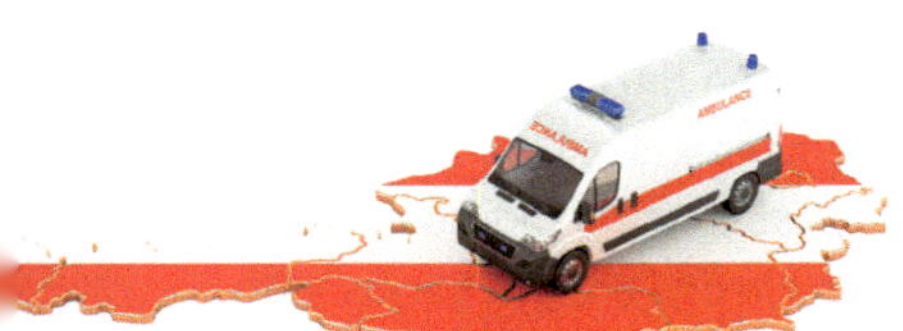
AdobeStock/alexlmx

Vor diesem Hintergrund ergibt sich ein besonderes Interesse, sich mit internationalen Konzepten, Aus- und Weiterbildungsmöglichkeiten sowie Projekten auseinanderzusetzen.

Methodik

Um die zentrale Forschungsfrage nach Reformvorschlägen für die rettungsdienstliche Aus- und Weiterbildung in Österreich und nach internationalen Perspektiven und Potenzialen für die Gesundheitsversorgung zu beantworten, wurde zunächst eine systematische Literaturrecherche in Anlehnung an Nordhausen und Hirt [7] durchgeführt. Hierfür wurden gezielte Suchstrings in den Datenbanken MedLine via PubMed, CINAHL via EBSCohost, Google Scholar, Gesetze und Reformen genutzt, um relevante Quellen zu identifizieren. Für die Auswahl der Länder wurden vorab definierte Kriterien zugrunde gelegt, darunter die Struktur der Aus- und Weiterbildung, das Vorhandensein kooperativer und internationaler Netzwerke sowie spezifische Herausforderungen und Lösungsstrategien. Ziel dieser Auswahl war es, internationale Modelle der rettungsdienstlichen Aus- und Weiterbildung anhand von Curricula, Qualifikationsrahmen und kooperativen Netzwerken vergleichend zu analysieren.

In die Analyse wurden Österreich, Deutschland, Schweiz, Polen, Slowakei, Ungarn, Norwegen, Schweden, Finnland, Dänemark, das Vereinigte Königreich, Niederlande, Spanien, Portugal und die USA einbezogen. Die folgenden Ergebnisse

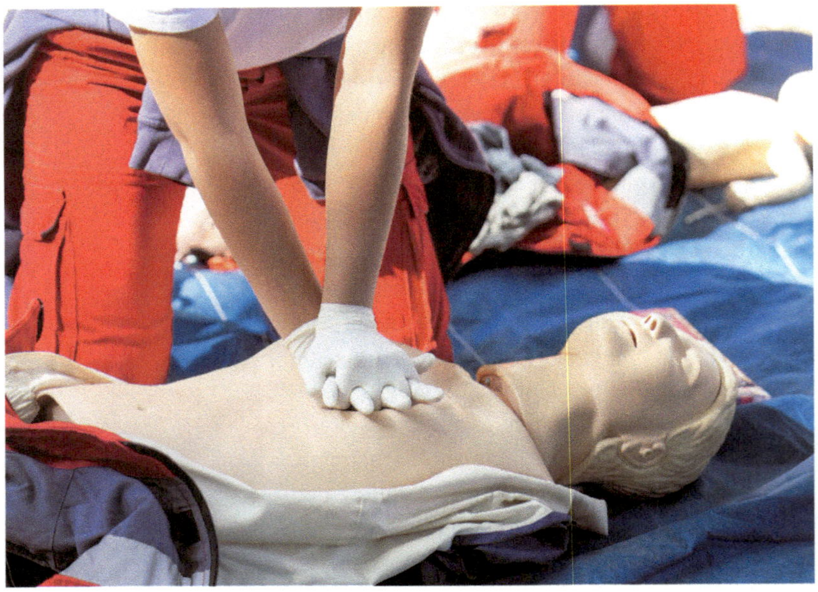

AdobeStock/wellphoto

Abb. 1 In Österreich ist das Ausbildungsniveau im Vergleich zu anderen mitteleuropäischen Ländern niedriger

bieten einen Überblick über die Aus- und Weiterbildungsmöglichkeiten für Rettungsdienstmitarbeitende und Pflegekräfte sowie deren Einsatz im Gesundheitswesen.

Mitteleuropa

Die Ausbildung im Rettungsdienst in den mitteleuropäischen Ländern Österreich, Deutschland, Schweiz, Polen, Slowakei und Ungarn weist signifikante Unterschiede auf, insbesondere hinsichtlich Ausbildungsdauer, Ausbildungsniveau und struktureller Organisation. In **Österreich** ist das Rettungswesen stark auf Freiwilligenarbeit ausgerichtet und das Ausbildungsniveau ist im Vergleich zu den anderen mitteleuropäischen Ländern niedriger [8]. Eine mehrjährige Berufsausbildung für Notfallsanitäter:innen wie in anderen Ländern existiert nicht, was zu Herausforderungen in der Vergleichbarkeit und der Anerkennung der Qualifikationen führt. Initiativen wie die **Acute Community Nurse,** die als Single-Responder mit oder ohne den Rettungsdienst agieren, sollen diese Lücke jedoch teilweise schließen [9].

In **Deutschland** existiert seit 2014 eine dreijährige Ausbildung im Rettungsdienst, die zum/zur Notfallsanitäter:in führt und an drei Lernorten (Schule, Klinik und Rettungswache) stattfindet. Diese Ausbildungsform markiert einen deutlichen Schritt in Richtung Professionalisierung, steht dennoch immer wieder in Diskussion [10]. Zudem gibt es Projekte wie **HanseSanis** [9] und **Gemeinde-Notfallsanitäter:innen** [11], die die Effizienz der Notfallversorgung steigern, Ressourcen schonen und Krankenhäuser entlasten sollen. Die Pflegeausbildung in Deutschland wird durch das Pflegeberufegesetz geregelt, das eine generalistische dreijährige Pflegeausbildung und ein Berufsbild fördert. Diese strukturierte Herangehensweise soll die Qualität der Pflegeausbildung sichern und den Absolvent:innen ermöglichen, flexibel in verschiedenen Bereichen der Pflege tätig zu sein [12]. In der Regel ist die Pflege nicht in die Strukturen des Rettungsdienstes integriert.

Die Gesundheits- und Sozialberufe in der **Schweiz** sind bundesweit reglementiert. Die Schweiz setzt auf ein qualifiziertes und praxisorientiertes System. Die Ausbildung zum/zur diplomierten Rettungssanitäter:in HF dauert drei Jahre und findet an höheren Fachschulen statt [13]. Eine Besonderheit des Schweizer Systems ist die kantonale Regelung, darunter auch das Projekt der **präklinischen Fachspezialist:innen** [14]. Präklinische Fachspezialist:innen sollen die Versorgung von Patient:innen mit nicht lebensbedrohlichen Beschwerden direkt vor Ort optimieren, unnötige Fahrten zur Notaufnahme vermeiden und dadurch Notfallstationen sowie Rettungsdienste entlasten. Ziel ist es, die Versorgungsqualität im präklinischen Bereich zu verbessern, Kosten zu senken und das Gesundheitssystem effizienter zu nutzen [15]. Die Ausbildung zur diplomierten Pflegefachperson dauert drei Jahre und erfolgt entweder an Fachhochschulen (BSc) oder an höheren Fachschulen [16]. In bestimmten Kantonen wird diplomiertes Pflegepersonal mit einem zweijährigen Nachdiplomstudium in den Rettungsdienst eingebunden [15].

In **Polen** wurde die Ausbildung im Rettungswesen 2023 reformiert und in ein dreijähriges Bachelorstudium in Notfallmedizin überführt [17]. Fortlaufende Weiterbildungsprogramme wurden eingeführt, um eine kontinuierliche Qualifikation sicherzustellen. Die Pflegekräfte werden auf Bachelor- und weiterführend auf Masterniveau ausgebildet [18]. Das polnische Gesundheitsministerium hat strategisch verankert, das Rettungssystem durch Modernisierung der Ausrüstung und Infrastruktur sowie durch digitale Gesundheitslösungen zu stärken. Zudem sollen präventive Maßnahmen und eine verbesserte primäre Gesundheitsversorgung dazu beitragen, Notfälle zu vermeiden, Kosten zu senken und die Gesundheitsversorgung effizienter zu gestalten [19].

In der **Slowakei** qualifiziert sich das Rettungsfachpersonal seit 2004 durch ein dreijähriges Bachelorstudium [20]. Nach einem Jahr Berufserfahrung gibt es die Möglichkeit zur Weiterqualifizierung in speziellen Bereichen wie der intensiven Versorgung von Schwerkranken [13]. Die pflegerische Ausbildung in der Slowakei besteht aus drei Stufen, wobei der Studiengang „Diplomovaná všeobecná sestra" auf die Ausbildung zur qualifizierten Pflegefachkraft an höheren beruflichen Schulen mit Schwerpunkt in klinischer Praxis vorbereitet [21].

In **Ungarn** ist der Rettungsdienst durch das Rettungsoffizier-System gekennzeichnet, das mit dem Paramedic-System (wie u. a. in Großbritannien, Tschechien und Slowakei) vergleichbar ist. Die Ausbildung zum Rettungsoffizier dauert vier Jahre und findet an Fachhochschulen statt [15].

Nordeuropa

Norwegen, Schweden, Finnland und Dänemark weisen einige Gemeinsamkeiten, aber auch Unterschiede in der Ausbildung im Rettungsdienst und der Pflege auf.

In **Norwegen** erfolgt die Ausbildung im Rettungsdienst durch einen dreijährigen Bachelorstudiengang zum „Paramedisiner" [13]. Im Pflegebereich gibt es gestufte Ausbildungswege, von Pflegehelfer:innen bis hin zu Hochschulabsolvent:innen in der Krankenpflege [22]. Ein zentrales Projekt (auf Grundlage einer Studie von Tepfers et al. 2022 [23]) ist die Förderung von Technologien und der interprofessionellen Zusammenarbeit, was besonders in abgelegenen Gebieten zu einem verbesserten Zugang zu Gesundheitsdiensten beiträgt. Diese Ansätze sollen die Effizienz und Qualität steigern sowie die Durchgängigkeit der Versorgung gewährleisten [22].

Schweden legt einen Fokus auf spezialisierte Pflegekräfte, die im Rettungsdienst tätig sind. Pflegekräfte absolvieren eine dreijährige Ausbildung mit einer zweijährigen Spezialisierung in Notfallmedizin [24]. Die Pflegeausbildung basiert auf einem dreijährigen Studium, das häufig durch postgraduale Spezialisierungen ergänzt wird [15].

In **Finnland** ist der Rettungsdienst akademisiert. Das Bachelorstudium „Hoitotason ensihoitaja" dauert vier Jahre. Nach Abschluss besteht die Möglichkeit, ein Masterstudium zu absolvieren [13]. Pflegekräfte spielen in Finnland eine zentrale Rolle im Gesundheitswesen, da ihnen oft erweiterte Aufgaben übertragen werden, wie die Entscheidung über den Bedarf einer ärztlichen Konsultation [25]. Projekte wie das EPaCur-Projekt [26], in dem ein einheitlicher Kompetenzrahmen für die Ausbildung von Sanitäter:innen entwickelt wird, sollen die Qualität und Vergleichbarkeit in der Ausbildung weiter verbessern und die Anpassungsfähigkeit an zukünftige Herausforderungen fördern.

In **Dänemark** dauert die rettungsdienstliche Ausbildung knapp fünf Jahre und kombiniert theoretische Einheiten mit praktischer Erfahrung. Die Ausbildung zielt darauf ab, patienten- und ganzheitlich orientiertes Handeln im prähospitalen Bereich innerhalb eines sektorübergreifenden und interprofessionellen Zusammenarbeitsmodells im Gesundheitssystem zu forcieren [27]. Die Pflegeausbildung erfolgt über einen dreieinhalbjährigen Bachelorstudiengang [28]. Exemplarisch soll das Sociolance-Projekt in Kopenhagen genannt werden. Hierbei handelt es sich um eine Kombination aus medizinischer Notfallversorgung und sozialer Unterstützung für Menschen in psychosozialen Notlagen. Das Projekt fördert die enge Zusammenarbeit zwischen Sanitäter:innen und Sozialarbeiter:innen, um die Versorgung vulnerabler Gruppen zu verbessern [29].

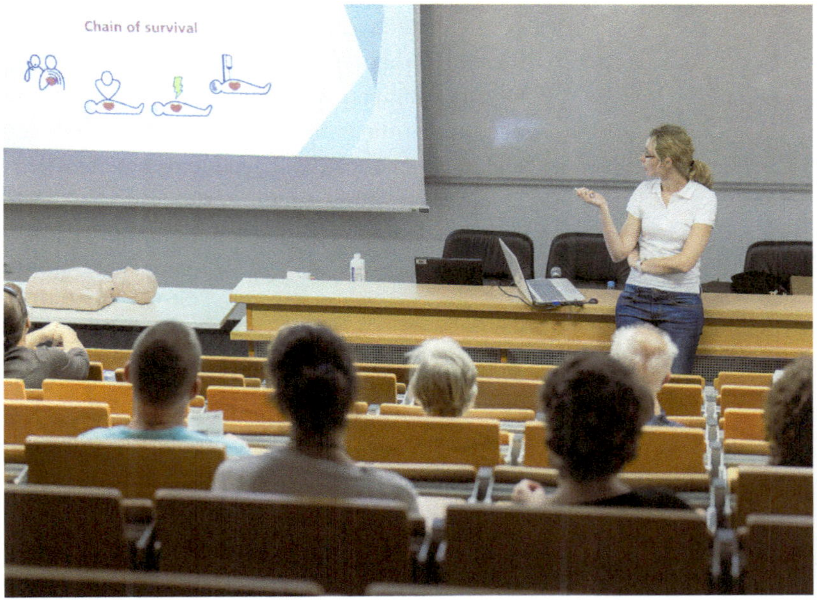

Abb. 2 In vielen europäischen Ländern haben sich in der Ausbildung im Rettungsdienst Bachelorstudiengänge etabliert

AdobeStock/kasto

Westeuropa

In Großbritannien, Nordirland und den Niederlanden zeigen die Rettungsdienst- und Pflegeausbildungen ähnliche Ansätze, unterscheiden sich jedoch in der Struktur und in Projekten.
Im **Vereinigten Königreich** erfolgt die Ausbildung der Paramedics über einen dreijährigen Bachelorstudiengang [30]. Paramedics spielen eine zentrale Rolle im Rettungswesen und können nach ihrer Ausbildung in verschiedenen Bereichen arbeiten, z. B. im Rettungsdienst, in Krankenhäusern oder in Gemeinschaftseinrichtungen. Zusätzlich haben sie auch die Möglichkeit, sich zu spezialisieren [15]. Projekte beziehen sich auf die Integration von Paramedics in Arztpraxen, um die primäre Gesundheitsversorgung zu entlasten [31].
Der Fokus von Studien in **Nordirland** liegt aufgrund des zunehmenden Mangels an Allgemeinmediziner:innen auf der Integration von Paramedics in die Primärversorgung [32]. In der Pflegeausbildung absolvieren die Studierenden des Vereinigten Königreichs ebenfalls ein dreijähriges Studium, das mit einem Bachelor of Science abschließt [15].
In den **Niederlanden** ist die Ausbildung im Rettungsdienst eng mit der Pflege verbunden. Sie dauert je nach Spezialisierung zwischen sieben und zehn Jahren. Zunächst absolvieren die Studierenden eine Ausbildung zur Pflegefachperson, bevor sie sich im Rettungsdienst weiterbilden. Das niederländische System setzt stark auf akademische Qualifikationen. Niederländische Rettungsdienstmitarbeitende können eigenständig medizinische Maßnahmen durchführen und entscheiden, ob der/die Patient:in in der Häuslichkeit verbleibt, in der hausärztlichen Praxis oder stationär behandelt werden muss. Anzumerken ist auch, dass es eine Rechtssicherheit für Rettungsdienstmitarbeitende und national einheitliche Algorithmen gibt [15].

Südeuropa

In **Spanien und Portugal** dauert die Ausbildung im Rettungsdienst zwei Jahre. Die Ausbildung qualifiziert für Tätigkeiten im prähospitalen Bereich, insbesondere in der medizinischen Versorgung und dem Krankentransport [33]. Im Pflegebereich erlangen Pflegefachkräfte nach einer vierjährigen Ausbildung einen Bachelorabschluss [34]. Die Studie von Alcázar Marcillo [35] untersucht die veränderte Rolle der Pflegekräfte in den Notfalldiensten, die sich von der reinen Versorgung der Patient:innen hin zu Managementaufgaben erweitert hat. Angesichts einer steigenden Nachfrage nach Pflegeleistungen und Notfalldiensten sowie einer alternden Bevölkerung und der Zunahme chronischer Erkrankungen hebt die Studie die Bedeutung der **Weiterbildung und Spezialisierung von Pflegekräften in der Notfallversorgung** hervor. Zudem werden die interdisziplinäre Zusammenarbeit und Integration moderner Technologien als zentrale Faktoren zur Verbesserung der Effizienz und des Patient:innen-Outcomes in der (Notfall-)Versorgung identifiziert [35].
In **Italien** ist die Ausbildung im Rettungsdienst regional organisiert, wobei die Regionen eigene Ausbildungsmodule für Sanitäter:innen entwickeln. In Südtirol beispielsweise wird ein modulares System – jeweils theoretische und praktische Komponenten, von grundlegenden Fertigkeiten bis hin zu spezialisierten Notfallinterventionen – angewendet [36]. In der Pflege erfolgt die Ausbildung über einen Bachelorstudiengang. Pflegefachkräfte müssen regelmäßig Weiterbildungsnachweise erbringen, um ihre Qualifikationen aufrechtzuerhalten, wobei es regionale Unterschiede gibt [37].

Vereinigte Staaten von Amerika

Die **USA** unterscheiden sich im Vergleich zu Europa sowohl in der Struktur als auch in der Herangehensweise an die Ausbildung im Rettungsdienst und in der Pflege. In den USA gibt es eine Vielzahl an Emergency-Medical-Service-Modellen (EMS-Modellen), die von staatlichen und privaten Systemen bis hin zu solchen reichen, die in Feuerwehr- oder Polizeibehörden integriert sind. Die Ausbildungsniveaus für EMS-Mitarbeitende sind vielfältig und umfassen fünf Stufen, von First Respondern bis hin zu Pre-Hospital Critical-Care Providern [38]. Ein weiterer wichtiger Unterschied besteht in den Projekten, die in den USA initiiert werden. Beispielsweise sollen „Community Paramedics" [9] die Gesundheitsversorgung flexibler und kosteneffizienter gestalten.

Diskussion und Einordnung der Ergebnisse

Die Analyse der Ausbildungs- und Einsatzkonzepte in den verschiedenen Ländern legt die Vielzahl internationaler Ansätze offen, die zur Verbesserung der (Notfall-)Versorgung beitragen können. Wenngleich ein direkter Vergleich der Ansätze nicht möglich ist, scheint ein länderübergreifender Austausch von Best Practices sowie die kontinuierliche Weiterentwicklung der Ausbildungs- und Einsatzkonzepte relevant, um einen Diskurs zur Qualität und Zugänglichkeit der Gesundheitsversorgung in Österreich zu verbessern. In der Mehrzahl der untersuchten Länder gilt eine mindestens dreijährige (Bachelor-)Ausbildung als etabliert, um im Rettungsdienst tätig zu sein. So ist davon auszugehen, dass längere Ausbildungszeiten und eine Akademisierung wesentlich zur Professionalisierung des Rettungsdienstes beitragen können. Des Weiteren zeigen die Ergebnisse, dass eine fundierte rettungsdienstliche Aus- und Weiterbildung entscheidend für die Qualität der Gesundheitsversorgung ist. Vor dem dargestellten Hintergrund werden die Reformbedarfe für die rettungsdienstliche Aus- und Weiterbildung und damit auch für das Sanitätergesetz in Österreich deutlich. Dabei gilt es, die regionalen Besonderheiten für die Weiterentwicklung der präklinischen (Notfall-)Versorgungsstrukturen zu berücksichtigen. Die Identifikation spezifischer Herausforderungen und Lösungsansätze in den einzelnen Ländern kann dazu beitragen, effektive Strategien für die (Notfall-)Versorgung (nicht nur)

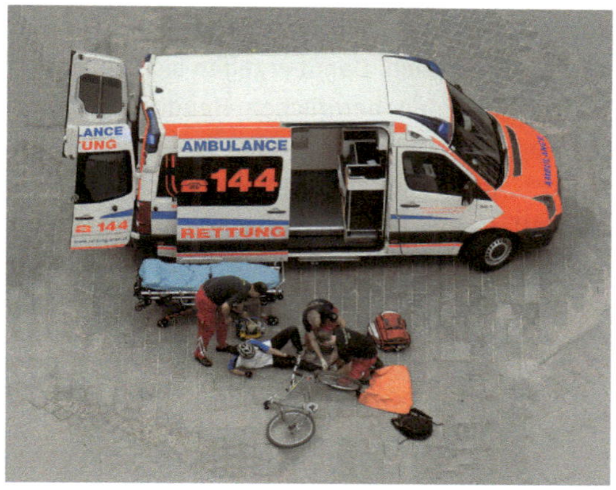

Berufsrettung Wien/NF10, Wien

Abb. 3 Längere Ausbildungszeiten und eine Akademisierung könnten auch in Österreich wesentlich zur Professionalisierung des Rettungsdienstes beitragen

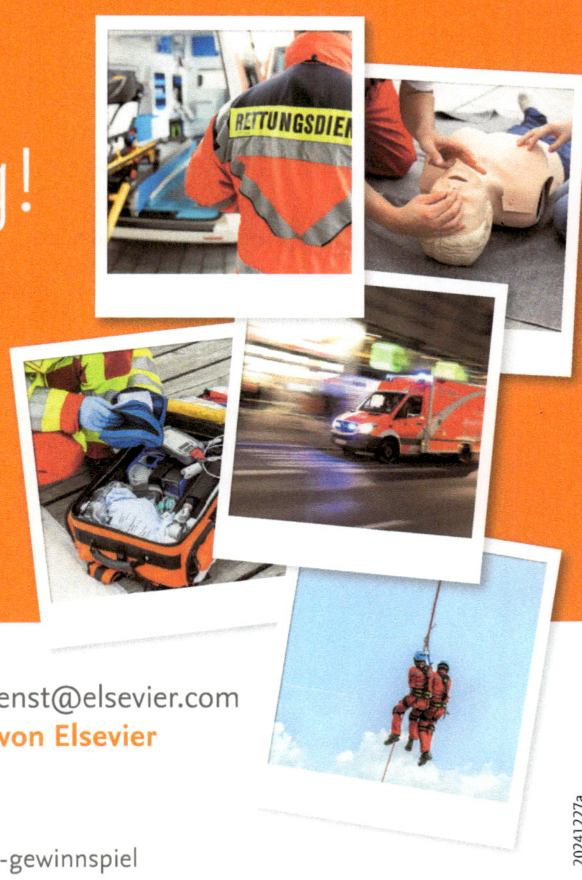

für Österreich zu entwickeln und potenzielle Barrieren zu erkennen. Damit ergeben sich einerseits Fragen nach den beruflichen Handlungskompetenzen von Rettungsdienstmitarbeitenden in Österreich, insbesondere mit Blick auf den Bereich der Notfall- und Entscheidungskompetenzen. Andererseits stellt sich die Frage, inwieweit Synergien zwischen Rettungsdienst- und Pflegeausbildung nutzbar gemacht werden können.

Fazit

Ausgehend von den Herausforderungen an die präklinische (Notfall-)Versorgung in Österreich gewinnen Fragen einer zukunftsfähigen Aus- und Weiterbildung im Rettungsdienst und einer Sicherung der Gesundheitsversorgung zunehmend an Bedeutung. Die Ergebnisse der komparativen Analyse zeigen vielfältige internationale Perspektiven und Potenziale für die Weiterentwicklung der rettungsdienstlichen Aus- und Weiterbildung in Österreich. Um den künftigen Anforderungen in der präklinischen (Notfall-)Versorgung begegnen zu können und eine internationale Anschlussfähigkeit zu erreichen, bedarf es einer Reform der rettungsdienstlichen Ausbildungs- und Arbeitsstrukturen. Dabei ergeben sich sowohl in quantitativer als auch in qualitativer Hinsicht Anforderungen, die es zu berücksichtigen gilt. Aus internationaler Perspektive scheint es unstrittig, dass sich längere Ausbildungszeiten und eine Akademisierung positiv auf die Professionalisierung des Rettungsdienstes und die Versorgungsqualität auswirken können. Folglich bedarf es sowohl einer Klärung und Definition der beruflichen Handlungskompetenzen von Rettungsdienstmitarbeitenden, insbesondere der Notfall- und Entscheidungskompetenzen, als auch einer Diskussion, inwieweit die Berufsgruppen der Notfallsanitäter:innen/Paramedics und Pflegefachpersonen künftig in die rettungsdienstliche Versorgung einbezogen werden sollen. Nicht zuletzt stellt sich die Frage nach der Struktur, den Akteur:innen und der Finanzierung eines durchlässigen Bildungssystems im Rettungsdienst. Um die rettungsdienstliche Aus- und Weiterbildung in Österreich zukunftsfähig zu gestalten, gilt es, die Transferierbarkeit internationaler Best Practices zu prüfen und auf die jeweiligen regionalen Bedingungen und Besonderheiten anzupassen.

Quellen:

[1] Czypionka T.; Kraus M.; Riedel M.; Sigl C. (2012): Aufgabenorientierung im österreichischen Gesundheitswesen. Studie im Auftrag des Hauptverbandes der österreichischen Sozialversicherungsträger. Hg. v. Institut für höhere Studien. Wien. Online verfügbar unter https://www.sozialversicherung.at/cdscontent/load?contentid=10008.714701&version=1391184721, Letzter Abruf: 15.02.2024.

[2] Bundesverband Rettungsdienst (2023): Zukunft Rettungsdienst Quo Vadis, Berufsbild? Aktuelle und zukünftige Tätigkeits- und Ausbildungsverordnungen für den Beruf der Sanitäter:in. Positionspapier Version 2.0

[3] Winkler, P.; Delcour, J.; Haintz, G. (2023): Wie xsund ist Vorarlberg?". Landesgesundheitsbericht Vorarlberg 2022. Hg. v. Amt der Vorarlberger Landesregierung. Gesundheit Österreich, Wien. Bregenz/Wien. Online verfügbar unter https://vorarlberg.at/-/gesundheitsbericht, Letzter Abruf: 16.02.2024.

[4] Redelsteiner, Ch. (2015): Aktuelle und künftige Anforderungen an das Gatekeeping im präklinischen Bereich.

[5] Meixner, R.; Gessl, M. (2024): Evaluierung des Sanitätergesetzes (SanG). Ergebnisbericht. Gesundheit Österreich, Wien. Wien. Online verfügbar unter https://jasmin.goeg.at/id/eprint/3681/1/Eval_Sanit%C3%A4tergesetz_bf.pdf, Letzter Abruf: 11.04.2024.

[6] Initiative Zukunft Rettungsdienst (2024): Positionspapier Berufs und Tätigkeitsbilder SanG 2024. Online verfügbar unter chrome-extension://efaidnbmnnnibpcajpcglclefindmkaj/https://www.oegern.at/wp/wp-content/uploads/Initiative-Zukunft-Rettungsdienst-Positionspapier-Berufs-und-Taetigkeitsbilder-SanG-2024.pdf, Letzter Abruf: 17.02.2024.

[7] Hirt, J., Nordhausen, T. (2022): Rechercheprotokoll für eine systematische Literaturrecherche. Nordhausen, T., Hirt, J. RefHunter. Systematische Literaturrecherche. Online verfügbar unter https://refhunter.org/research_support/rechercheprotokoll/.

[8] Bundesgesetz über die Ausbildung, Tätigkeiten und Beruf der Sanitäter (Sanitätergesetz – SanG) aus 2002

[9] Stumpf & Kossendy Verlag (Hg.) (2023): Rettungsdienst. Zeitschrift für präklinische Notfallmedizin. Rettungsdienst und Community Care 46 (3): S&K.

[10] Ausbildungs- und Prüfungsverordnung für Notfallsanitäterinnen und Notfallsanitäter (NotSan-APrV) aus 2014

[11] Malteser Hilfsdienst gGmbH (2024): Gemeinde-Notfallsanitäter. Ein Pilotprojekt der Landkreise Ammerland, Cloppenburg, Vechta und der Stadt Oldenburg. Online verfügbar unter https://www.gemeindenotfallsanitaeter.de/, zuletzt aktualisiert am 17.02.2024, Letzter Abruf: 17.02.2024.

[12] Hofrath, C.; Zöller, M. (2020): Ausbildungen nach dem Pflegeberufegesetz. Strukturelle Besonderheiten im Vergleich zur Ausbildung nach BBiG/HwO. Hg. v. Berufsinstitut für Berufsbildung. Online verfügbar unter https://www.bwp-zeitschrift.de/dienst/publikationen/de/16476, z Letzter Abruf: 09.03.2024.

[13] Lüdtke, M. (2021): Anforderungen an Lehrkräfte an Rettungsdienstschulen in Deutschland.

[14] Stumpf & Kossendy Verlag (2024): Züricher Fachspezialisten sollen Rettungsdienst entlasten. Pilotprojekt ist in diesem März gestartet. Hg. v. S&K Verlag. Online verfügbar unter https://www.skverlag.de/rettungsdienst/meldung/newsartikel/zuericher-fachspezialisten-sollen-rettungsdienst-entlasten.html, Letzter Abruf: 17.03.2024.

[15] Grusnick, H.; Flake, F. (Hg.) (2022): Elsevier Emergency. Rettungsdienst in Europa. 5/2022. Fachmagazin für Rettungsdienst und Notfallmedizin.

[16] Trinationales Kompetenzzentrum für Ihre Gesundheitsprojekte (2017): Pflegeausbildung in Europa: Gemeinsame Standards, aber große Unterschiede in der Praxis. Kehl. Online verfügbar unter https://www.trisan.org/themenfelder/pflege/artikel/pflegeausbildung-in-europa-gemeinsame-standards-aber-grosse-unterschiede-in-der-praxis, Letzter Abruf: 09.03.2024.

[17] Nowak-Zając, Katarzyna; Domagała, Alicja; Bielska, Iwona A.; Kowalska-Bobko, Iwona (2024): New paramedic scope of practice in Poland based on the 2022 reform. In: Health Policy, S. 105015. DOI: 10.1016/j.healthpol.2024.105015.

[18] Kultusministerkonferenz (KMK) (2010 - 2024): anabin. Das Infoportal zu ausländischen Bildungsabschlüssen. Kultusministerkonferenz (KMK). Online verfügbar unter https://anabin.kmk.org/no_cache/filter/berufsabschluesse-public.html, Letzter Abruf: 12.02.2024.

[19] Ministerstwo Zdrowia (2021): Zdrowa Przyszłość: Ramy strategiczne rozwoju systemu ochrony zdrowia na lata 2021–2027, z perspektywą do 2030 r. Rada Ministrów. Zdrowa Przyszłość: Online verfügbar unter https://www.gov.pl/web/zdrowie/zdrowa-przyszlosc-ramy-strategiczne-rozwoju-systemu-ochrony-zdrowia-na-lata-2021-2027-z-perspektywa-do-2030, Letzter Abruf: 11.04.2024.
[20] Schubert, A.; Pazitny, M.; Dobiáš, V. (2017): Rettungsdienst in der Slowakei: Auf dem Weg zur Akademisierung. Online verfügbar unter https://www.researchgate.net/publication/318661676_Rettungsdienst_in_der_Slowakei_Auf_dem_Weg_zur_Akademisierung_Emergency_Medical_Services_in_Slovakia_On_the_way_to_academization, Letzter Abruf: 23.03.2024.
[21] Střední zdravotnická škola a Vyšší odborná škola zdravotnická (2018): Diplomovaná všeobecná sestra. Online verfügbar unter https://www.szsmb.cz/vosz-diplomovana-vseobecna-sestra, Letzter Abruf: 23.03.2024.
[22] Bjørnaas, L. (2017): Sykepleierprofesjonen i endring: Refleksjoner i møte med etablering av responssenter og aktuell profesjonell ekspertise. Universitetet i Oslo. Oslo. Online verfügbar unter https://www.duo.uio.no/bitstream/handle/10852/58201/17/Sykepleierprofesjon-i-endring-bj-rnaas.pdf, Letzter Abruf: 11.04.2024.
[23] Tepfers, C.; Heineman, B.; Skoglund, S.; Håkegård, R. (2022): Fremtidens helse og omsorg 2030. Hg. v. Arbeidsgiverforeningen Spekter. Arbeidsgiverforeningen Spekter. Norwegen. Online verfügbar unter https://www.helse-vest.no/contentassets/89b1ed2c364f4c70aee25852f33b2179/styredokument-2022/13.06.2022/skriv-05---del-2---fremtidens-helse-og-omsorg-2030.pdf, Letzter Abruf: 11.04.2024.
[24] Senatu, K.; Analiz, B. (2013): Organizacja służb ratownictwa medycznego w wybranych państwach. Büro für Analysen und Dokumentation. Online verfügbar unter https://www.senat.gov.pl/gfx/senat/pl/senatopracowania/53/plik/ot-622.pdf, Letzter Abruf: 01.04.2024.
[25] Finish Nurse Association (2024): Opiskele sairaanhoitajaksi. Hg. v. Finnish Nurses Association. Finnish Nurses Association. Helsinki. Online verfügbar unter https://sairaanhoitajat.fi/en/profession-and-skills/study-to-become-a-nurse/, Letzter Abruf: 01.04.2024.
[26] Dúason, Sveinbjörn; Ericsson, Christoffer; Jónsdóttir, Hrafnhildur Lilja; Andersen, Jeanette Viggen; Andersen, Thomas Lynge (2021): European paramedic curriculum-a call for unity in paramedic education on a European level. In: Scandinavian journal of trauma, resuscitation and emergency medicine 29 (1), S. 72. DOI: 10.1186/s13049-021-00889-z.
[27] Transporterhvervets Uddannelser (2020): Erhvervsuddannelsen til ambulancebehandler. Svendeprøve- og censorvejledning. Online verfügbar unter https://transporterhvervets-uddannelser.euwest01.umbraco.io/media/twqmld4k/svendeproevevejledning-ambulancebehandler.pdf, zuletzt aktualisiert am 29.02.2024.
[28] Waldhausen, A.; Sittermann-Brandnse, B.; Matarea-Türk, L. (2014): (Alten)Pflegeausbildungen in Europa. Ein Vergleich von Pflegeausbildungen und der Arbeit in der Altenpflege in ausgewählten Ländern der EU. Hg. v. Institut für Sozialarbeit und Sozialpädagogik e.V. Online verfügbar unter https://www.beobachtungsstelle-gesellschaftspolitik.de/uploads/tx_aebgppublications/PflegeEU_Aug2014_01.pdf, Letzter Abruf: 23.03.2024.
[29] Allianz Care (2023): Das Gesundheitswesen in den Niederlanden. Online verfügbar unter https://www.allianzcare.com/de/ressourcen/gesundheit-und-wellness/national-healthcare-systems/gesundheitswesen-in-den-niederlanden.html, zuletzt geprüft am 29.04.2024.
[30] College of Paramedics (2019): Leading the development of the Paramedics professions. College of Paramedics. Online verfügbar unter https://collegeofparamedics.co.uk/COP/ProfessionalDevelopment/Paramedic_Curriculum_Guidance.aspx, Letzter Abruf: 29.02.2024.
[31] Stott, H. et al. (2024): Understanding paramedic work in general practice in the UK: a rapid realist synthesis. In: BMC primary care 25 (1), S. 32. DOI: 10.1186/s12875-024-02271-1.
[32] Barry, T. et al. (2022): Potential for Paramedic roles in Irish General Practice: A qualitative study of stakeholder's perspectives. In: HRB open research 5, S. 40. DOI: 10.12688/hrbopenres.13545.2.
[33] Cruz Roja (2024): TÉCNICO EN EMERGENCIAS SANITARIAS. Hg. v. Curz Roja. Online verfügbar unter https://cruzrojafp.es/curso/tecnico-en-emergencias-sanitarias-tes/, Letzter Abruf: 26.03.2024.
[34] Enfermería en Desarrollo (2014): La enfermería en España y en Europa. Online verfügbar unter https://enfermeriaendesarrollo.es/trabajo-enfermero/la-enfermeria-en-espana-y-en-europa/, Letzter Abruf: 26.03.2024.
[35] Alcázar, M.; Angélica, A. (2023): Rol de Enfermería en los Servicios de Emergencias. In: Ciencia Latina 7 (6), S. 5034–5050. DOI: 10.37811/cl_rcm.v7i6.9058.
[36] Meyer, K.; Hahnen, D.; Hausmann, K.; Grassl, J.; Sander, H.; Mangelsdorf, R. (2020): Handlungsempfehlungen für die rettungsdienstliche Bildung in Europa. Arbeitsgemeinschaft. https://em-edu.eu/wp-content/uploads/2020/11/methodenkompendium.pdf, Letzter Abruf: 09.03.2024.
[37] Salutt, J. (29.03.2024): Gesundheitswesen in Italien/Südtirol.
[38] Page, C.; Sbat, M.; Vasquez K.; Yalcin, Z. (2013): Analysis of Emergency Medical Systems Across the World. An Interactive Qualifying Project of the Wordester Polytechnix Institute. in partial fulfillment of the requirements for the degree of. Online verfügbar unter https://digital.wpi.edu/concern/student_works/70795787c?locale=en, Letzter Abruf: 29.02.2024.

Die Autorinnen

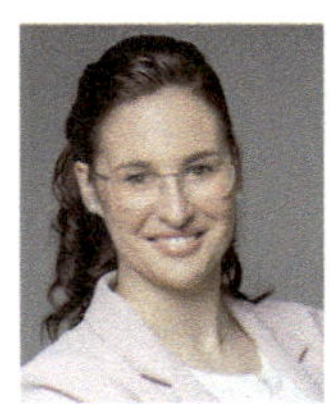

Raphaela Dünser, BSc, MA, Notfallsanitäterin NKV in Österreich, Notfallsanitäterin in Deutschland. Bachelor Berufspädagogik und Management im Rettungsdienst, Master Berufspädagogik für Gesundheitsberufe. Derzeit Studium der Gesundheits- und Krankenpflege (BSc) an der FH Vorarlberg. Lehrsanitäterin beim ÖRK, LV Vorarlberg, sowie im Qualitätsmanagement des Krankenhauses der Stadt Dornbirn.
Kontakt: raphaela@dura-education.at

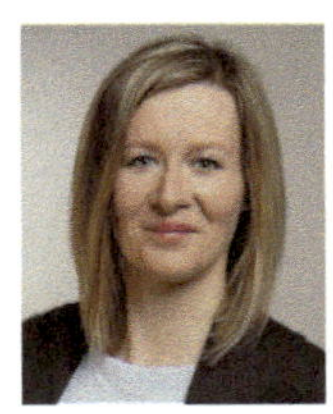

Prof. Dr. phil. Sandra Tschupke, Professorin für Berufspädagogik mit Schwerpunkt Professionalisierung und lebenslanges Lernen in den Gesundheitsberufen. Studiendekanin der Fakultät Gesundheitswesen sowie Studiengangleitung und Praxisphasenbeauftragte des Masterstudiengangs Berufspädagogik für Gesundheitsberufe an der Ostfalia Hochschule für angewandte Wissenschaften – Hochschule Braunschweig/Wolfenbüttel in Wolfsburg.

Interessenskonflikt: Die Autorinnen erklären, dass keine Interessenkonflikte vorliegen.

Mitteilungen des DBRD

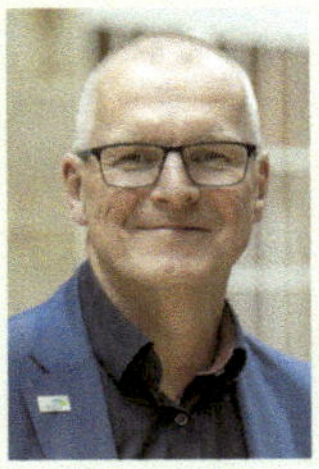

Liebe Kolleginnen und Kollegen,
ich hoffe, ihr seid gut ins neue Jahr gestartet und habt euch nur das vorgenommen, was ihr auch erreichen könnt. Für uns alle beginnt 2025 turbulent mit der Neuwahl unserer gemeinsamen Regierung. Da man davon ausgehen kann, dass auch alle Ämter neu besetzt werden, bedeutet dies, dass wir auch alle rettungsdienstlich relevanten Themen neu angehen müssen. Derzeit ist nicht absehbar, wie viel Zeit und Arbeit uns das kosten wird oder ob wir überhaupt Gehör finden. Wir können nur einmal mehr die notwendigen Reformen im Rettungsdienst anmahnen und für eine schnelle Umsetzung werben. Da werden wir auch nicht müde, darauf könnt ihr euch verlassen.
Das Jahr 2024 war im Übrigen das erfolgreichste Jahr in unserer Gemeinschaft, was den Mitgliedszuwachs angeht. Wir konnten in diesem Jahr mehr als 2.600 Neumitglieder begrüßen. Das spricht für unsere Arbeit und eure Werbung. Dafür möchten wir uns ausdrücklich bedanken. An diesen Erfolg möchten wir natürlich anknüpfen, und wir freuen uns, wenn ihr weiterhin so für uns werbt.
In diesem Sinne wünschen wir euch ein erfolgreiches 2025 und bleibt alle gesund und uns gewogen.
Euer Frank Flake

Aktuelles

DBRD am 06.11.2024 im Gesundheitsausschuss des Deutschen Bundestages

Am 06.11.2024 hatte der DBRD die Möglichkeit, im Gesundheitsausschuss des Deutschen Bundestages zum Notfallreformgesetz Stellung zu nehmen. Vertreten wurde der DBRD durch Hans-Martin Grusnick aus dem Ärztlichen Beirat. Zuvor hatte der DBRD eine umfangreiche Stellungnahme zum vorgelegten Gesetzentwurf veröffentlicht. Interessant war der Vorstoß der Regierungskoalitionen, durch einen kurzfristig eingebrachten Änderungsantrag zum Gesetz eine Veränderung der rettungsdienstlichen Verankerung im SGB V zu erreichen. So sollte der Rettungsdienst nicht mehr als reine Transportleistung betrachtet werden, sondern die medizinische Leistung in den Fokus gerückt werden. Der DBRD hatte sich auch hierzu positioniert, trotz der sehr kurzen Vorlaufphase.

Abb. 1 Hans-Martin Grusnick im Gesundheitsausschuss zur Notfallreform

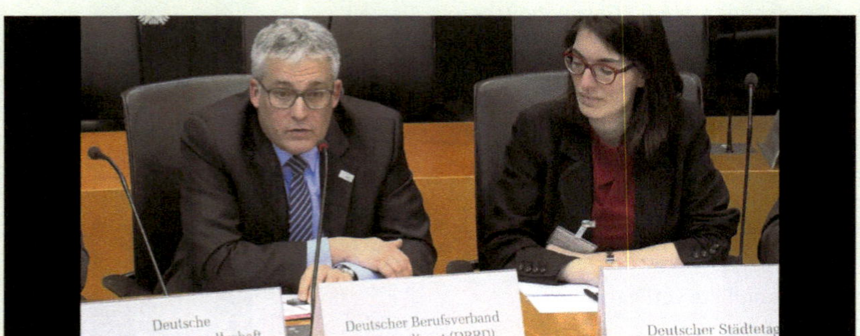

Insgesamt sind aus Sicht des DBRD die Anstrengungen begrüßenswert, die an der Versorgung Beteiligten und hier insbesondere die Kassenärztlichen Vereinigungen durch gesetzliches Nachsteuern zu mehr Leistung zu bewegen und somit robust belastbare Strukturen im Sektor der KV zu schaffen. Dies hätte das Potenzial zu erheblichen Reduktionen von fälschlicherweise durch den Rettungsdienst beantworteten Hilfeersuchen, die wieder in den richtigen Versorgungssektor sortiert würden. Allerdings sind bei der Veränderung und Aufnahme in das SGB V auch Herausforderungen zu bedenken, die insbesondere die Finanzierung angehen. Der DBRD wies erneut deutlich auf die Notwendigkeit hin, die eigenverantwortliche heilkundliche Tätigkeiten der NotSan zu nutzen, und forderte eine Nachbesserung dieses Kompetenzrahmens, um auch niederschwellige Hilfeersuchen nach rettungsdienstlichem Kontakt wenn möglich fallabschließend durch NotSan abarbeiten zu können.

Am 05.11.2024 erfolgte zudem die Stellungnahme zum Gesetzentwurf der Reform zur Notfallversorgung. Die gesamte Stellungnahme des DBRD zum NotfallG lest ihr hier:

Vortrag zu Notfallsanitäterkompetenzen in Westerstede am 17.10.2024

In Westerstede fand der 2. Kongress Gesundheitsfachberufe vom 16. bis 18. Oktober 2024 unter dem Hauptthema „Resilienz im Gesundheitswesen“ statt. Am zweiten Tag hatte Hans-Martin Grusnick aus dem Ärztlichen Beirat die Möglichkeit, im Rahmen eines Notfallsymposiums das Thema „Wieviel Notarzt braucht der NotSan?“ zu diskutieren. Im Vortrag wurden die Kompetenzen und deren leider oftmals nicht zugelassene Wirkung thematisiert. Nach der Vorstellung des gesetzlichen Rahmens aus dem NotSanG wurde der große Tätigkeitsbereich des eigenverantwortlichen Handelns durch NotSan in den Fokus gerückt. Grusnick stellte heraus, dass es auf die Maßnahmenerfordernis ankomme und nicht auf althergebrachte strukturelle Verhaltensweisen. In diesem Zusammenhang wurde auch deutlich gemacht, dass der Notarzt lediglich in 11 % der Notarzteinsätze überhaupt erforderlich ist. Diese überzogene Alarmierungspraxis und die daraus resultierenden erheblichen Mehrbelastungen für das Gesundheitswesen wurden ebenso thematisiert, wie die Wirkung auf die Motivation der NotSan. Grusnick warb für Vertrauen den NotSan gegenüber, aber auch für das Selbstvertrauen, welches die NotSan selbst aufbringen müssen. Die Sorge vor möglichen Fehlern durch NotSan führe zu einer Vermeidung von Maßnahmen. Allerdings sei wahrscheinlich das Unterlassen gebotener Maßnahmen die quantitativ größere Schädigungsquelle, die es auszuschalten gelte.

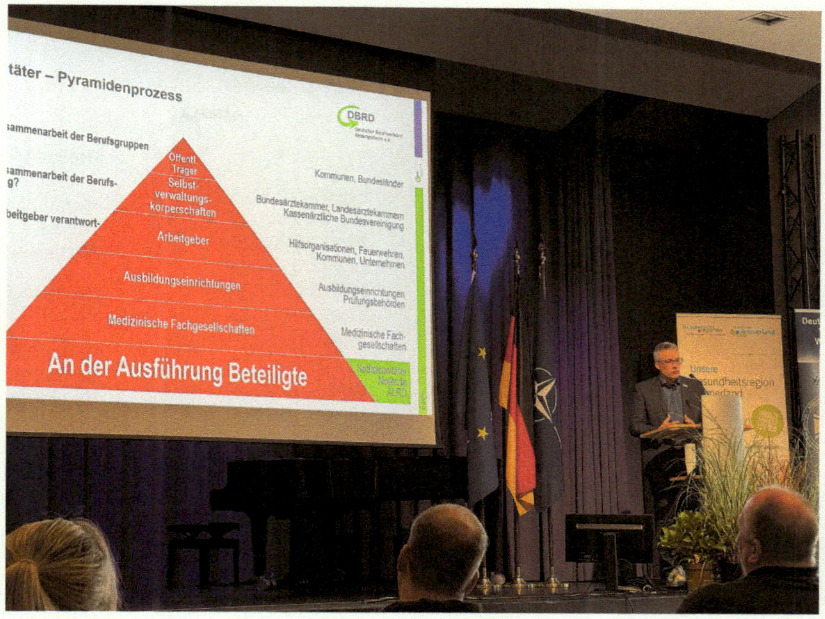

Abb. 2 Vortrag auf dem Notfallsymposium Westerstede

Nach Vorstellung des NAIK des DBRD folgte noch die Betrachtung der aktuellen Notarztausbildung und die Forderung nach grundlegender Neugestaltung mit umfangreicherer und angemessener Ausbildung. Grusnick sprach sich für weniger, aber besser qualifizierte Notärzte aus, die dann zum Einsatz kommen müssten, wenn die NotSan mit ihren Maßnahmen am Ende seien. Er warb für eine endlich gemeinsame Anstrengung zur Transformation des Rettungsdienstes und ein Weichenstellen für die Zukunft.

In der anschließenden Diskussion gab es viel Zuspruch und Verständnis für die dargestellten Inhalte. Vielen Dank an die Bundeswehr für die Organisation dieses Symposiums.

Stellungnahme Positionspapier Bertelsmann Stiftung

Der DBRD veröffentlichte am 20.10.2024 eine Stellungnahme zum Positionspapier der Bertelsmann Stiftung zur Neujustierung der Kompetenzen und der Zusammenarbeit der rettungsdienstlichen Berufe. Es wurde Stellung genommen zu Punkten wie der geforderten Verlängerung der Rettungssanitäterausbildung, der Wichtigkeit der eigenständigen Tätigkeit von Notfallsanitätern im Gesamtsystem Rettungsdienst, der Alarmierung des Telenotarzt nur auf Anforderung durch Notfallsanitäter und die Überarbeitung der Funktion des Ärztlichen Leiter Rettungsdienst hin zu einem Gremium medizinische Versorgung, bestehend aus Notfallsanitätern, Notärzten und Rettungsdienstschulen. Die gesamte Stellungnahme finden Sie hier:

DBRD
Deutscher Berufsverband Rettungsdienst e.V.

Kurstermine

Alle Kurse können auch als Inhousekurse gebucht werden. Sprecht uns einfach an. Gerne unterbreiten wir Euch ein Angebot.

AMLS Provider-Kurs (offen/2 Tage)

Hamburg	22.–23.02.2025
Bremen	15.–16.03.2025
Wolfratshausen	26.–27.04.2025
Windischeschenbach	22.–23.05.2025
Mannheim	24.–25.05.2025
Bremen	21.–22.06.2025
Lübeck	19.–20.07.2025
Aachen	06.–07.09.2025
Dresden	18.–19.10.2025
Bremen	22.–23.11.2025

Weitere Informationen und Anmeldung unter www.amls.de

AMLS Refresher-Kurs (offen/1 Tag)

Hamburg	03.05.2025
Bremen	15.08.2025

Weitere Informationen und Anmeldung unter www.amls.de

EPC Provider-Kurs (offen/2 Tage)

Würzburg	22.–23.03.2025
Burbach	05.–06.04.2025
Kassel	10.–11.05.2025
Bad Wiessee	31.05.–01.06.2025
Aachen	21.–22.06.2025
Mannheim	19.–20.07.2025
Dresden	16.–17.08.2025
Wetzlar	18.–19.10.2025
Burbach	08.–09.11.2025
Aachen	13.–14.12.2025
Garmisch-Partenkirchen	20.–21.12.2025

Weitere Informationen und Anmeldung unter www.epc-germany.de

GEMS Provider-Kurs (offen/2 Tage)

Kassel	12.–13.04.2025
Burbach	17.–18.05.2025
Aachen	07.–08.06.2025
Mannheim	04.–05.10.2025

Weitere Informationen und Anmeldung unter www.gems-deutschland.de

PHTLS Provider-Kurs (offen/2 Tage)

Stuttgart	18.–19.01.2025
Aachen	01.–02.02.2025
Berlin (UKB)	08.–09.02.2025
Burbach	22.–23.02.2025
Offenbach	08.–09.03.2025
Wolfratshausen	05.–06.04.2025
Bonn	12.–13.04.2025
Dresden	26.–27.04.2025
Mannheim	17.–18.05.2025
Burbach	24.–25.05.2025
Lübeck	24.–25.05.2025
Windischeschenbach	22.–23.06.2025
Plauen	26.–27.07.2025
Burbach	02.–03.08.2025
Würzburg	06.–07.09.2025
Wolfratshausen	04.–05.10.2025
Freiburg	11.–12.10.2025
Windischeschenbach	22.–23.10.2025
Berlin (UKB)	25.–26.10.2025
Bonn	25.–26.10.2025
Dresden	02.–03.11.2025
Burbach	08.–09.11.2025
Mannheim	22.–23.11.2025
Lübeck	29.–30.11.2025
Aachen	20.–21.12.2025

PHTLS Refresher-Kurs (offen/1 Tag)

Berlin (UKB)	07.02.2025
Berlin (UKB)	22.02.2025
Berlin (UKB)	23.02.2025
Berlin (UKB)	31.05.2025
Berlin (UKB)	01.06.2025
Berlin (UKB)	24.10.2025

Weitere Informationen und Anmeldung unter www.phtls.de

TECC Provider-Kurs (offen/2 Tage)

Windischeschenbach	22.–23.02.2025
Oberpfaffenhofen	22.–23.03.2025
Burbach	26.–27.04.2025
Windischeschenbach	24.–25.05.2025
Burbach	28.–29.06.2025
Lübeck	16.–17.08.2025
Windischeschenbach	06.–07.09.2025
Burbach	11.–12.10.2025
Oberpfaffenhofen	15.–16.11.2025
Windischeschenbach	22.–23.11.2025
Frankfurt	13.–14.12.2025

TECC Refresher-Kurs (offen/1 Tag)

Burbach	27.09.2025

TECC Szenario-Training (offen/1 Tag)

Burbach	28.09.2025

TCCC-CMC Provider-Kurs (offen/8 Tage)

Burbach	01.–08.11.2025

Weitere Informationen und Anmeldung unter www.tccc-deutschland.de/tecc-kurse.html

12-Leads-Provider-Kurs (offen/2 Tage)

Lübeck	25.–26.01.2025
Frankfurt	08.–09.03.2025
Lübeck	24.–25.05.2025
Lübeck	05.–06.07.2025
Lübeck	06.–07.09.2025
Lübeck	22.–23.11.2025

Weitere Informationen und Anmeldung unter www.12-Leads.de

AHA-ACLS-Kurs (offen/2Tage)

Lübeck	26.–27.04.2025
Lübeck	08.–09.11.2025

Weitere Informationen und Anmeldung unter www.reanimation.de

AMLS, EPC, GEMS, PHTLS und TECC Instruktorenkurs (nur mit Instruktorenpotenzial)

Seeheim	15.–16.03.2025
Seeheim	29.–30.11.2025

Mitgliederinfos BVRD.at

Liebe Kolleginnen und Kollegen!
Wir hoffen, ihr seid gut ins neue Jahr gestartet! Der Jahresbeginn bringt sowohl neue Herausforderungen als auch Chancen mit sich: Mit dem neuen Parlament liegt der Fokus nun darauf, unser dringendes Anliegen einer Novelle des Sanitätergesetzes voranzutreiben und politische Überzeugungsarbeit zu leisten. Ebenso sind Strukturreformen auf Landesebene und innerhalb der Rettungsorganisationen dringend notwendig. Besonders die Reform der Ausbildung und die Sicherstellung flächendeckend hoher Qualitätsstandards bleiben zentrale Schwerpunkte unserer Arbeit. Der Föderalismus mit den Zuständigkeiten der Länder erfordert dabei ein besonders hohes Maß an Überzeugungsarbeit.
Ein weiteres Ziel ist es, das Selbstverständnis unserer Berufs- und Tätigkeitsgruppe zu stärken. Wir möchten Sanitäter:innen ermutigen, ihre eigene Stimme zu erheben, sich klar zu positionieren und sich nicht auf Hilfstätigkeiten reduzieren zu lassen. Ebenso wichtig ist der Fokus auf die Gesundheit und das Wohlbefinden der Rettungskräfte. Hier gehen Arbeitssicherheit und Arbeitnehmer:innenschutz, unterstützt durch moderne technische Hilfsmittel, Hand in Hand mit der Sicherheit unserer Patient:innen.
Mit eurer Mitgliedschaft unterstützt ihr diese gemeinsamen Ziele bereits tatkräftig. Wenn ihr euch darüber hinaus aktiv einbringen möchtet, organisiert Diskussionen, Stammtische oder Veranstaltungen in eurem Umfeld oder führt Erhebungen durch. Wir stehen euch nach Möglichkeit dabei gern zur Seite, beteiligen uns aktiv und schaffen so eine noch engere Vernetzung. Denn nur gemeinsam können wir Netzwerke stärken und das Rettungswesen nachhaltig gestalten und weiterentwickeln.
In diesem Sinne: Bleibt engagiert, bleibt sicher und setzt euch für die Veränderung ein, die ihr im Rettungswesen sehen wollt!
Euer Vorstand

Sanitäterfonds: Weil niemand alleine stehen soll, stehen wir zusammen

Der BVRD.at hat einen Sanitäterfonds ins Leben gerufen, um Mitglieder in Notlagen schnell und unbürokratisch finanziell zu unterstützen. Der Fonds bietet verschiedene Arten der finanziellen Soforthilfe und Unterstützung, z. B. bei Unfällen, schweren Verletzungen, Erkrankungen oder Schicksalsschlägen.

Der Sanitäterfonds wird durch einen Teil des jährlichen Mitgliedsbeitrags sowie durch Erlöse aus Charity-Events, Spenden und Kooperationen finanziert. Das Ansuchen um Mittel aus dem Fonds erfolgt formlos per E-Mail unter sanitaeterfonds@bvrd.at. Anfragen werden selbstverständlich vertraulich behandelt. Ein sechsköpfiges Gremium aus verschiedenen Bereichen, darunter Recht, Rettungsdienst und Finanzwesen, verwaltet den Fonds. Neben der finanziellen Hilfe bietet der Sanitäterfonds auch ein Netzwerk und Kontakte.
Spenden für den Sanitäterfonds können per Banküberweisung an das eigens dafür eingerichtete Spendenkonto AT36 5400 0006 0070 5495 geleistet werden. Weitere Infos unter www.sanitaeterfonds.at

Spine Care: Gesund bleiben im Rettungsdienst

Gemeinsam mit Spine Base und mit Unterstützung von Stryker hat der BVRD.at das neue Kursformat Emergency Spine Care speziell für Österreich entwickelt. Ziel des eintägigen Programms ist es, ein Bewusstsein für die besonderen körperlichen und psychischen Herausforderungen des Rettungsdienstalltags zu schaffen. Dabei werden den Teilnehmer:innen praktische Werkzeuge und Techniken vermittelt, um trotz der hohen Belastungen gesund und leistungsfähig zu bleiben.
Der Kurs umfasst wichtige Themen wie:

- Ergonomisches Arbeiten und Lastenhandling
- Prävention degenerativer Erkrankungen des Muskel-Skelett-Systems

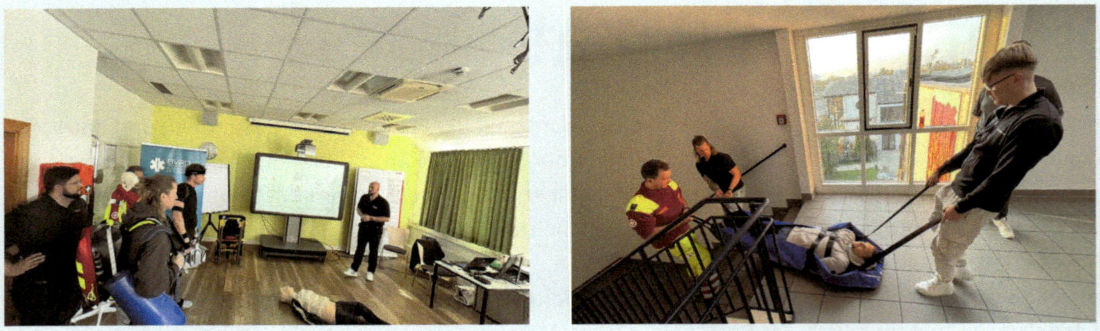

Abb. 1 Impressionen vom ersten Spine-Care-Kurs

- Wechselwirkungen zwischen Arbeitsbelastung und persönlichen Ressourcen
- Praktische Bewegungsansätze für den Rettungsdienstalltag
- Ergonomische Arbeitsplatzorganisation

Mit einer Kombination aus theoretischem Wissen und praxisnahen Übungen werden die Teilnehmer:innen für rückenschonendes Arbeiten und nachhaltige Gesundheit sensibilisiert. Spine Care setzt einen wichtigen Schritt zur Förderung der Gesundheit und Leistungsfähigkeit im Rettungsdienst. Der erste Kurs war ein voller Erfolg.
Weitere Termine:
17.5.2025 in Niederösterreich
11.10.2025 in Innsbruck

Hohe Auszeichnung

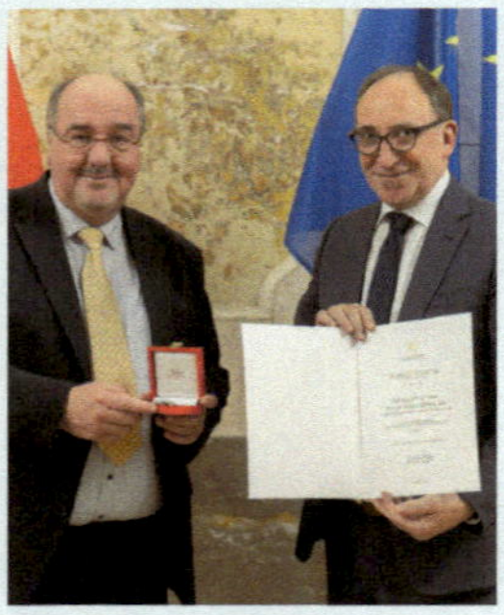

BMSGPK

Vertreten durch Gesundheits- und Sozialminister Johannes Rauch verlieh Bundespräsident Alexander van der Bellen das Große Ehrenzeichen für Verdienste um die Republik Österreich an Christoph Redelsteiner.
Minister Rauch würdigte Redelsteiner als eine der prägenden Persönlichkeiten des österreichischen Rettungswesens. Durch seine Lehre, Forschung und Praxis hat er die rettungsdienstliche Versorgung entscheidend geprägt und soziale Aspekte ins Rettungswesen integriert. Christoph Redelsteiner verbindet praxisorientiertes Wissen mit theoretischer Tiefe – eine Bereicherung für das Rettungswesen weit über die Grenzen Österreichs hinaus.

Neue Podcast-Folgen

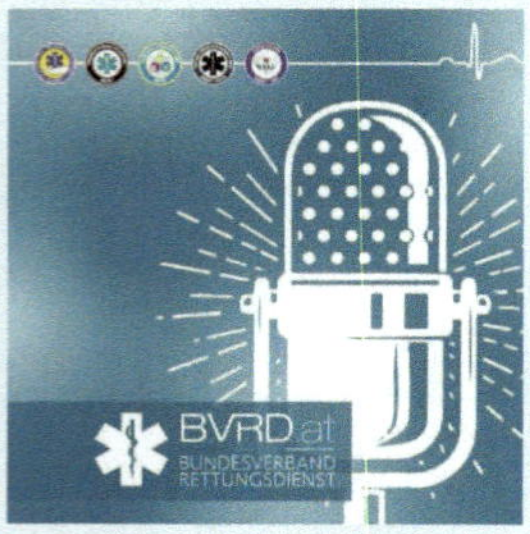

Immer sonntags alle 14 Tage erscheint eine neue Folge von unserem Podcast. Dabei geht es um den Rettungsdienst in anderen Ländern, notwendige Reformen in der Ausbildung und Struktur des Rettungsdienstes in Österreich, rechtliche Fragen, Simulationstraining und vieles mehr. Wir greifen aktuelle Themen auf und geben spannende Einblicke in die Fragen, die uns im Rettungsdienst bewegen. Du hast Ideen oder Fragen zum Podcast? Kontaktier uns via Social Media oder E-Mail. Wir freuen uns auf euch!
https://open.spotify.com/episode/726u9jW7q5ESBlqpEYOWos?si=QKYv4PrQQkGRqpZtLUIpPw

Kurse

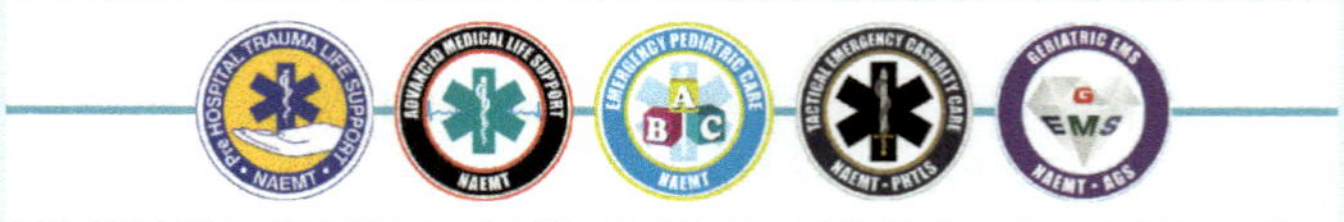

Für 2025 haben wir wieder ein breites Angebot an PHTLS, AMLS, EPC, TECC und GEMS Kursen im Angebot. Mitglieder bezahlen 50 Euro weniger. Wir freuen uns, euch bei einem der Kurse begrüßen zu dürfen!

PHTLS | www.phtls.at
AMLS | www.amls.at
TECC | www.tecc-austria.com
GEMS | www.gems-austria.at
EPC | www.epc-austria.at

Mit neuesten Infos immer up-to-date bist du, wenn du uns auf Instagram und Facebook folgst – und natürlich als BVRD.at-Mitglied über die monatlichen Mitgliederinfos.

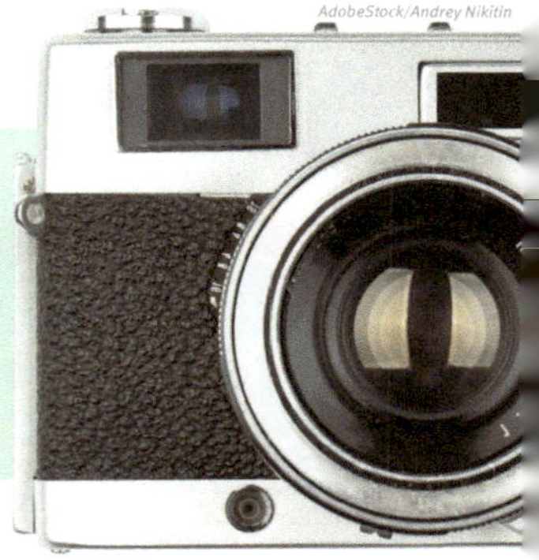

AdobeStock/Andrey Nikitin

Momentaufnahme

Eingereicht von Bernhard Mandla, Hameln

Ein Bild sagt mehr als tausend Worte. Deshalb zeigen wir in jeder Ausgabe der *Elsevier Emergency* eine „Momentaufnahme" aus Ihrem Rettungsdienstalltag. Als Leser:in von *Elsevier Emergency* sind Sie herzlich dazu eingeladen, uns Ihren persönlichen Fotomoment aus dem Rettungsdienst zukommen zu lassen. Senden Sie Ihr Foto gemeinsam mit einer Beschreibung oder einer kurzen Entstehungsgeschichte per E-Mail an rettungsdienst@elsevier.com.

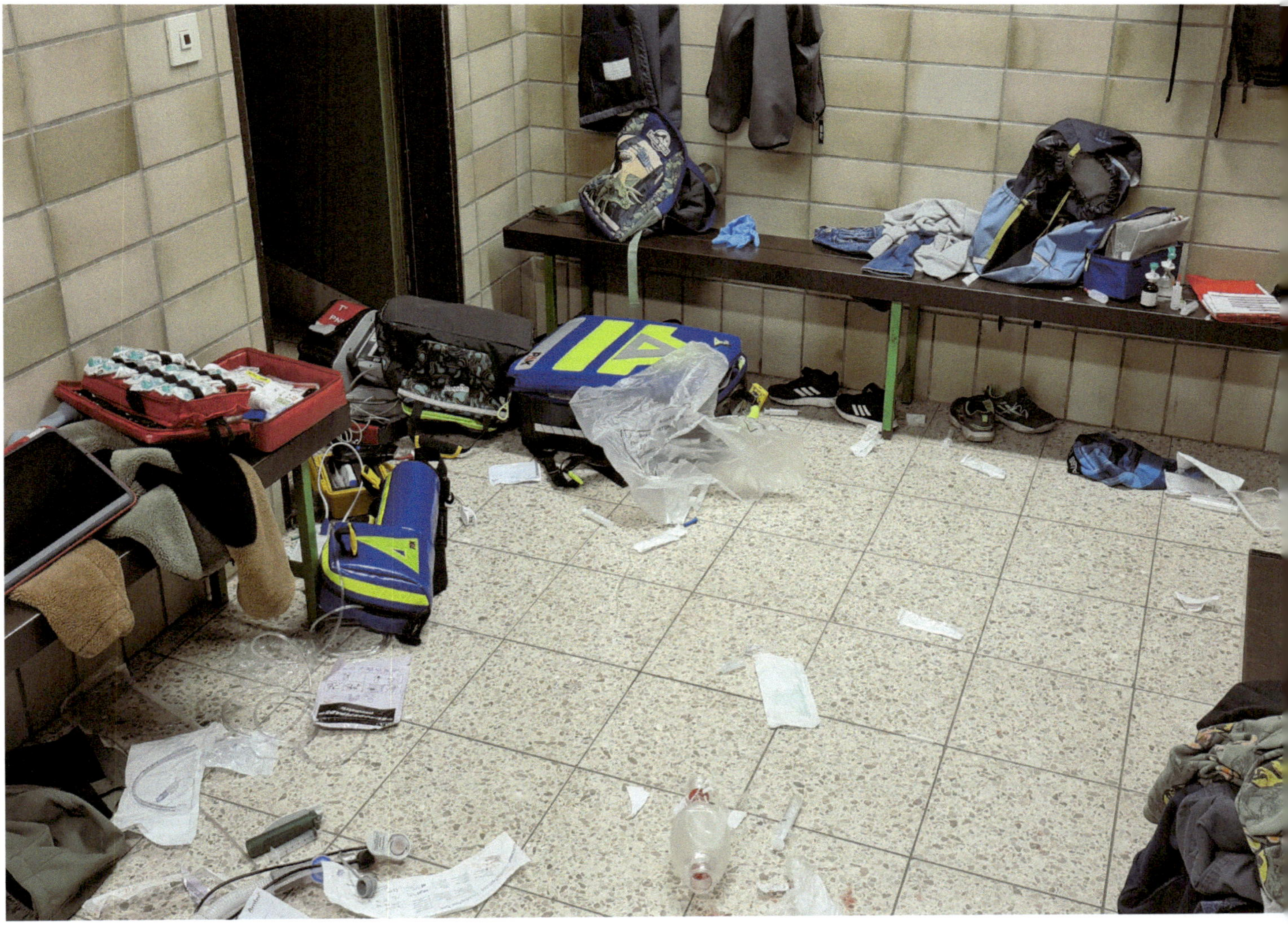

Eine Momentaufnahme, deren Details uns nachdenklich und demütig machen und die mehr sagt als tausend Worte. Das Foto entstand nach der dramatischen Reanimation eines 7-jährigen Jungen im Umkleideraum einer Sporthalle. Das Kind wurde da bereits unter Reanimation mit einem Rettungshubschrauber in ein Krankenhaus der Maximalversorgung geflogen. Trotz aller Bemühungen verstarb das Kind.

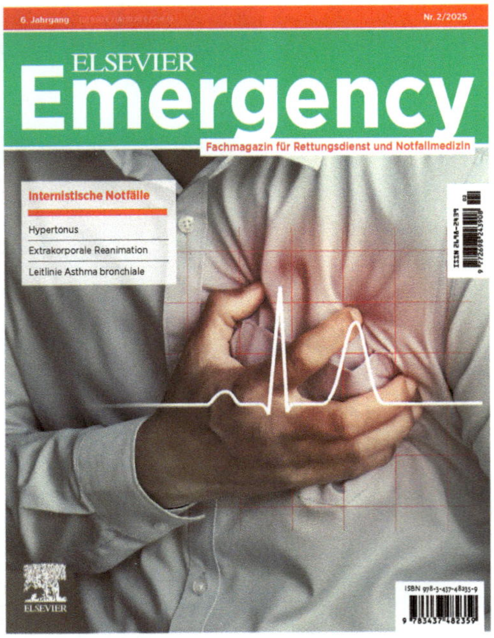

Vorschau

Heft 2/2025 erscheint im April 2025 mit dem
Leitthema „Internistische Notfälle"
Voraussichtlich u. a. mit folgenden Beiträgen:

- Hypertonus
- Extrakorporale Reanimation
- Leitlinie Asthma bronchiale

Impressum

Elsevier Emergency – Fachmagazin für Rettungsdienst und Notfallmedizin
6. Jahrgang, Heft 1/2025
Offizielles Verbandsorgan des Deutschen Berufsverbands Rettungsdienst e.V. (DBRD) und des Bundesverbands Rettungsdienst (BVRD.at)
© Elsevier GmbH, Deutschland
Elsevier GmbH, Bernhard-Wicki-Str. 5, 80636 München, Deutschland
Geschäftsführung: Olaf Lodbrok, Fiona Henderson
Alle Rechte vorbehalten.

Verantwortliche Redakteurin: Hildegard Graf, Hartstr. 148, 82110 Germering, rettungsdienst@elsevier.com
Verantwortlich für Anzeigen: Dirk Struwe Medienvermarktung e. K., Mühlenkamp 21a, 22303 Hamburg, d.struwe@struwe-media.de

Druck und Bindung: Drukarnia Dimograf Sp. z o. o., ul. Legionów 83, 43-300 Bielsko-Biała/Polen

Planung: Katharina Frank, Anna-Marie Salaja
Projektmanagement: Hildegard Graf, Martina Gärtner, Nicole Kopp, Dagmar Wiederhold
Redaktion: Hildegard Graf, Willi Haas
Herstellung: Hildegard Graf
Bildredaktion und Rechteklärung: Katja Sieger-Schauer
Satz: abavo GmbH, Buchloe/Deutschland
Umschlaggestaltung: Stefan Hilden Design, München
Umschlagherstellung: SpieszDesign, Neu-Ulm
Titelfotografie: © Tunatura – stock.adobe.com

Erscheinungsweise: 6 Ausgaben/Jahr
Bezugspreise Einzelheft: 9,90 EUR [D], 10,20 EUR [A], 15,00 CHF zzgl. Versandkosten
Alle Preise verstehen sich inkl. MwSt. Die Preisangaben sind unverbindliche Preisempfehlungen. Preisänderungen müssen wir uns vorbehalten.
Hauptherausgeber für diese Ausgabe: Claudia Schwarz, Jürgen Gollwitzer
Herausgeber*innen: Jürgen Gollwitzer, Hans-Martin Grusnick, Matthias Klausmeier, Claudia Schwarz

Hinweise für Abonnenten
Mitglieder des DBRD: Bei Rückfragen zum Erhalt der Zeitschrift oder Änderungen Ihrer persönlichen Daten (Adresse, Kontoverbindung) wenden Sie sich bitte an: info@dbrd.de

Mitglieder des BVRD.at: Bei Rückfragen zum Erhalt der Zeitschrift oder Änderungen Ihrer persönlichen Daten (Adresse, Kontoverbindung) wenden Sie sich bitte an: mitgliederservice@bvrd.at

ISSN 2698-2439
ISBN 978-3-437-48234-2
eISBN 978-3-437-05777-9

Bibliografische Information der Deutschen Nationalbibliothek
Die Deutsche Nationalbibliothek verzeichnet diese Publikation in der Deutschen Nationalbibliografie; detaillierte bibliografische Daten sind im Internet über https://www.dnb.de abrufbar.

Um den Textfluss nicht zu stören, wurde bei Patient*innen und Berufsbezeichnungen im Allgemeinen die grammatikalisch maskuline Form gewählt. Selbstverständlich sind in diesen Fällen immer alle Geschlechter gemeint.

Aktuelle Informationen finden Sie im Internet unter www.elsevier.de

Vom Faustkeil zur Axt

Als erste Werkzeuge benutzte der Mensch Steine, Stöcke und Knochen. Viele tausend Jahre war der Faustkeil das entscheidende Werkzeug. Der Mensch benutzte es zum Lockern der Erde, beim Ausgraben von Wurzeln, zum Zerlegen erbeuteter Tiere und zum Herstellen einfacher Geräte aus Holz.

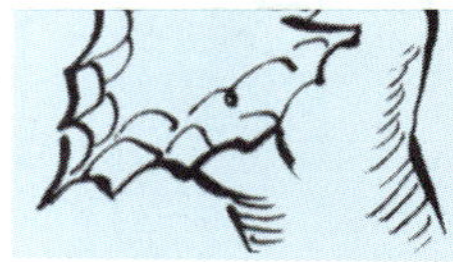

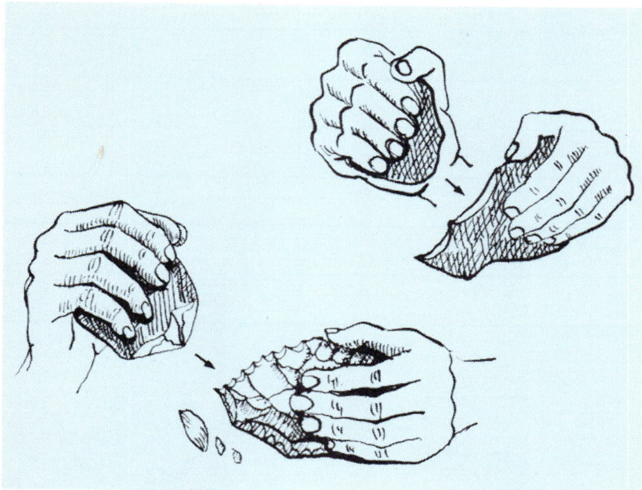

Wie der Steinzeitmensch einen Faustkeil herstellte

① Beschreibe die Herstellung!

____

____

____

____

____

Im Laufe der Zeit lernte er dann Steine nach seinen Wünschen zu bearbeiten.

② Schreibe die richtigen Zahlen in die Kreise auf dem Bild.

1 Faustkeil
2 Bohrer
3 Schaber
4 längliches Messer

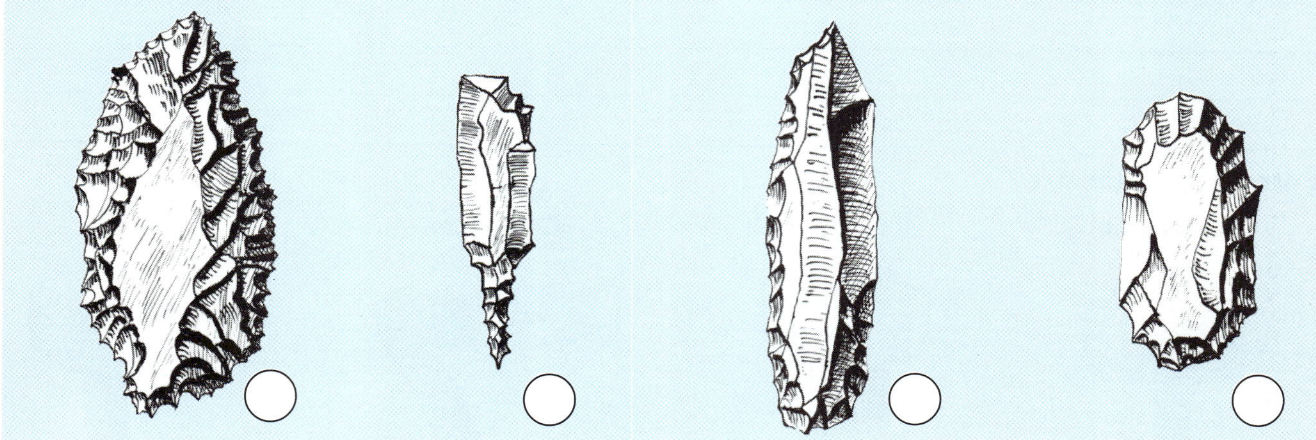

Was man mit den Werkzeugen machte

③ Schreibe in kurzen Sätzen!

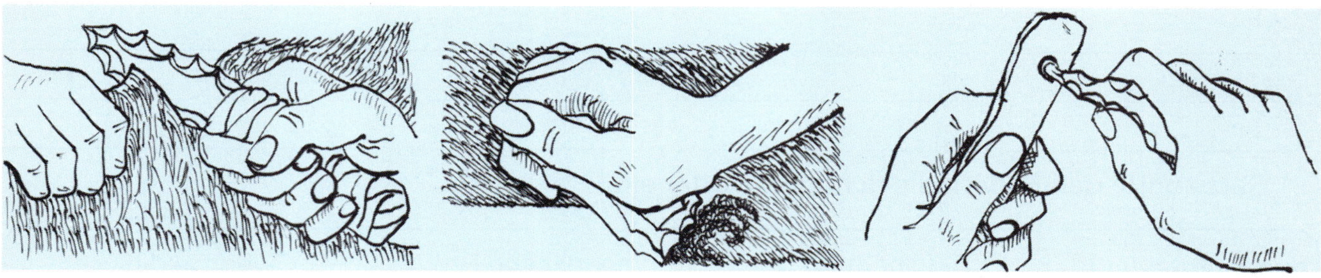

Mit dem Steinmesser	Mit dem	Mit

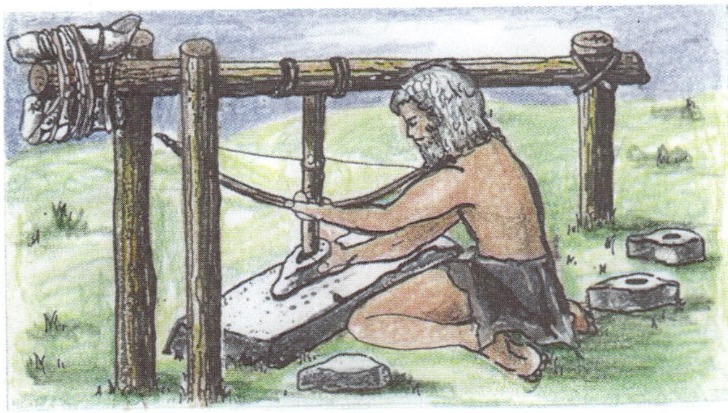

Anfangs wurde ein behauener Stein mit Bast oder Tiersehnen am Holzstiel der Axt befestigt. Später wurde der Stein mit Hilfe eines Bohrgerätes durchbohrt. Jetzt war die Wirkung der Axt besser. Warum?

④ Berichte in kurzen Sätzen.

Etwa um 2000 Jahre vor Christi Geburt lernten die Menschen in unserer Heimat die Bronze kennen. Sie war eine Mischung aus Kupfer und Zinn. Später entdeckten sie das Eisen. Dieses Metall war härter als Bronze.

Herstellung einer Axt aus Bronze

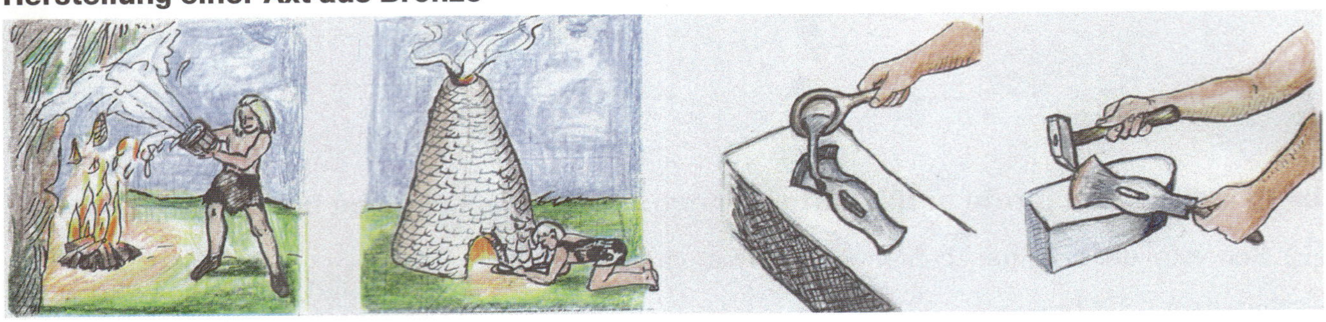

Entwicklung der Axt

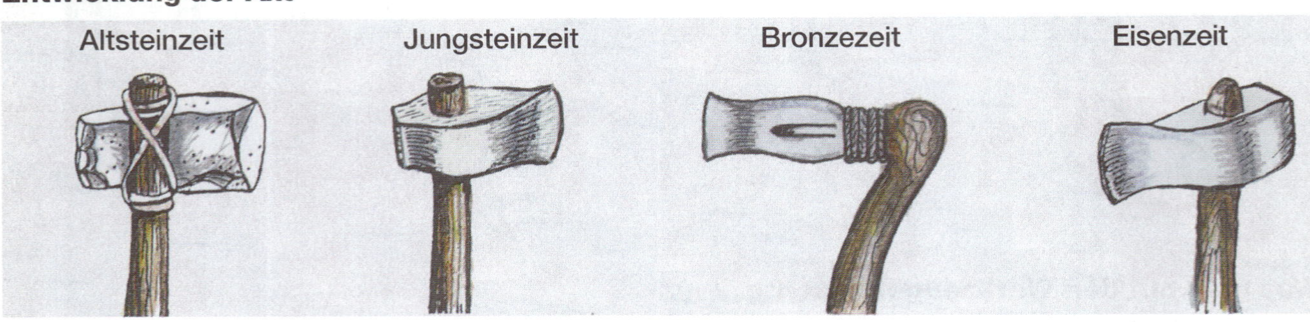

⑤ Setze unter den Bildern die richtigen Wörter ein.

duchbohrter und geschliffener Stein	Bearbeitung der Schneide	gegossene Bronzeaxt	Gießen in die Gießform
behauener, am Stiel befestigter Stein	Erzgewinnung im Bergwerk	geschmiedete Eisenaxt	Schmelzen im Schmelzofen

⑥ Berichte über die Unterschiede zwischen dem Faustkeil und der Eisenaxt.

Die Axt im Haus...

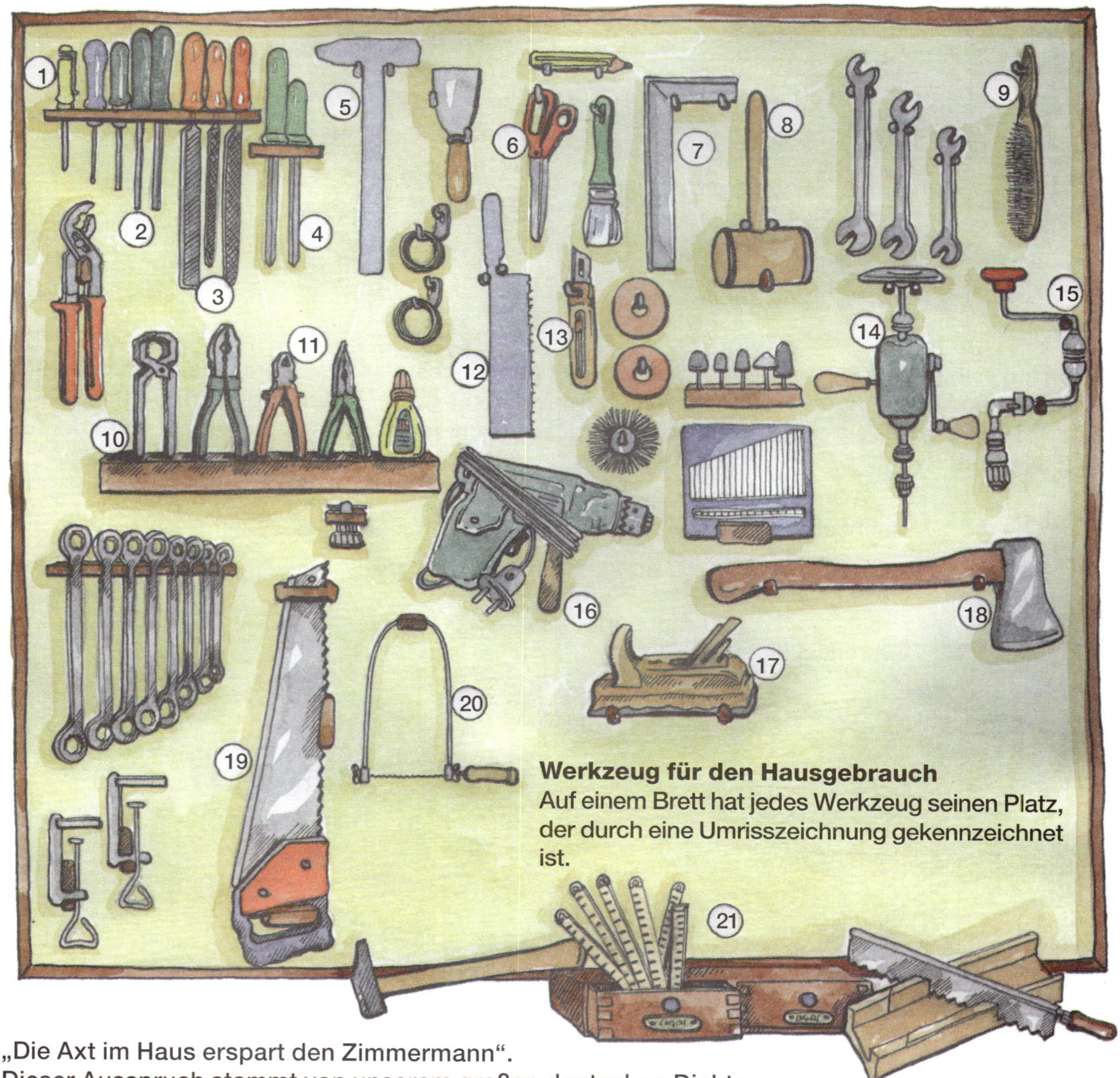

Werkzeug für den Hausgebrauch
Auf einem Brett hat jedes Werkzeug seinen Platz, der durch eine Umrisszeichnung gekennzeichnet ist.

„Die Axt im Haus erspart den Zimmermann".
Dieser Ausspruch stammt von unserem großen deutschen Dichter Friedrich Schiller. Was wollte er damit zum Ausdruck bringen?

① Diskutiere in der Gruppe darüber.

1 ______	8 ______	15 ______
2 ______	9 ______	16 ______
3 ______	10 ______	17 ______
4 ______	11 ______	18 ______
5 ______	12 ______	19 ______
5 ______	13 ______	20 ______
7 ______	14 ______	21 ______

② Ordne die Namen der Werkzeuge den entsprechenden Ziffern zu.

Hammer Kneifzange Kombizange Holzhammer Hobel Raspeln Feilen Stechbeitel Laubsäge Feinsäge Fuchsschwanz Schraubendreher Bohrmaschine Bohrwinde Handbohrmaschine Drahtbürste Gliedermaßstab Anschlagwinkel Teppichmesser Schere Axt

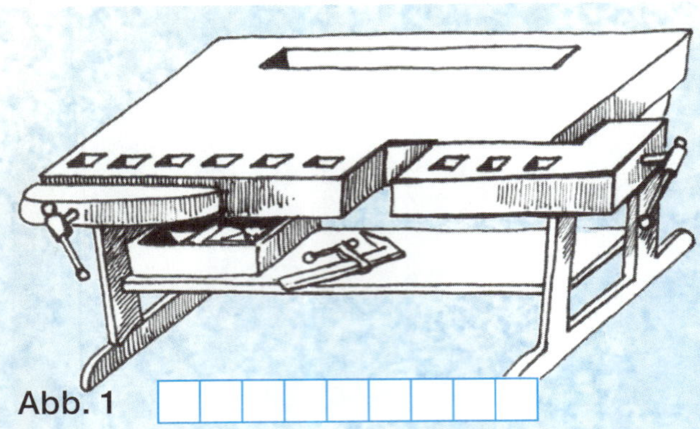

Abb. 1

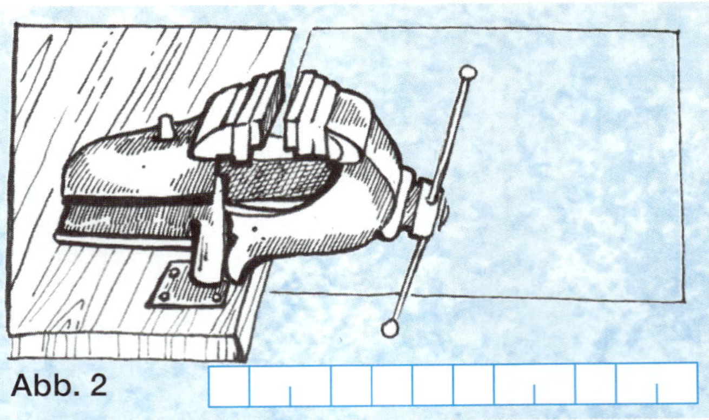

Abb. 2

③ Kreuze in der folgenden Auswahl von Werkzeugen die an, die man für das Werken mit Holz benötigt.

Setze die Kontrollbuchstaben, von links nach rechts gelesen, oben in das Kästchenfeld der Abbildung 1.

Schreibe danach die restlichen Kontrollbuchstaben in das Kästchenfeld unter der Abbildung 2.

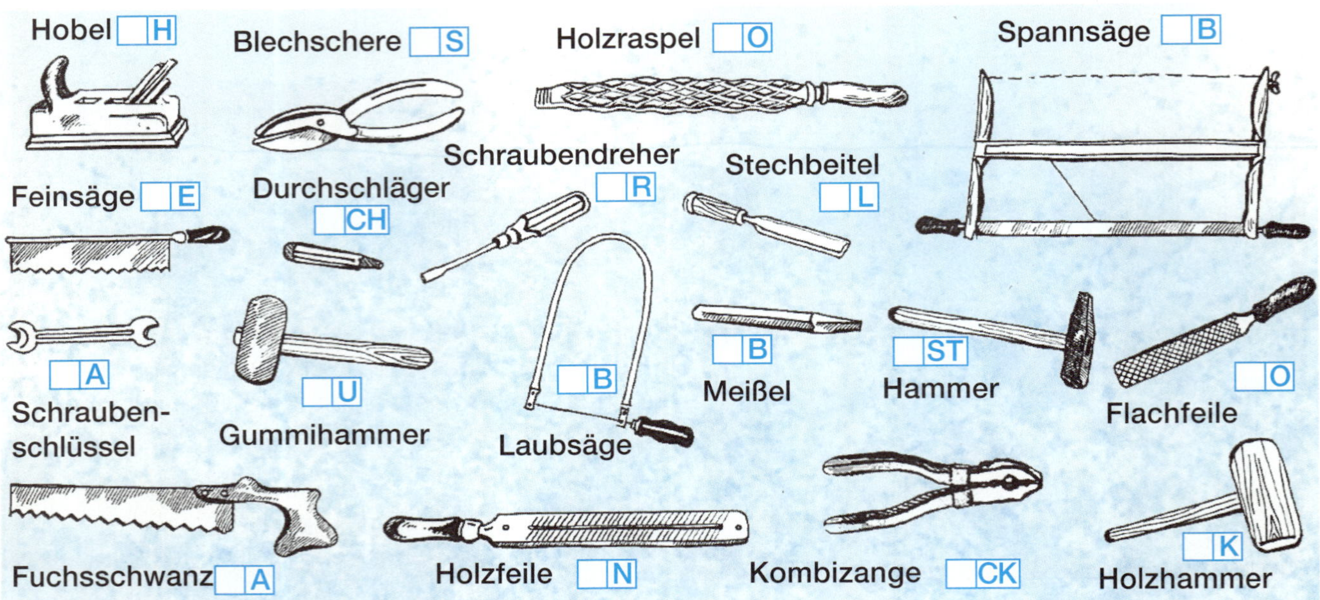

④ Welche Werkzeuge habt ihr in eurem Haushalt? Wofür werden sie gebraucht? Berichte darüber auf einem Zusatzblatt.

Sicherheit am Arbeitsplatz

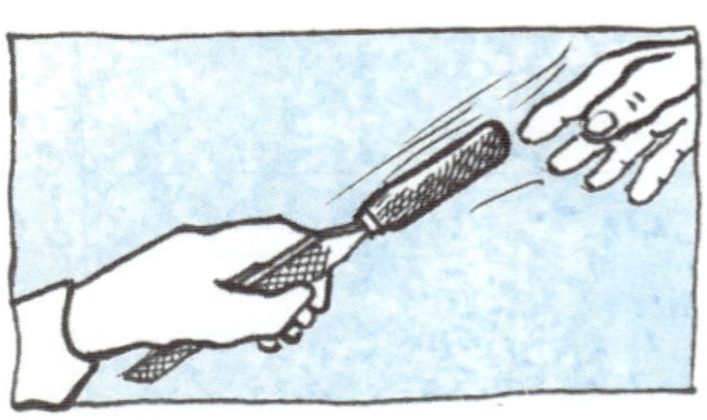

Werkzeuge mit dem Griff nach

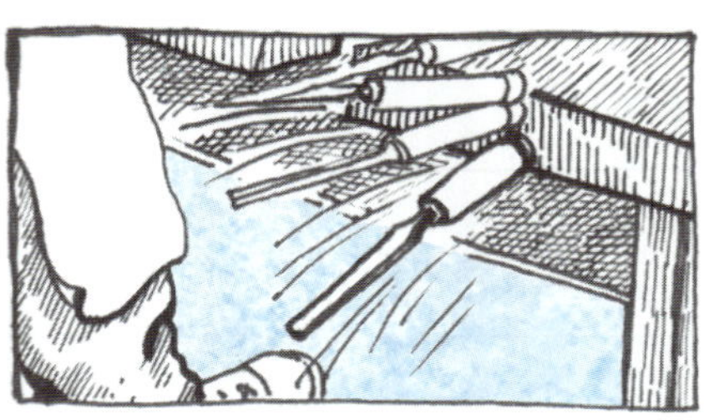

Herumliegende scharfe Stechbeitel

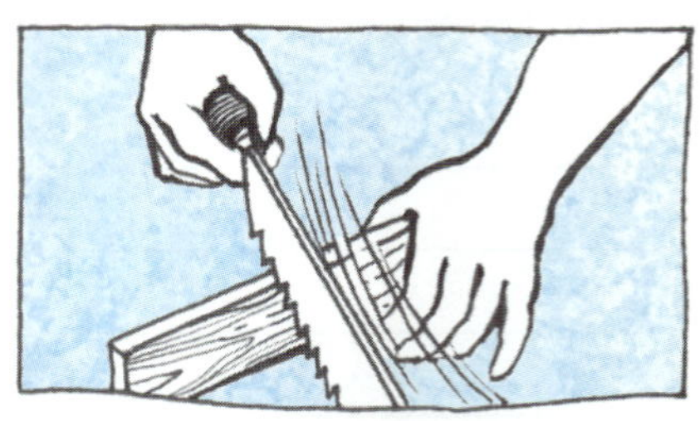

Vorsicht beim Sägen! Die Säge kann

⑤ Ergänze die Texte unter den Abbildungen.

- vom Holz abspringen. - vorn überreichen. - können runterrollen.

Arbeitsverfahren - früher und heute

Wie ein Steinbeil hergestellt wurde

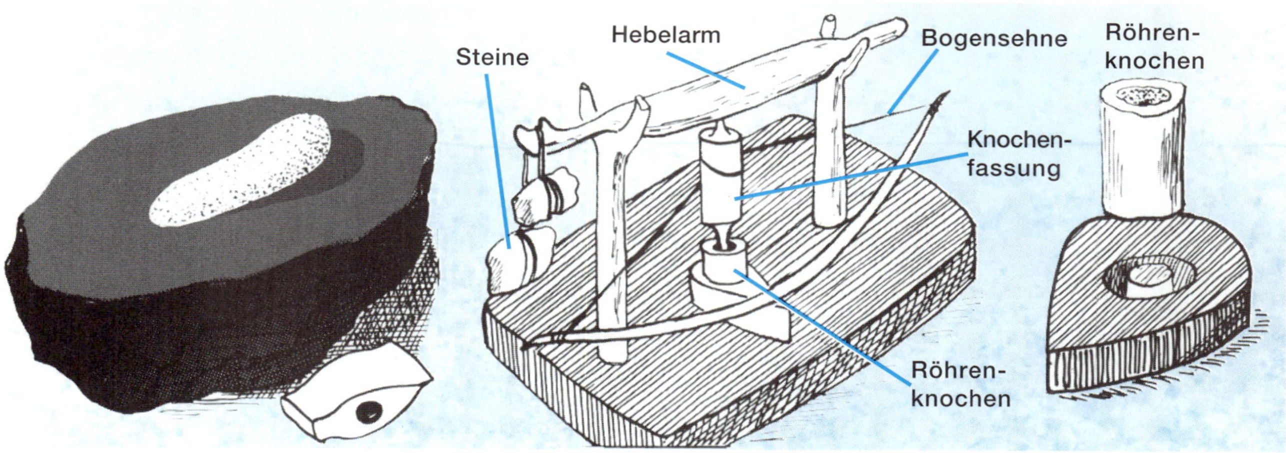

Zur Herstellung eines Steinbeils waren verschiedene Arbeitsschritte notwendig. Hier ist die Reihenfolge der Arbeitsschritte durcheinander geraten.

① Ordne die Tätigkeiten. Schreibe dazu Ziffern von 1 bis 6 in die Kästchen.

- ☐ Dann wurde der Stein mit Wasser und Sand auf einem Schleifblock geschliffen.
- ☐ An den Hebelarm band man Steine, damit der Bohrer auf das Beil drückte.
- ☐ Zuerst suchte man einen besonders harten Stein.
- ☐ Mit der Bogensehne wurde der Bohrer gedreht, bis ein Loch im Beil war.
- ☐ Zuletzt setzte man in das Loch des Beils einen runden Stiel.
- ☐ Danach legte man das geschliffene Beil unter den hohlen Knochen des Bohrers.

Wir vergleichen

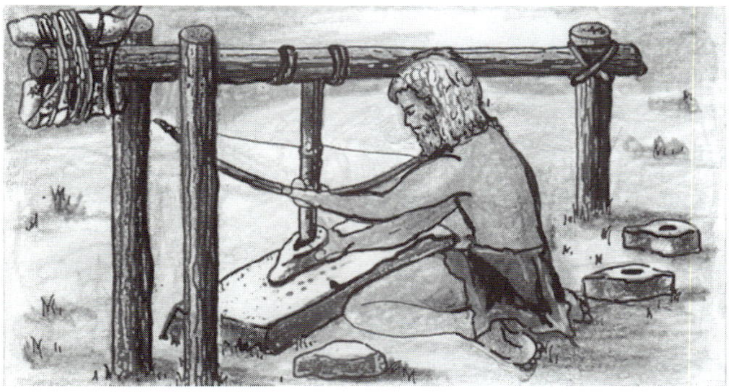

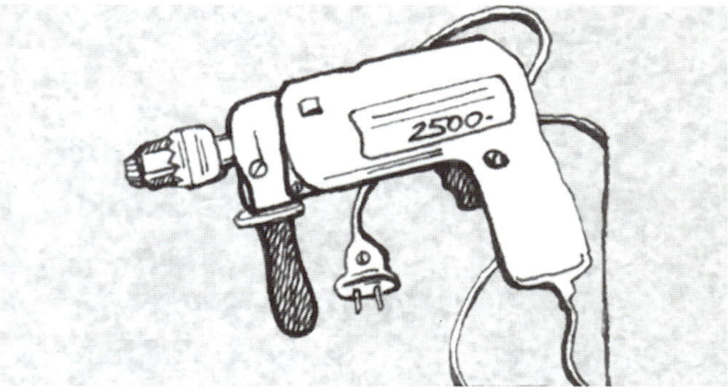

Steinbohrmaschine	elektrische Bohrmaschine

② Wie unterscheidet sich die Steinbohrmaschine von der elektrischen Bohrmaschine? Berichte. Du kannst auch folgende Wörter verwenden:

Bohrzeit mehrere Tage - starke Bohrleistung - mühevolle Arbeit - Bohrzeit wenige Minuten - Muskelkraft - viele Umdrehungen - schwache Bohrleistung - elektrischer Strom - Röhrenknochen wurde oft ausgewechselt - Stahlbohrer hält lange

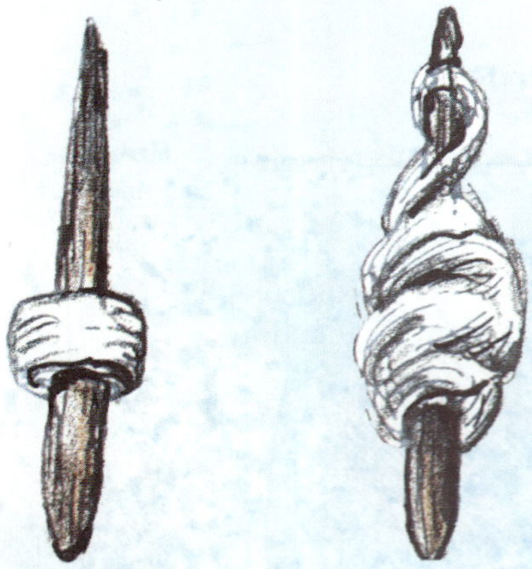

Von der Spindel zur Spinnmaschine

Mit der __________ drehte man die __________ und den Hanf zu Fäden zusammen. Mit dem __________-__________ mussten etwa 10 Spinnerinnen arbeiten, damit ein Weber genug __________ zum Verarbeiten hatte. Die mit Dampf angetriebene __________ erzeugte so viel Garn, dass nicht alles verarbeitet werden konnte. Die moderne __________-__________ beliefert die __________. Wenige Frauen kontrollieren die Arbeit von vielen Spindeln.

③ Setze folgende Wörter in den Lückentext ein:

Garn - Ringspinnmaschine - Wolle - Spinnmaschine - Spinnrad - Spindel - Textilfabriken

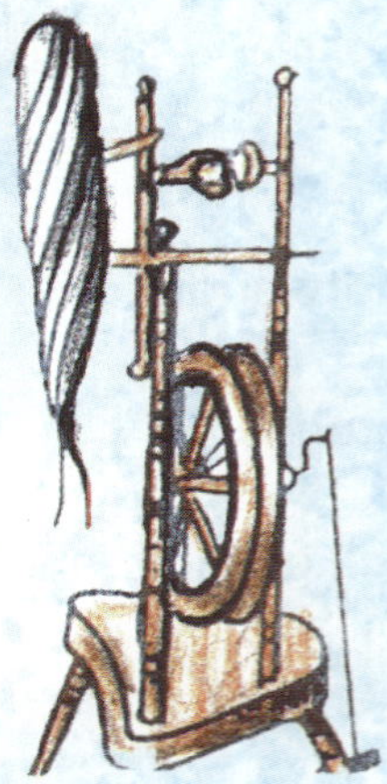

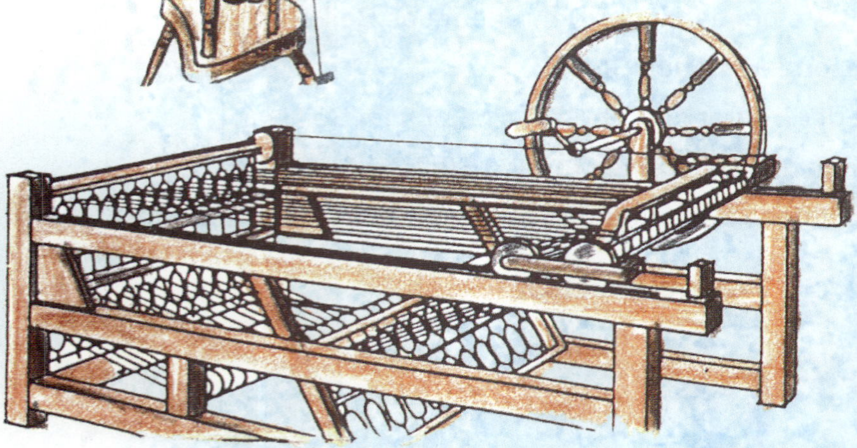

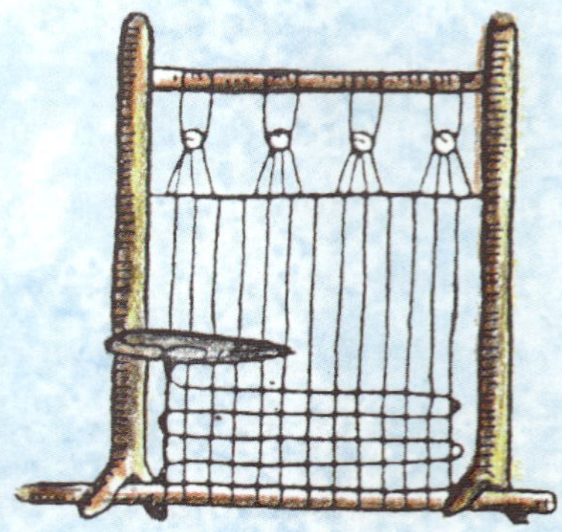

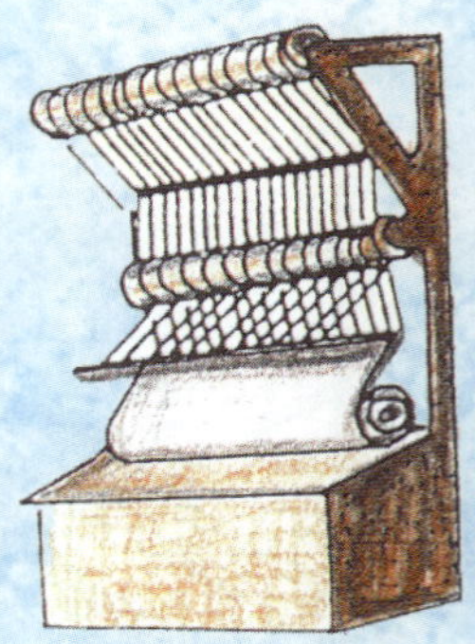

Vom Webrahmen zum Webautomaten

An einem __________ wurden Fäden aus Wolle oder __________ senkrecht befestigt. Andere zog man __________ hindurch. Das Arbeiten am __________ war eine mühselige Handarbeit und wurde in Heimarbeit durchgeführt. Der mit Dampf angetriebene __________ __________ arbeitete schneller und preiswerter. Wenn es zu keinen Störungen kommt, können heute 24 bis 48 __________ von einer __________ bedient werden.

④ Setze folgende Wörter in den Lückentext ein:

Handwebstuhl - Flachs - Fachkraft - Rahmen - Webautomaten - waagerecht - mechanische Webstuhl

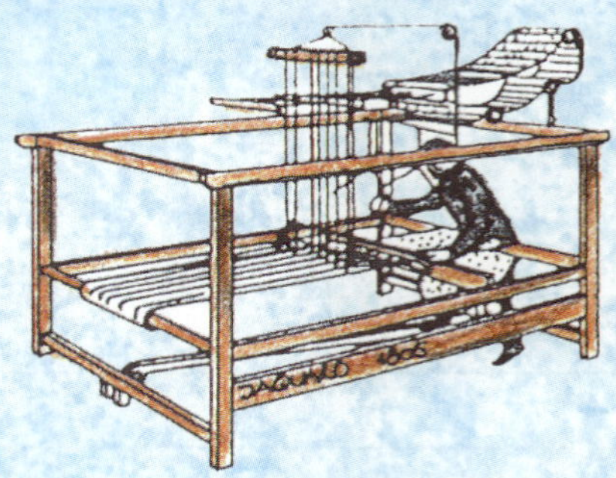

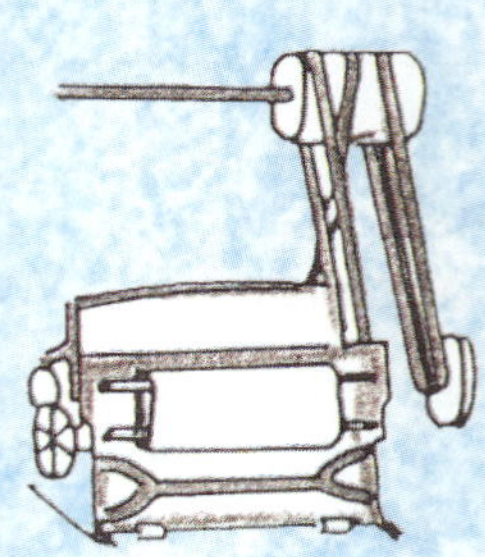

Werkstoff Holz

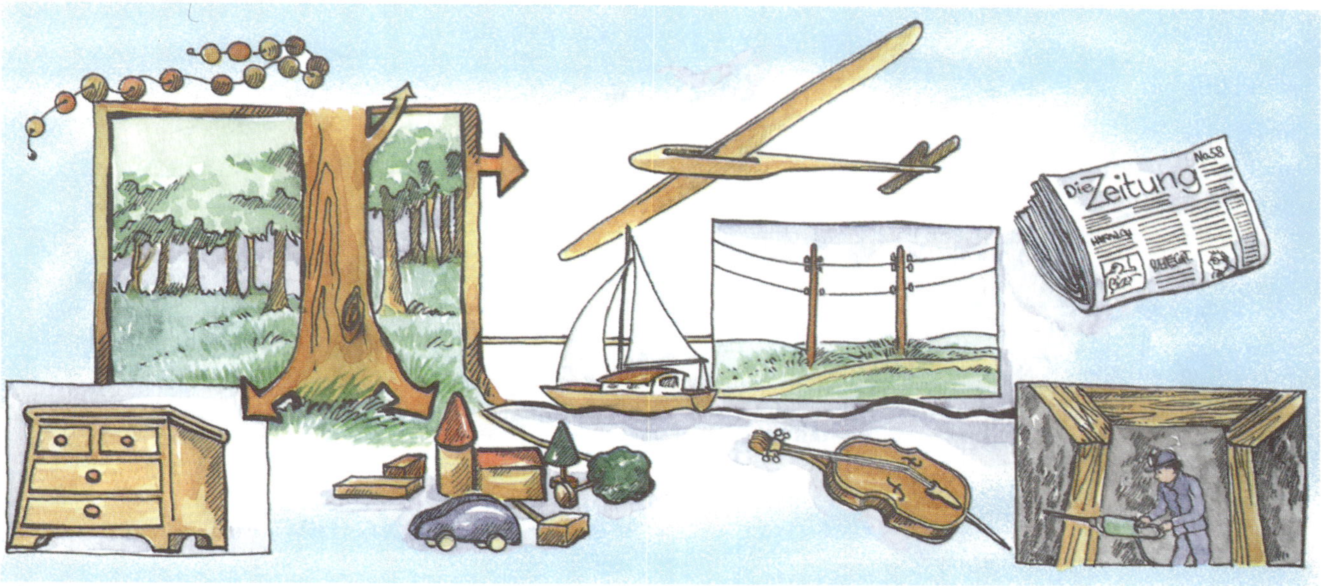

① Die Bilder zeigen dir, wofür Holz verwendet wird. Berichte.

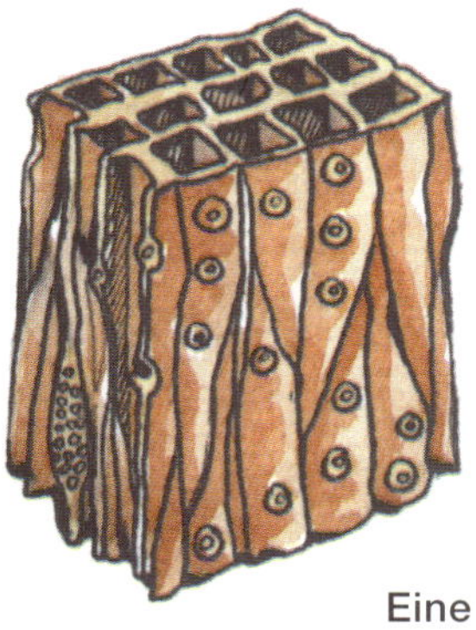

Beschaffenheit und Eigenschaften des Holzes

Weiche und leichte Hölzer haben hauptsächlich die Nadelbäume. Sie haben dünnwandige Zellen, eine lockere Struktur und lassen sich leicht verarbeiten.

Harte und schwere Hölzer haben hauptsächlich die Laubbäume. Sie haben dickwandige Zellen, feine Strukturen und sind schwer zu bearbeiten.

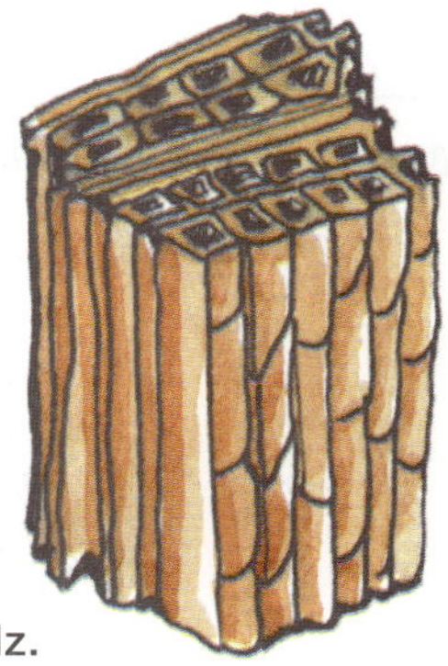

Eine Ausnahme bilden Pappel, Linde, Erle und Kastanie mit weichem Holz.

② Schreibe die weichen Holzarten in die linke und die harten Holzarten in die rechte Spalte.

Kiefer - Buche - Lärche - Eiche - Fichte - Esche - Tanne - Ulme - Nussbaum - Pappel - Linde - Kastanie - Erle - Ahorn - Kirsche - Birke

Gegenstände aus weichem Holz

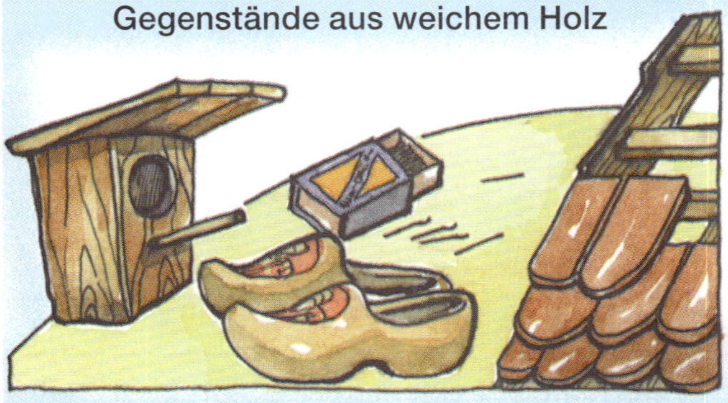

Gegenstände aus hartem Holz

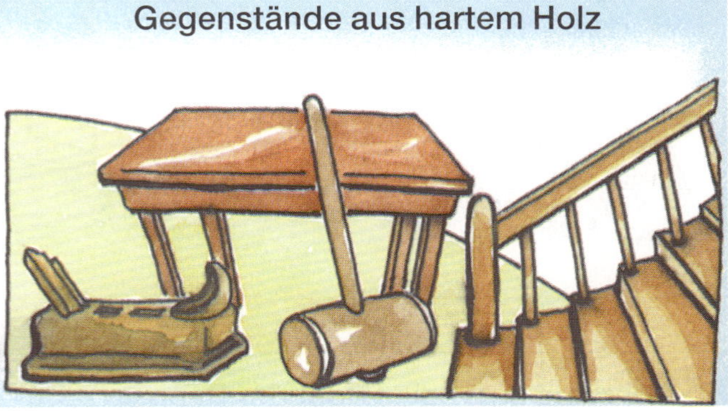

③ Welche Dinge sind aus weichem und welche aus hartem Holz? Berichte auf einem Zusatzblatt.

Aus Wasser, Holz, Lumpen und Leim wird Papier hergestellt. Auch Altpapier ist ein wichtiger Grundstoff für die Papierherstellung.

Die 1 ____________ zerhackt das Weichholz. Im 2 ____________ wird das zerkleinerte Holz gekocht. Der 3 ____________ und der 4 ____________ reinigen die Zellstofflösung. Der 5 ____________ wird entwässert. Der 6 ____________ mischt den Zellstoffbrei mit Füll- und Farbstoffen. Die 7 ____________ siebt den Papierbrei. Im 8 ____________ wird das Papier getrocknet und anschließend aufgerollt.

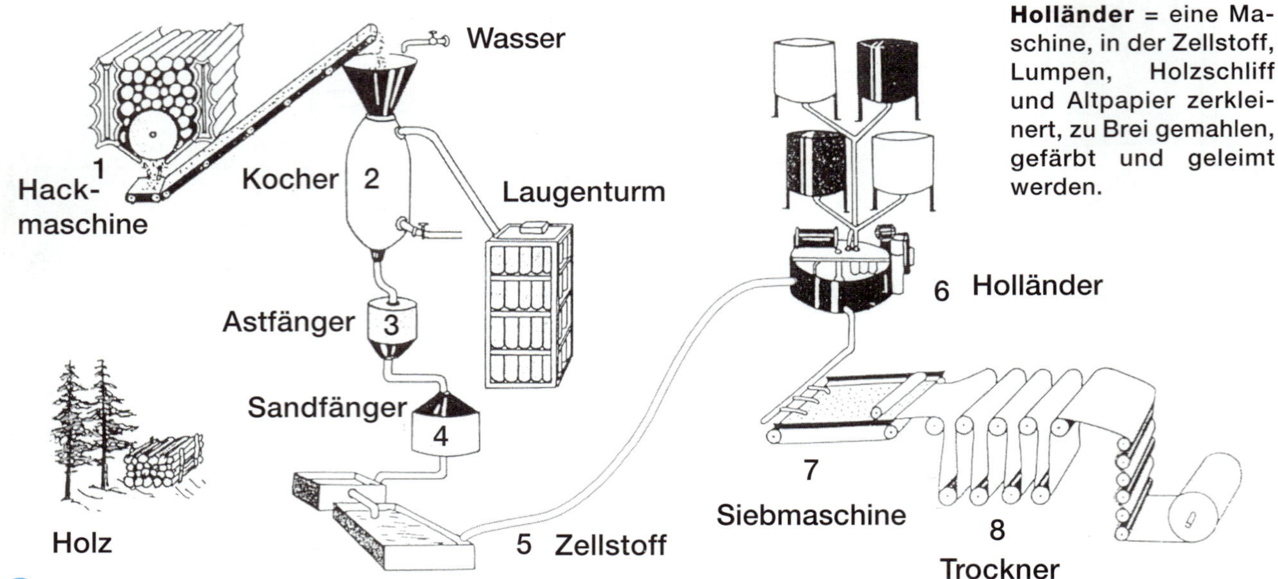

Holländer = eine Maschine, in der Zellstoff, Lumpen, Holzschliff und Altpapier zerkleinert, zu Brei gemahlen, gefärbt und geleimt werden.

④ Ergänze mit Hilfe der Abbildung den Lückentext.

Aus Papier werden hergestellt

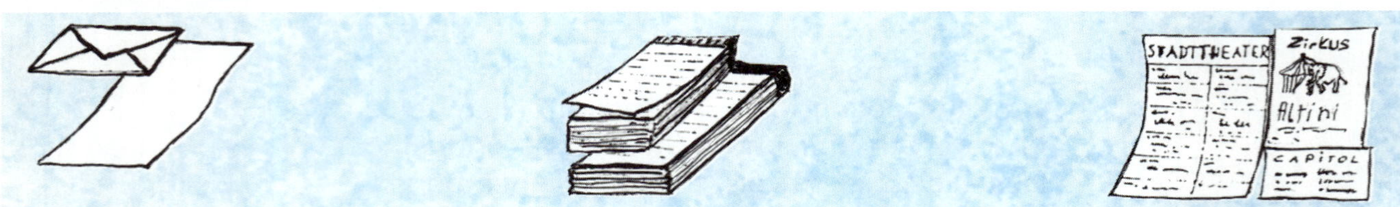

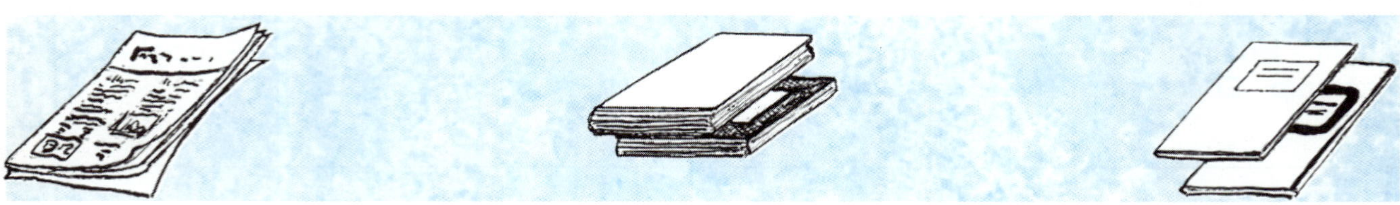

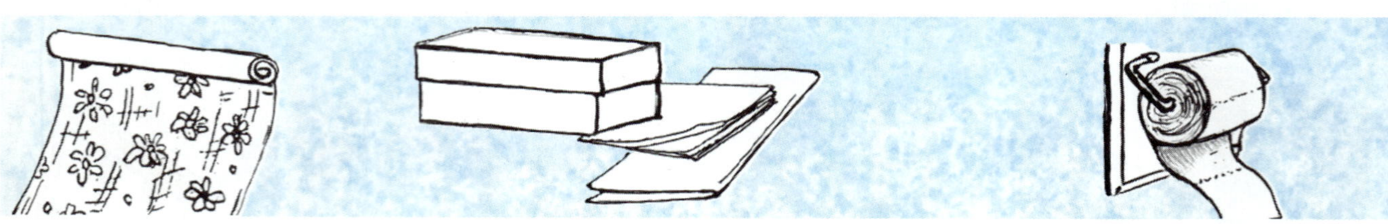

⑤ Schreibe unter die Bilder der Papiererzeugnisse ihre Bezeichnungen.

⑥ Berichte auf einem Zusatzblatt über weitere Erzeugnisse aus Papier und Pappe.

Hart wie Stahl

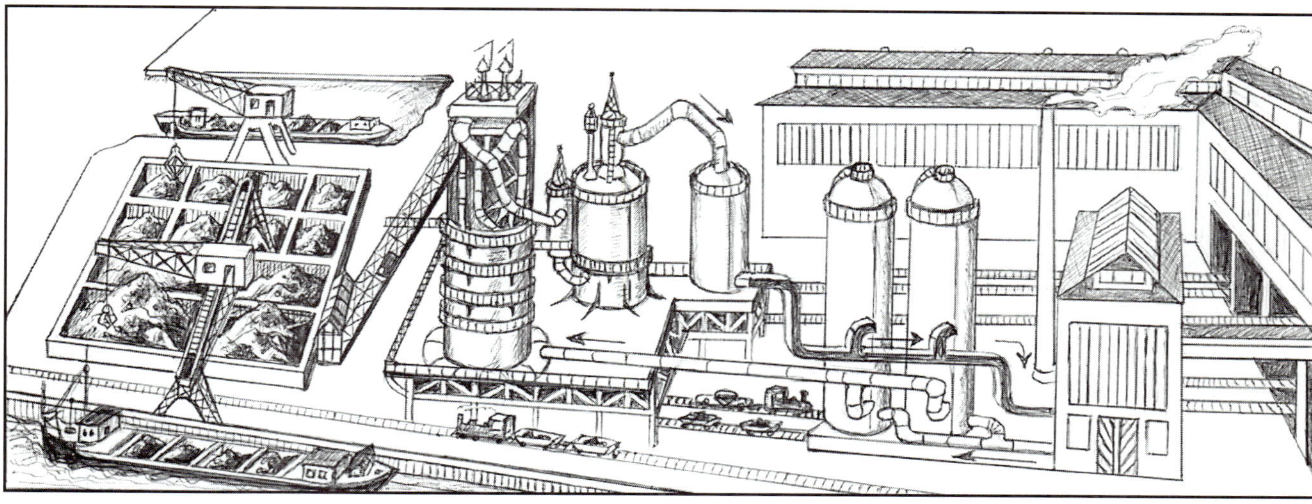

In großen Hüttenwerken wird in __________ Roheisen gewonnen. Stahlwerke verarbeiten in besonderen Brennanlagen das __________ zu Stahl. Aus dem Stahl werden im __________ Bleche, Drähte, Träger und Schienen gewalzt. Daraus werden in zahlreichen __________ Autos, Lokomotiven, Rohre und Maschinen hergestellt. Beim Bau von Brücken und Hochhäusern ist __________ unentbehrlich.

Aus Erz wird im Hochofen Roheisen gewonnen

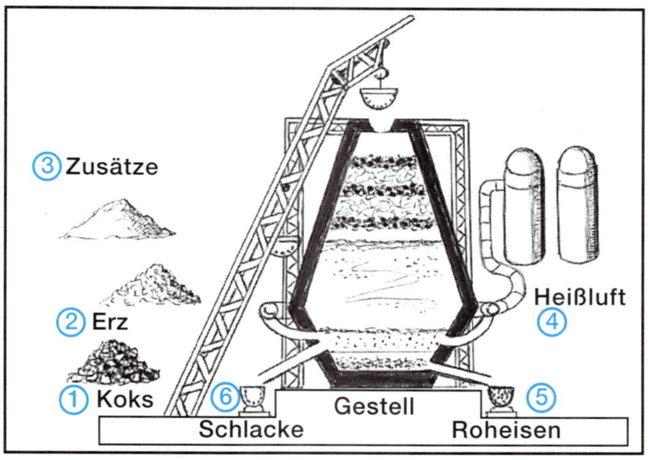

So arbeitet der Hochofen:

Der Aufzug bringt ① __________ ② __________ und ③ __________ zur Gichtbühne. Damit wird der Hochofen von oben gefüllt. Von unten wird ④ __________ in den Hochofen geblasen. Die Temperaturen im Ofen betragen zeitweise 1650 - 1800° Celsius. Das geschmolzene ⑤ __________ sammelt sich im Gestell. Über dem Roheisen schwimmt die leichte ⑥ __________ . Beim Abstich fließt das ⑤ __________ aus dem Abstichloch.

Aus Roheisen wird Stahl

Das im Hochofen gewonnene Roheisen wird im __________ weiter verarbeitet. Es kommt in riesige Behälter. Hier bläst man __________ hindurch und verbrennt die Verunreinigungen, die das __________ enthielt. Der gewonnene __________ hat bessere Eigenschaften als das Roheisen. Er ist härter, biegsamer und damit auch walzbar geworden.

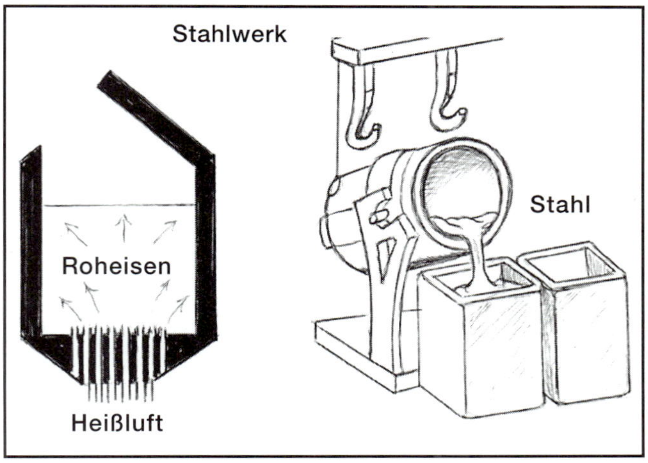

① Setze die richtigen Lückenwörter ein. Die Abbildungen und folgenden Wörter helfen dir dabei:

Walzwerk - Hochöfen - Fabriken - Roheisen - Stahl - Heißluft - Stahlwerk

Stahlverarbeitung

Walzwerk

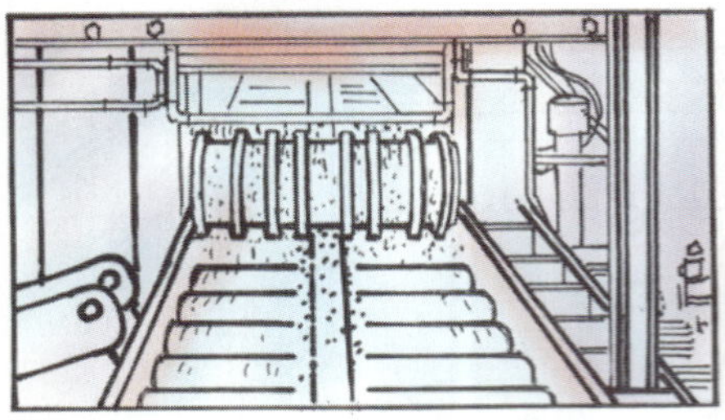

Gießerei

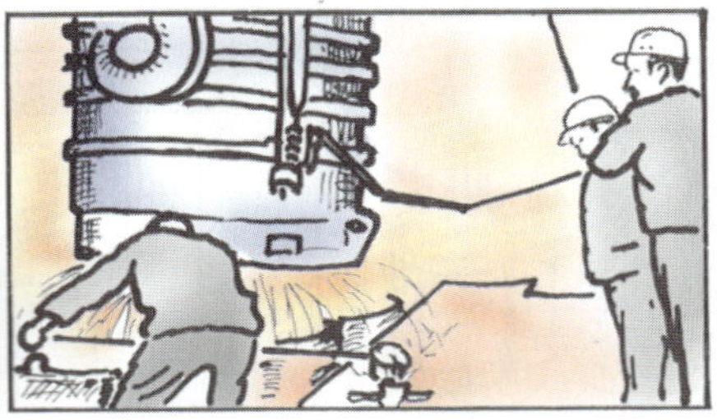

Schmiedewerk

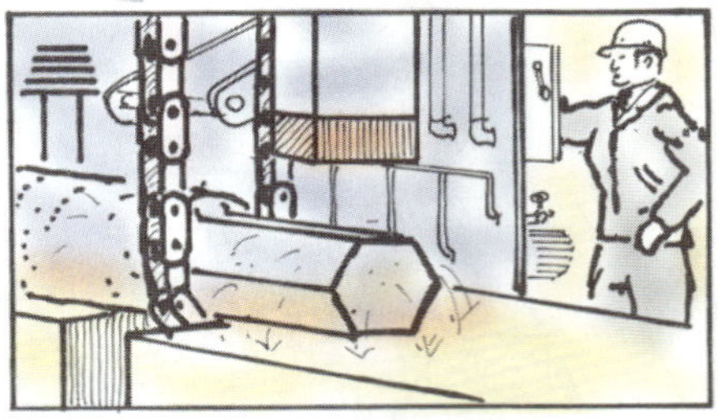

② Schreibe unter die Bilder den dazu passenden Text.

Hier wird Stahl in verschiedene Formen gegossen, z.B. Motorteile.

Hier schmieden schwere Hämmer Maschinenteile oder andere Werkstücke.

Hier werden Stahlblöcke zu Blechen, Drähten und Stahlträgern gewalzt.

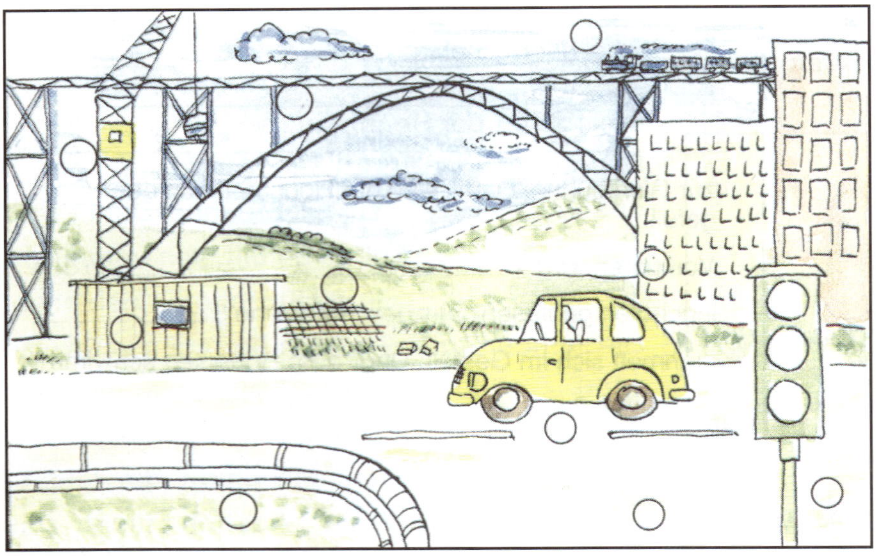

Gegenstände aus Eisen und Stahl

③ Wenn du das Bild genau betrachtest, erkennst du viele Gegenstände aus Eisen oder Stahl. Kreuze sie bitte an!

④ Was kennst du noch aus Eisen oder Stahl?

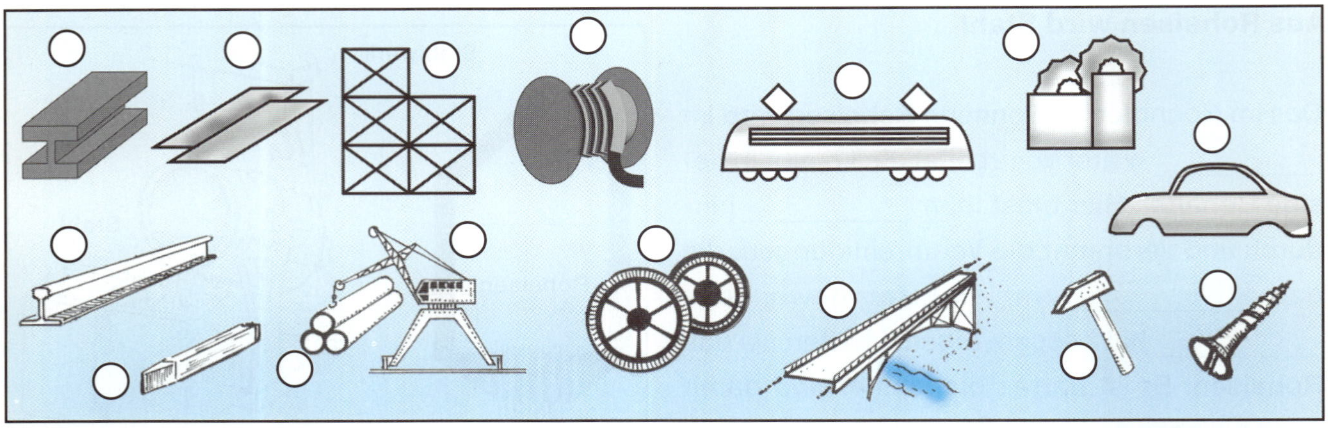

1 Brücke	4 Meißel	7 Schienen	10 Drähte	13 Stahlskelette
2 Hammer	5 Räder	8 Schraube	11 Karosserien	14 Maschinen
3 Kran	6 Rohre	9 Bleche	12 Triebwagen	15 Stahlträger

⑤ Schreibe die richtige Zahl in die Kreise der Abbildungen.

Aus deutschen Landen...

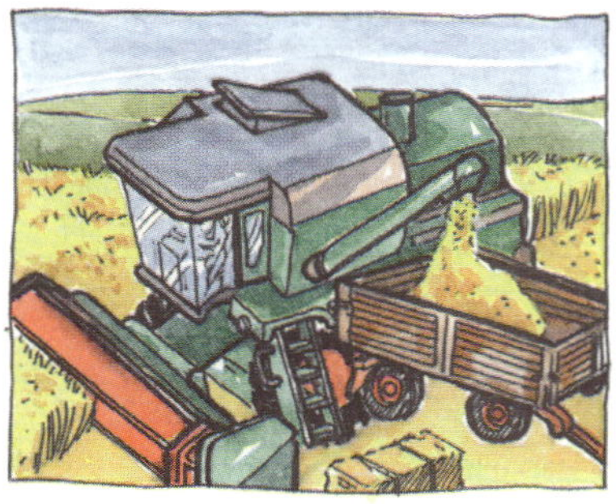

Mähdrescher, Getreide

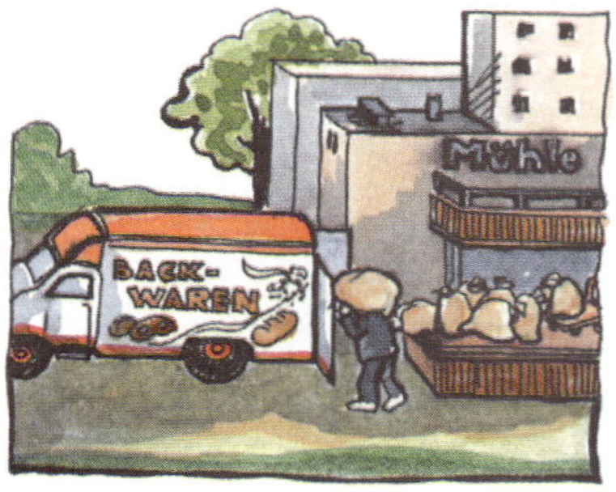

Mühle, Mehl

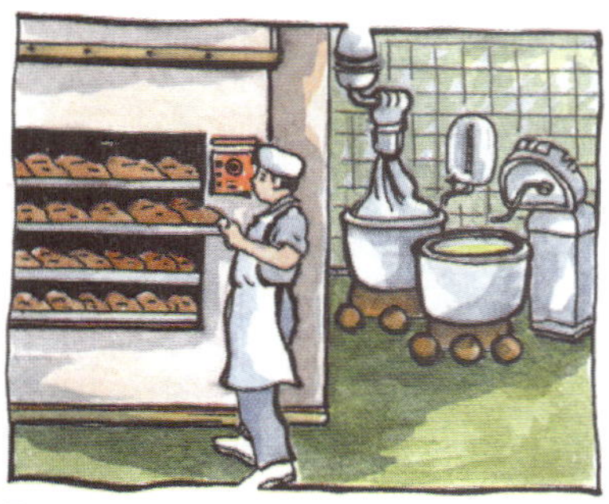

Bäckerei, Backwaren

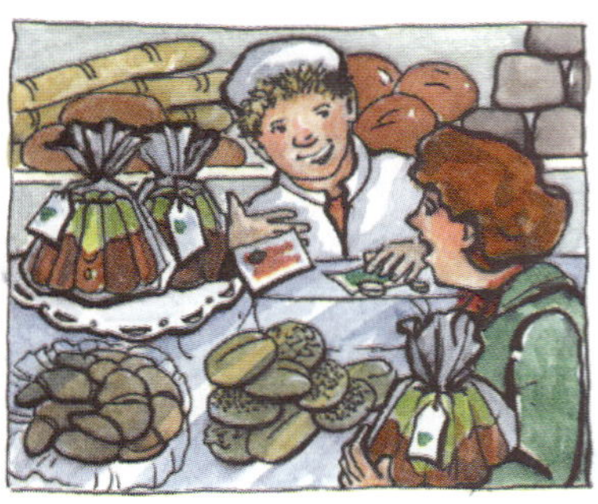

Geschäft, kaufen

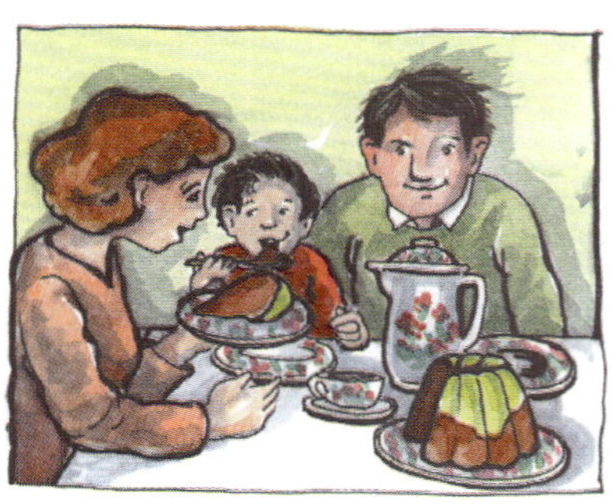

Feier, Kuchen

① Schreibe zwei kleine Bildgeschichten!

Backwaren

Der Mähdrescher mäht und drischt das Getreide.

____

____

____

____

____

____

____

____

____

____

____

____

____

____

Molkereiprodukte

Die Bauern melken die Kühe.

____

____

____

____

____

____

____

____

____

____

____

____

____

____

② Berichte auf einem Zusatzblatt über Waren, die

1. schnell verderben,
2. schon verpackt in die Geschäfte kommen,
3. als tiefgekühlte Fertiggerichte angeboten werden!

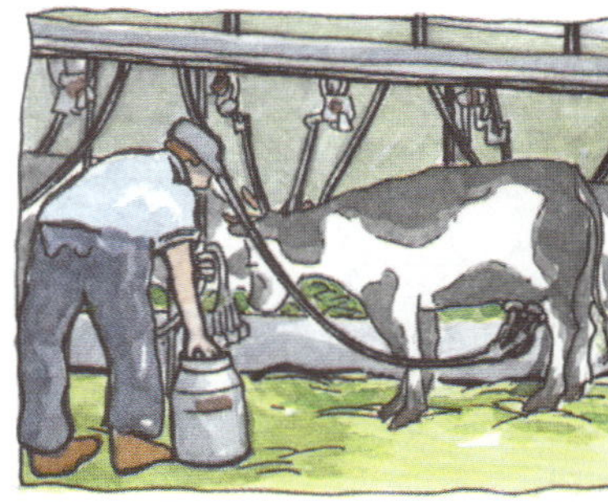

Bauern melken

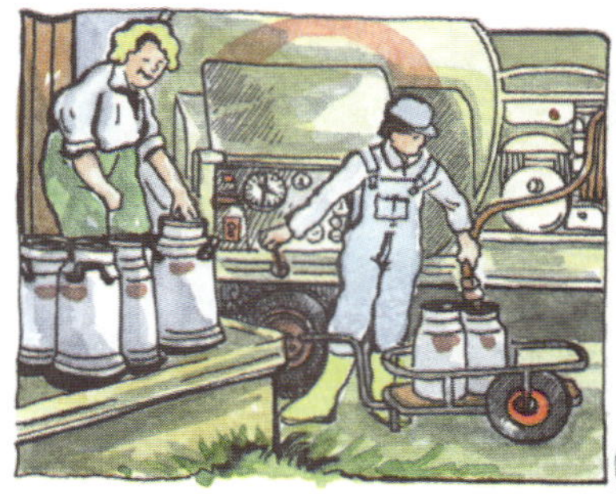

Milchauto bringt

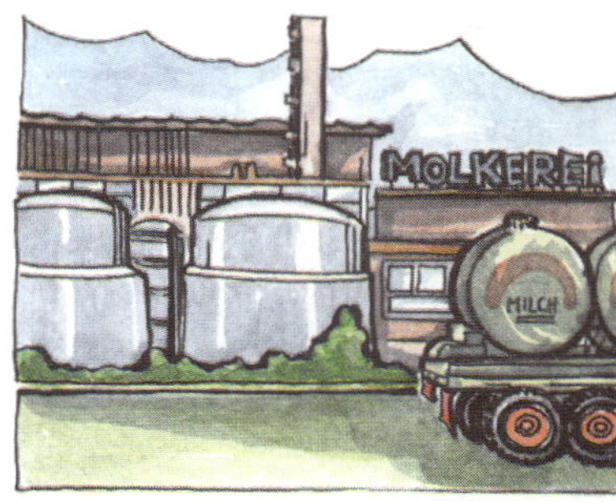

Molkerei verarbeitet

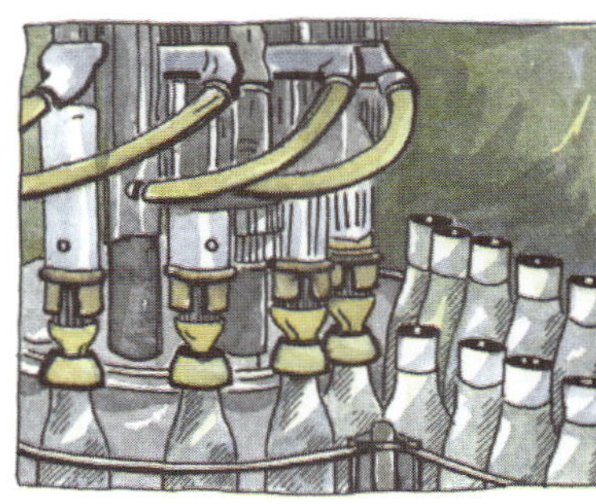

Abfüllmaschinen

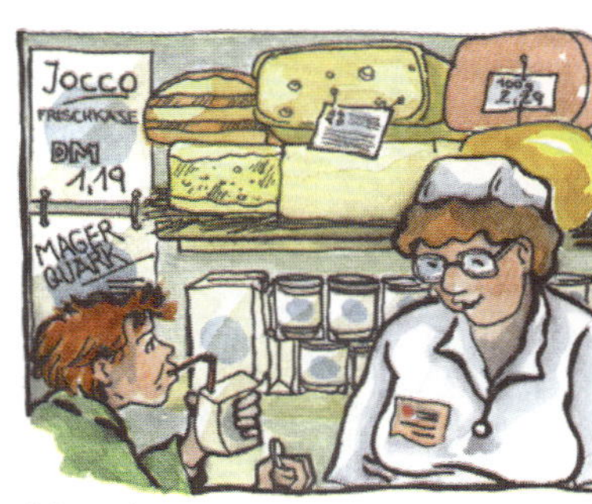

Kunde

Fleisch- und Wurstwaren

Bauern und Viehzüchter sorgen für die Aufzucht von Rindern, Schweinen und Kleinvieh.

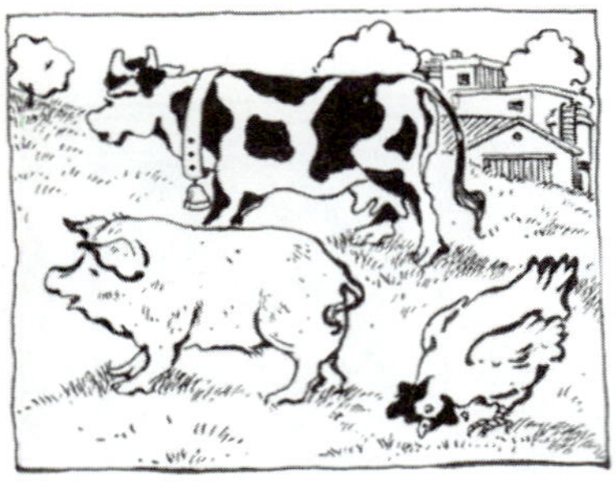

Bauern, Viehzüchter, Aufzucht

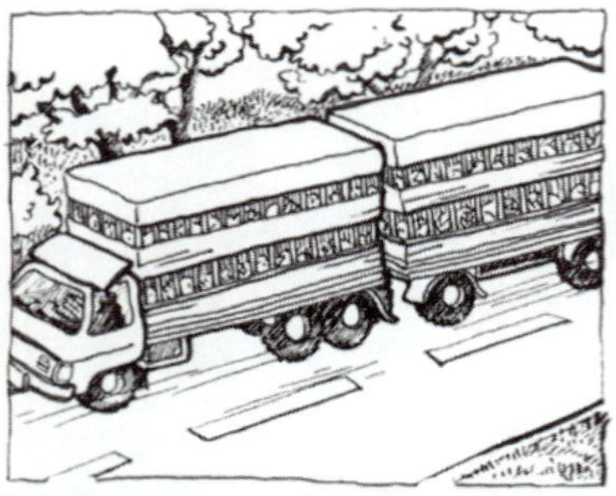

Viehtransporter, transportieren

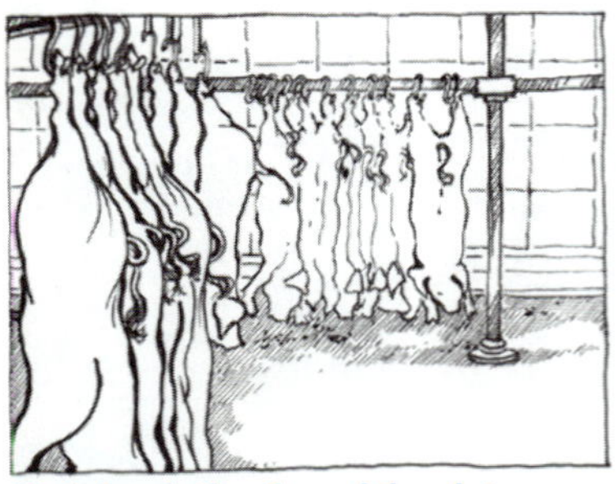

Schlachthof, schlachten, untersuchen, kühlen

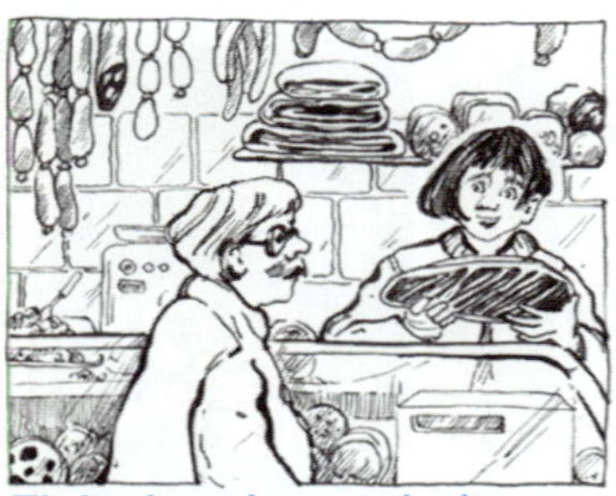

Fleischerei, verarbeiten, anbieten

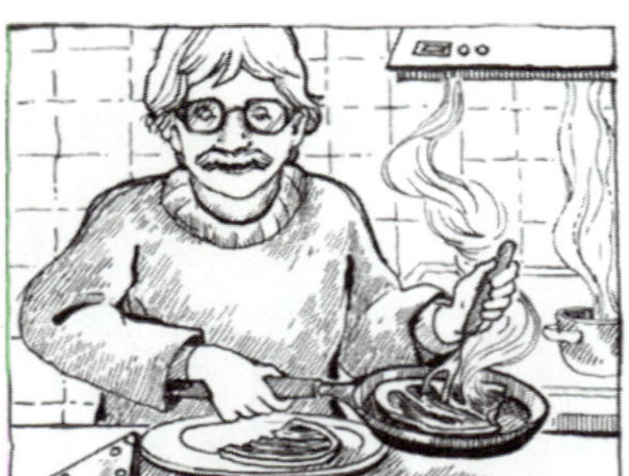

kaufen, essen

Obst und Gemüse

Gärtner und Bauern erzeugen Obst und Gemüse.

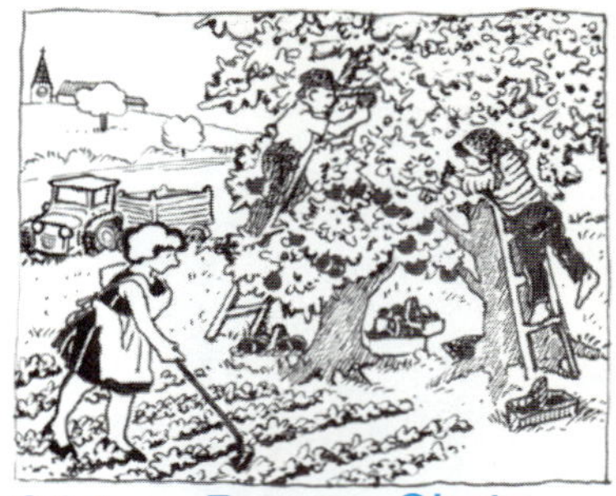

Gärtner, Bauern, Obst, Gemüse

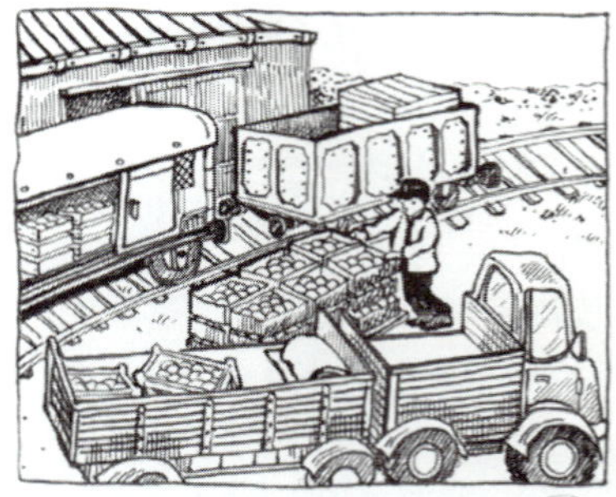

Lkw, Eisenbahn, transportieren

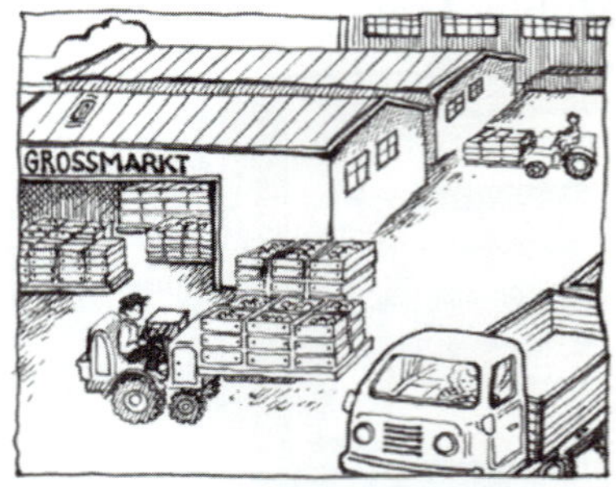

Einzelhändler, kaufen, Großhändler

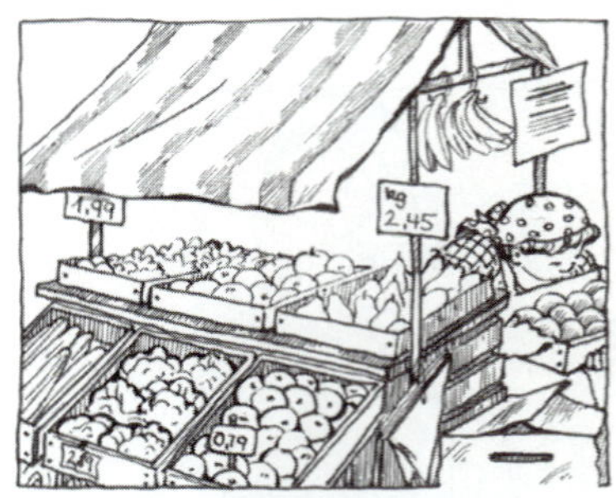

Markt, anbieten, Einzelhändler

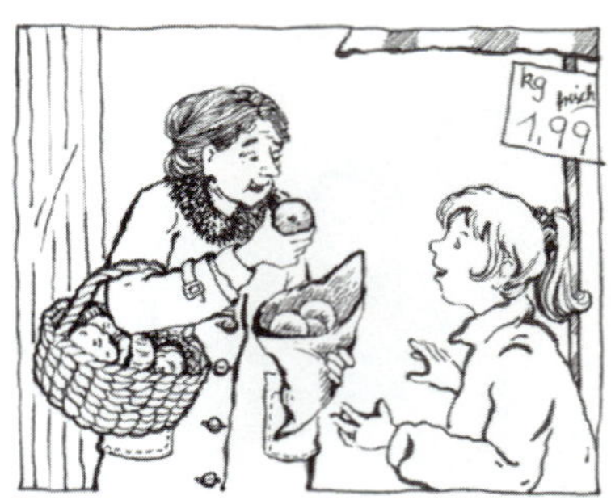

kaufen, verzehren, Verbraucher

③ Schreibe zwei kleine Bildgeschichten.

④ Erkläre den Werbespruch: Aus deutschen Landen frisch auf den Tisch.

⑤ Berichte auf einem Zusatzblatt über
1. die Herkunft der Südfrüchte,
2. die Haltbarmachung von Lebensmitteln.

Kleider machen Leute

Von der Faser bis zur Kleidung

Tier, Pflanze und Chemie liefern uns die Grundstoffe.

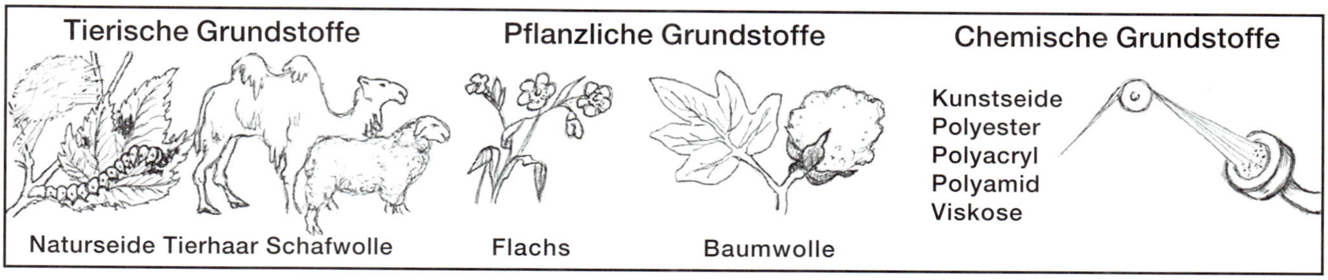

Tierische Grundstoffe sind ____________________

Pflanzliche Grundstoffe ____________________

Chemische ____________________

Gewinnung der Grundstoffe.

Wolle gewinnt man ____________________

Naturseide gewinnt ____________________

Baumwolle ____________________

Flachs (Leinen) ____________________

Kunstfasern werden ____________________

(1) Ergänze die angefangenen Sätze.

... aus den Bastfasern des Stängels der Pflanze.
... in chemischen Fabriken hergestellt.
... aus den langen Samenhaaren der Pflanze.
... aus den weichen Haaren verschiedener Tierarten.
... aus dem Gespinst der Seidenraupe.

Verarbeitung der Grundstoffe

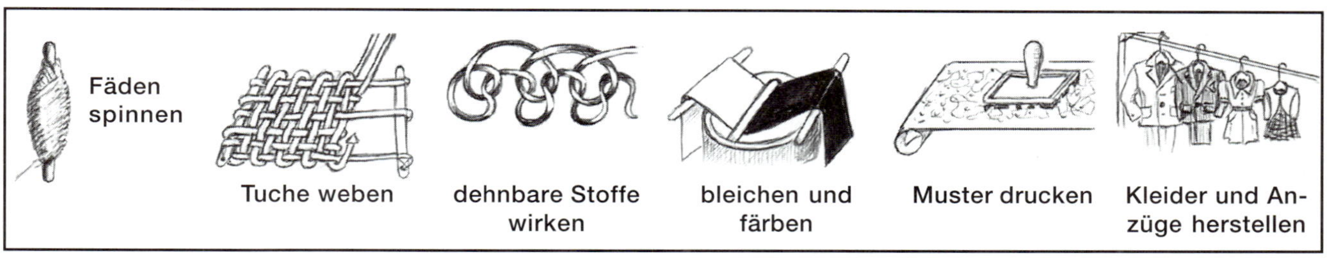

In Spinnereien werden ____________________

In Webereien ____________________

In Wirkereien ____________________

In Färbereien ____________________

In Druckereien ____________________

In Kleiderfabriken ____________________

Daniel hat ein Hemd geschenkt bekommen. An der Innenseite des Hemdes ist ein Schild eingenäht mit Symbolen, wie sie die Abbildung zeigt.

(2) Welche Bedeutung haben diese Symbole?

____

____

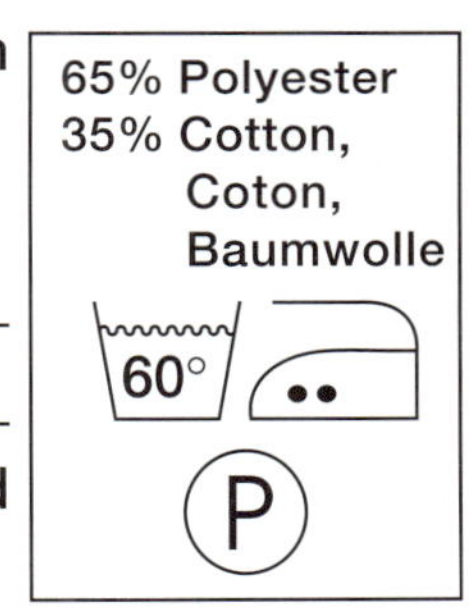

(3) Berichte auf einem Zusatzblatt über deine Sommer- und Winterkleidung und gib an, aus welchen Stoffen sie sind.

Alle Stoffe, die aus Fäden hergestellt sind, heißen Textilien. Viele Stoffe sind eine Mischung von Natur- und Kunstfasern, z.B. 20% Baumwolle gemischt mit 80% Polyester.

Faser	Eigenschaften der Textilfasern	
Schafwolle (Schurwolle)	hält warm, knittert wenig, filzt, mottenanfällig	Mantel- und Kleiderstoffe,
Baumwolle	weich, anschmiegsam, beult aus, knittert, kochfest	Unterwäsche, Bettwäsche, Hemden, Blusen, Kleider
Flachs (Leinen)	fusselt nicht, kühlt, beult nicht aus, knittert	Kleiderstoffe,
Seide	glänzt, knittert wenig, weich, anschmiegsam	Kleider, Blusen, Oberhemden,
Kunstfaser	reißfest, pflegeleicht, wasserabstoßend, mottensicher	Blusen, Oberhemden, Leibwäsche

(4) Ergänze die Übersicht.

Tisch- und Bettwäsche - Strickwaren, Strümpfe - Krawatten, Schals

Internationale Symbole für die Pflegebehandlung von Textilien

Waschen	95°C Koch- bzw. Weißwäsche	60°C Heißwäsche (Buntwäsche)	30°C Feinwäsche	nicht waschen
Bügeln	●●● 200°C starke Einstellung	●● 150°C mittlere Einstellung	● 120°C schwache Einstellung	nicht bügeln
Chemische Reinigung	(A) allgemein übliche Lösungsmittel	(P) Perchloräthylen oder Benzin	(F) nur Benzin nicht	chemisch reinigen

(5) Erkläre die im Beispiel angegebenen Symbole. Beispiel: Im Pullover von Anja, der aus einer Mischung von Schurwolle und Polyacryl besteht, ist ein Schild mit folgenden Symbolen eingenäht.

(1) 30°C	(2) ●	(3) (P)

(1) ____________________

(2) ____________________

(3) ____________________

(6) Welche Symbole sind in deiner Kleidung eingenäht? Siehe zu Hause nach und berichte auf einem Zusatzblatt.

Verschiedene Textilfasern

(7) Natürliche Fasern sind von Pflanzen und Tieren. Schreibe ein N in das Kästchen! Für Kunststoff schreibe ein K!

☐ Polyacryl

Rein Leinen ☐

☐ Viskose

NATURFASER BAUMWOLLE ☐

Reine Schurwolle ☐

☐ Polyester

Arbeiten mit Holz

Ein Vogelhäuschen soll gebaut werden. Da gibt es viele Fragen zu beantworten, z.B. welche vorbereitenden Arbeiten auszuführen und welche Arbeitsschritte nötig sind. Einige Hilfen bieten die Abbildungen.

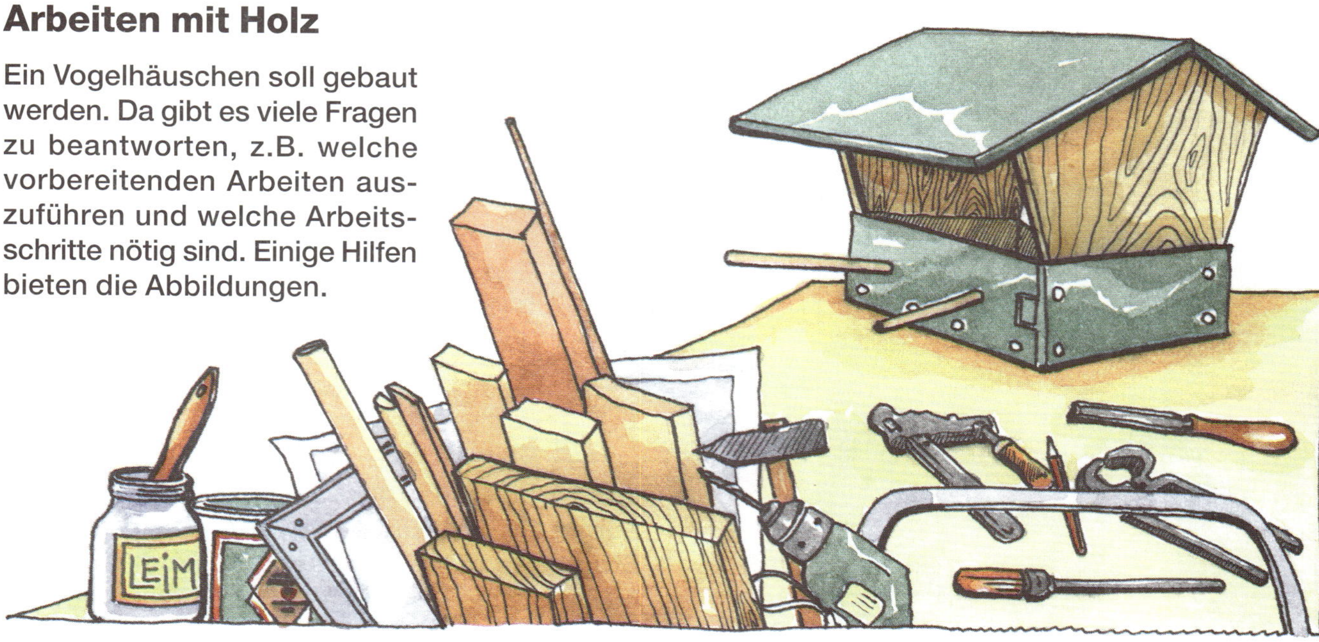

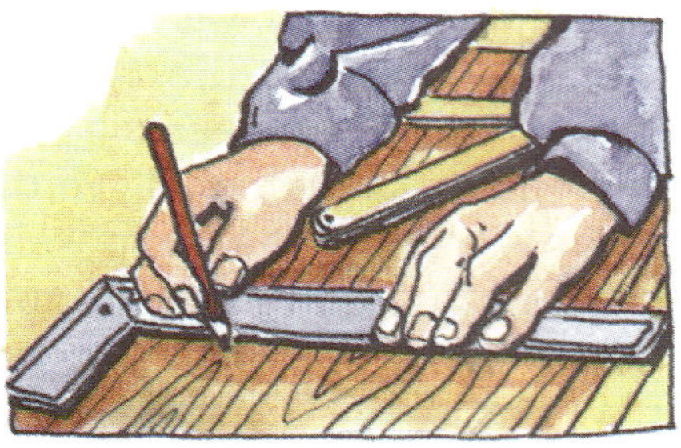

1. Wie geschieht das Anreißen? Wozu dient es?

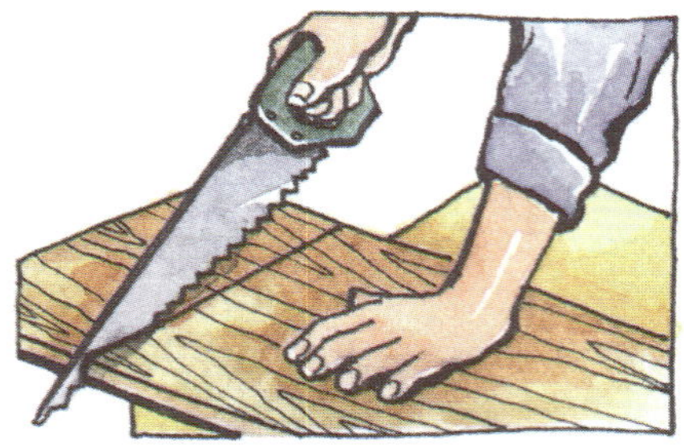

2. Welche Säge ist sachgemäß? Wie wird sie gehandhabt?

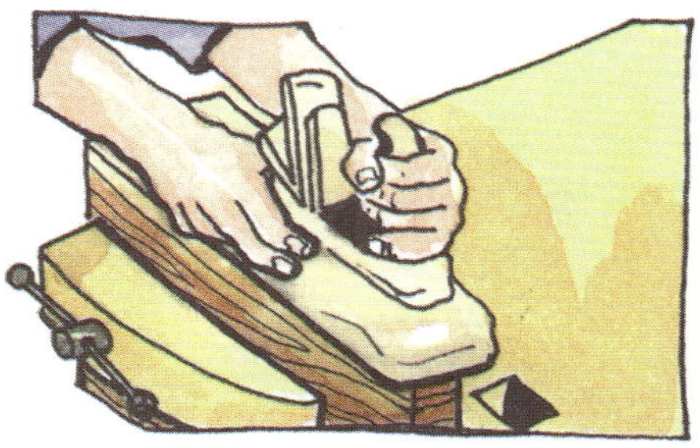

3. Welcher Hobel wird benutzt? Wie setze ich ihn an?

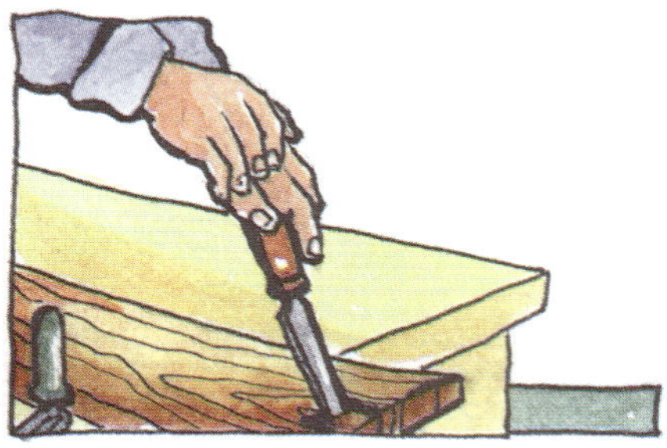

4. Stemme oder steche ich bei der Aussparung?

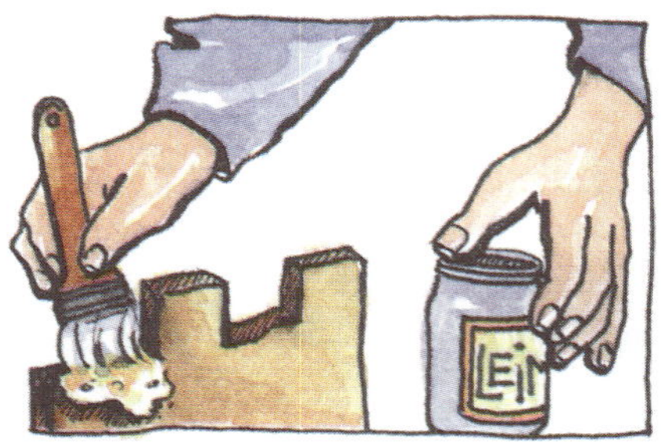

5. Welche Teile werden geleimt? Wie leime ich richtig?

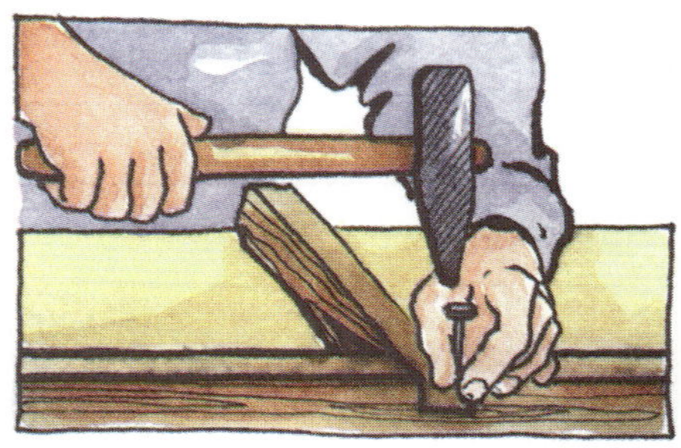

6. Wie wird richtig genagelt? Ist die Verwendung von Schrauben besser?

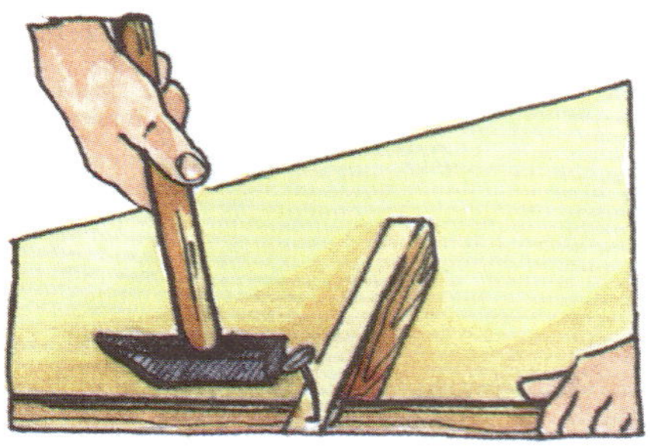

7. Was tun, wenn der Nagel krumm ist?

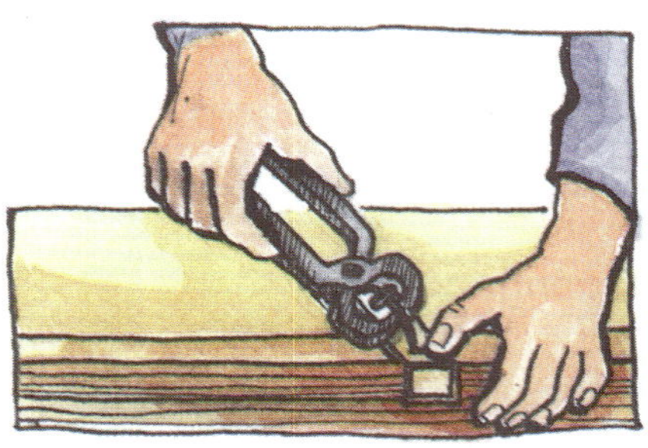

8. Wie entferne ich Nägel?

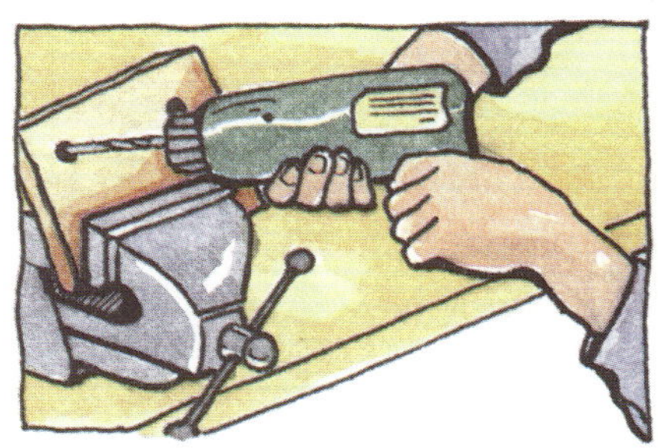

9. Welchen Bohrer benutze ich?

Berichte auf einem Zusatzblatt:

① Welche Werkzeuge und Geräte würdest du einsetzen?

② Welche Vorsichtsmaßnahmen müssen berücksichtigt werden?

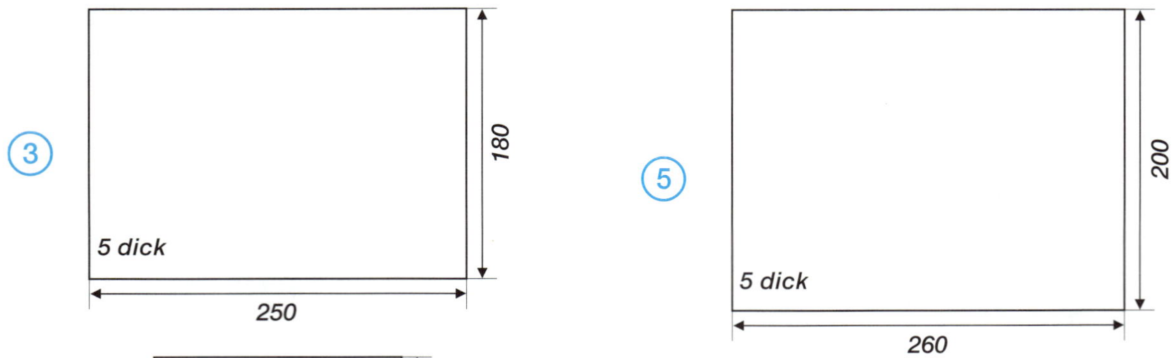

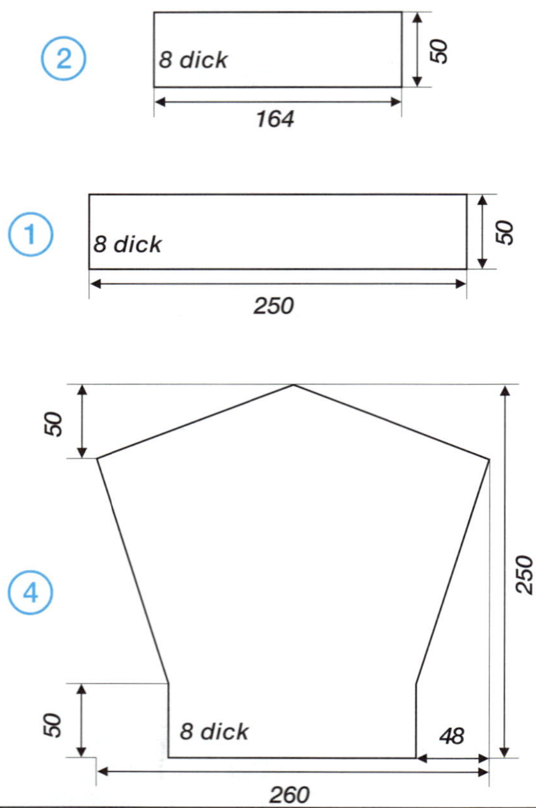

Jede Arbeit muss organisiert werden. Dazu gehören die **Planung**, die **Zeichnung** und die **Stückliste**. Hilfreich ist auch eine Auflistung der Arbeitsgänge und der benötigten Werkzeuge in einer für den Arbeitsablauf notwendigen Reihenfolge. In einer technischen Zeichnung werden immer die wirklichen Maße in Millimetern angegeben, und man verwendet die Normschrift. Der Maßstab 1:1 bedeutet, dass die natürliche Größe des Werkstücks dargestellt wird. Im Maßstab 1:5 ist das Werkstück in Wirklichkeit fünfmal größer. (Nähere Erklärungen sind auf Blatt 22.)

Man verwendet die gerade A B C D E F G und die schräge **Normschrift:**

ABCDEFGHIJKLMNOPQR
STUVWXYZ abcdefghi
jklmnopqrstuvwxyz
1234567890
!%&()=?;:,.-+

Stückliste

	Stück	Benennung	Teil	Werkstoff	Länge	Breite	Dicke
Vogelhäuschen Maßstab 1:5	*2*	*Seitenteil, lang*	*1*	*Kiefernholz*	*250*	*50*	*8*
	2	*Seitenteil, kurz*	*2*	*Kiefernholz*			
	1	*Bodenplatte*	*3*	*Sperrholz*			
	2	*Seitenwand*	*4*	*Kiefernholz*			
	2	*Dachplatte*	*5*	*Sperrholz*			
	32	*Nägel*	*6*	*Stahl*	*20*	*-*	*-*

Arbeitsgänge		*Werkzeuge*

③ Ergänze die vorstehende Auflistung in Normschrift.

Messen, anreißen, prüfen

Anreißen ist das Übertragen von Maßen und Formen aus der technische Zeichnung auf den Werkstoff. Angerissen wird an der Nullkante des Maßstabes, während das abzutragende Maß an der Werkstückkante liegt (Abb. 2). Vom genauen Anreißen hängt die Qualtiät des Werkstückes ab, das bedeutet, feste Holzverbindungen sind nur zu erreichen, wenn die Einzelteile genau zueinander passen.

Als Anreißwerkzeuge dienen Bleistift, Reißnadel oder Stahlzirkel. Weitere Werkzeuge, die verwendet werden und auch zum Prüfen dienen, sind der Gliedermaßstab, das Streichmaß, der Anschlagwinkel, der Gehrungswinkel und die Schmiege.

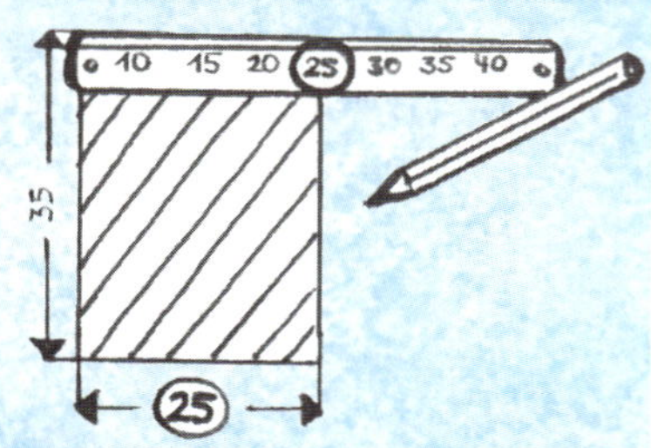

Abb. 1

① In der folgenden Zusammenstellung sind die Geräte zum Zeichnen und Anreißen durcheinander geraten.

a) Kreuze zuerst die **Zeichengeräte** an und schreibe ihre Kontrollbuchstaben, von links nach rechts gelesen, in das Kästchenfeld der Abbildung 1.

b) Verfahre mit den Buchstaben der **Anreißgeräte** wie bei a).

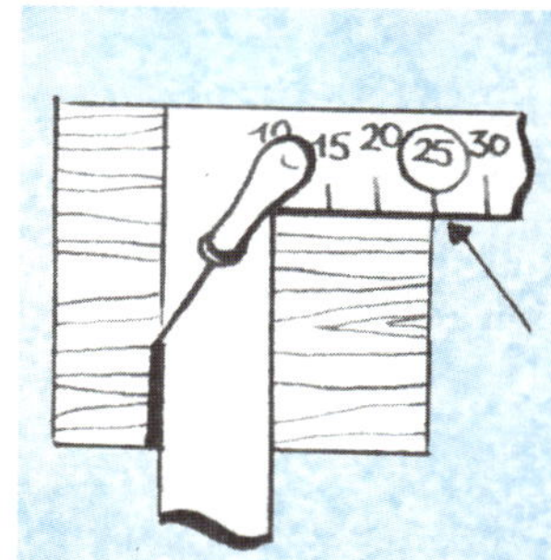

Abb. 2

Technische ☐☐☐☐☐☐☐☐☐ und richtiges ☐☐☐☐☐☐☐☐☐ mit dem Maßstab.

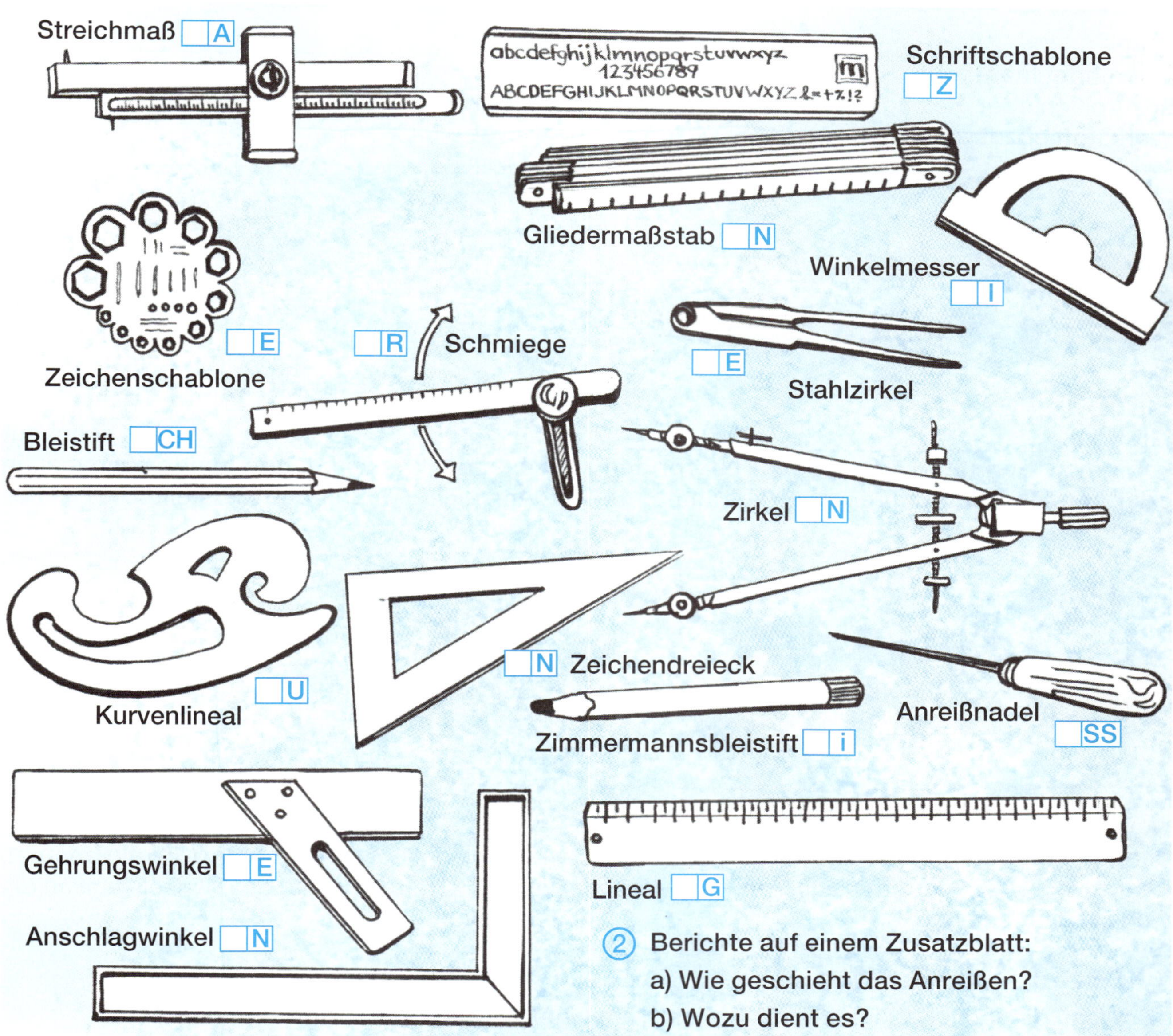

② Berichte auf einem Zusatzblatt:

a) Wie geschieht das Anreißen?

b) Wozu dient es?

Um Maße genau übertragen zu können, müssen mindestens zwei Seiten des Werkstücks rechtwinklig zueinander stehen. Sie heißen Bezugsebene und sind Ausgangspunkt aller Messungen.

Mit diesen Werkzeugen kann man messen, anreißen und prüfen:

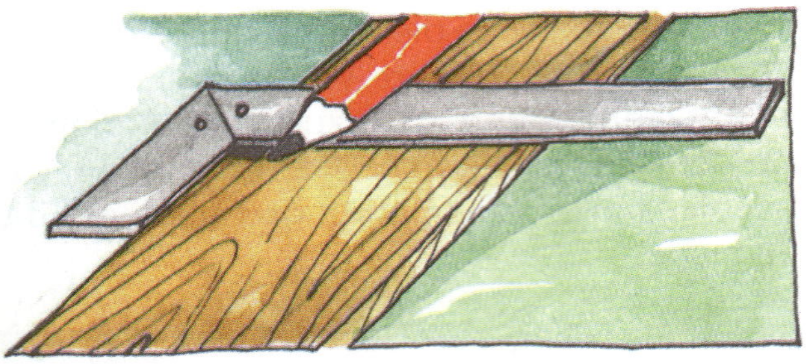

Am besten eignet sich ein ______________________________ .
Er hat eine dicke Mine und zerstört nicht die Werkstoffoberfläche.

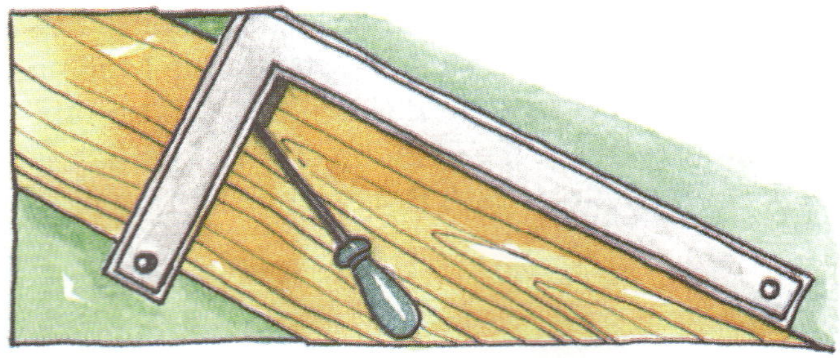

Mit der ______________________________
wird der Riss in den Werkstoff eingeritzt. Sie eignet sich aber nur zum Anreißen quer zur Faserrichtung.

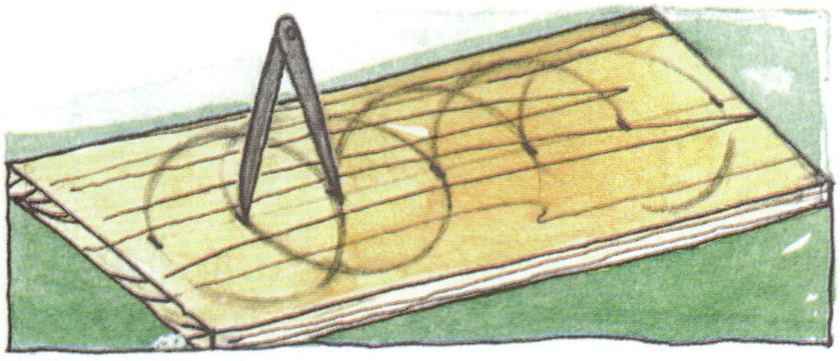

Den ______________________________
verwendet man, wenn Kreise oder Rundungen anzureißen oder gleichgroße Strecken auf dem Werkstoff abzutragen sind.

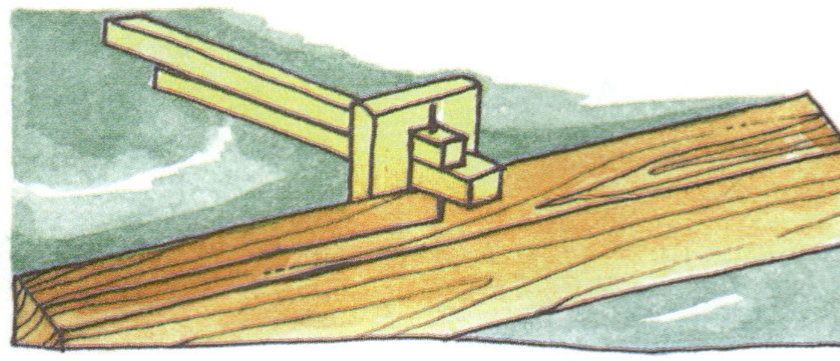

Mit dem ______________________________
wird die Holzdicke (Holzstärke), z.B. für Sägeschnitte angerissen.

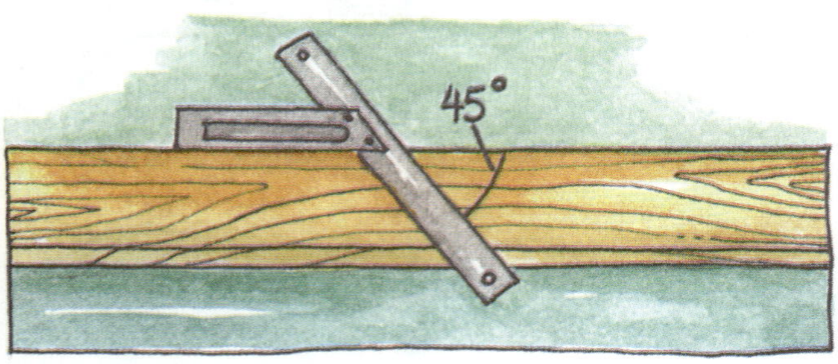

Mit dem ______________________________
kann man Gehrungen (Schrägen) überprüfen oder anreißen. Die Schräge beträgt immer 45 Grad.

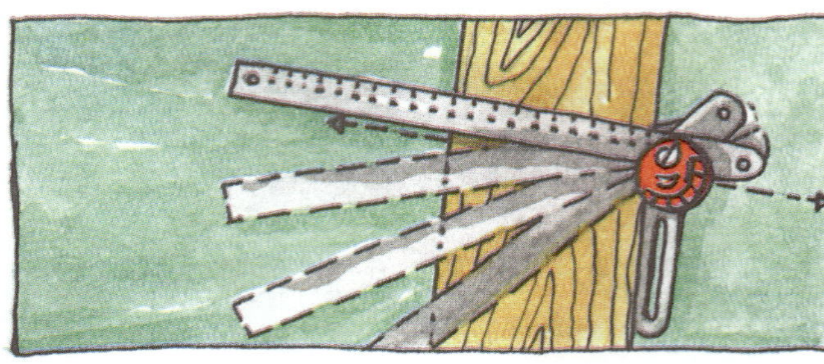

Die ______________________________ schmiegt sich jedem Winkel an. Ihre Zunge kann man in jeder beliebigen Schräge feststellen.

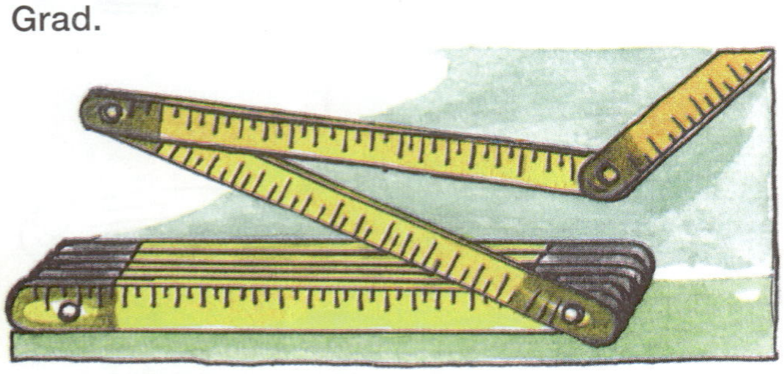

Den ______________________________
benutzt man für längere Strecken. Er hat eine Länge von 1000 mm oder 2000 mm und lässt sich zusammenlegen.

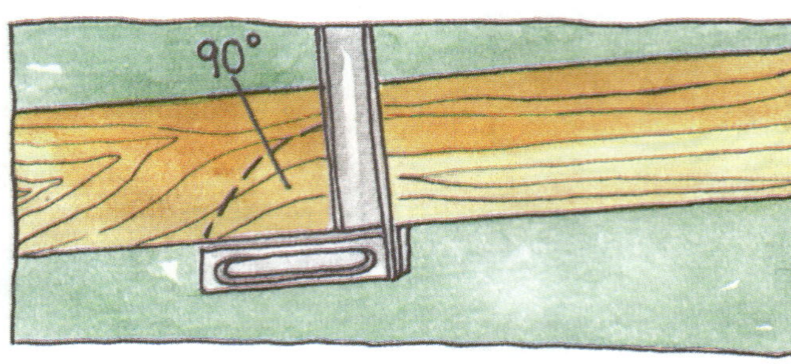

Der ______________________________
wird beim Prüfen von rechten Winkeln benutzt. Dabei wird der Anschlag des Winkels fest an die Bezugskante gelegt.

③ Setze die fehlenden Wörter ein.

④ Wozu dient die Bezugsebene? Berichte auf einem Zusatzblatt.

Sägen, feilen, schleifen

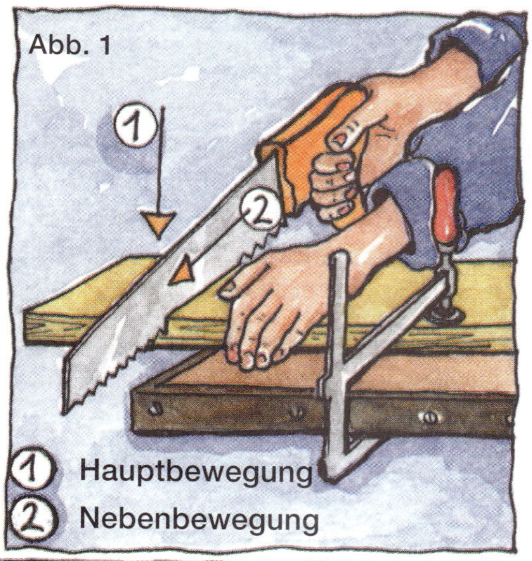

Zu den spanenden Trennverfahren gehören unter anderem das **Sägen, Feilen** und **Schleifen.** Alle Trennwerkzeuge haben Schneiden, die härter als der zu bearbeitende Werkstoff sein müssen. Ihre Grundform ist der Keil.

Das Sägen wird häufig beim Bearbeiten vieler Werkstoffe angewendet. Dabei werden Späne vom Werkstoff abgehoben, und es entsteht ein Sägeschnitt.

Zum **Sägen** von Holz werden im Technikunterricht der Fuchsschwanz (Abb. 1) und die Feinsäge (Abb. 2) benutzt. Am Sägeblatt, das aus Stahl besteht, befinden sich viele kleine Zähne.

Bei den meisten Sägen werden die Zähne gegen das Holz gestoßen. So stehen z.B. die Zähne beim Fuchsschwanz „schwach auf Stoß“.

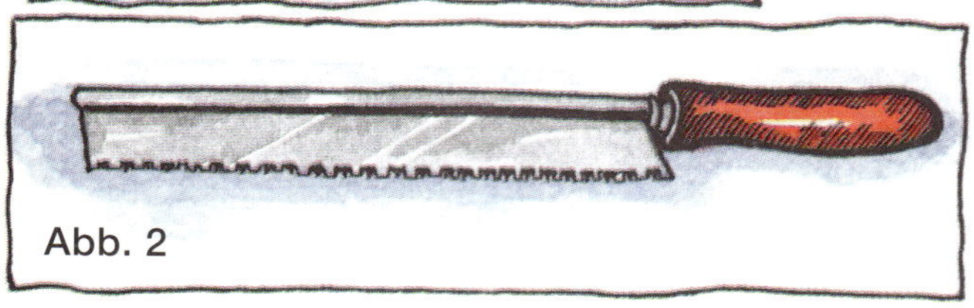

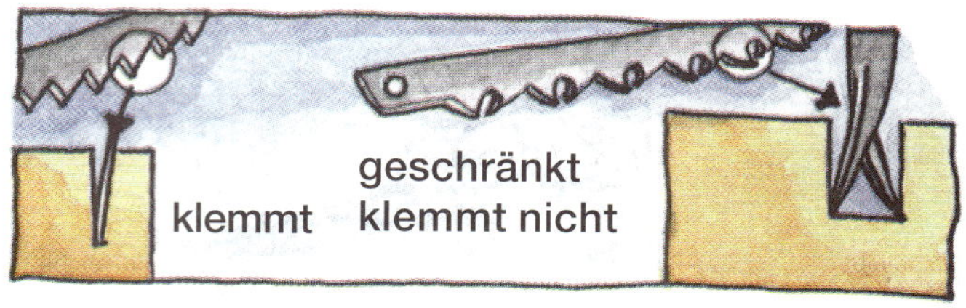

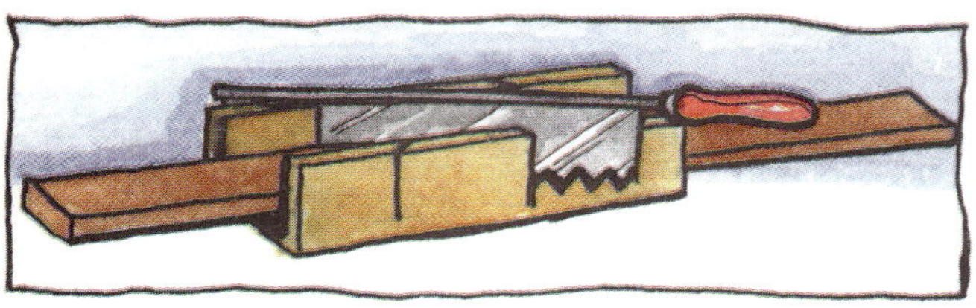

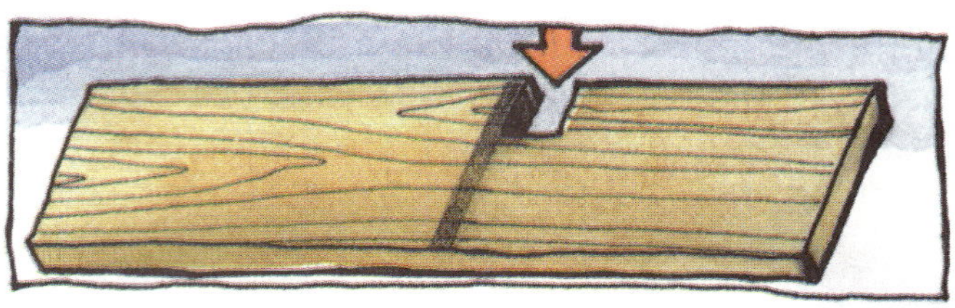

① Schreibe die folgenden Texte unter die entsprechenden Abbildungen.

Der Strich vom Anriß gehört zum Werkstück.

Sie wird mit ihren kleinen Zähnen für feine Arbeiten verwendet.

Sägeblätter sind abwechselnd nach links und rechts gebogen (geschränkt).

Die Sägevorrichtung dient zum Festhalten des Holzes.

Tipps für den Anschnitt

Das Werkstück wird an der Werkbank ____________________ .

Halte die Säge mit der ____________ ____________ .

Führe die Säge zur Werkstückkante und zur Anrisslinie.

Dabei wird sie mit dem ____________ ____________ leicht geführt.

Benutze die ganze Länge des Sägeblattes.

Neige die Säge nach ____________ .

Bewege sie, ohne Druck auszuüben, hin und her.

② Betrachte die Abb. 1 und ergänze anschließend die Arbeitsanweisungen zum Sägen.

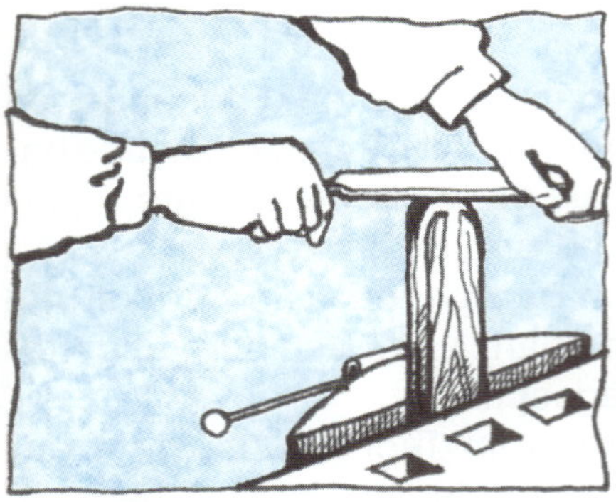

Das **Feilen** wendet man zum Nachbearbeiten von Werkstücken an. Man will damit dem Werkstück die endgültige Form, Größe und Oberflächengüte geben. Das **Raspeln** ist eine besondere Art des Feilens. Es wird in der Holzbearbeitung angewendet. Feilen und Raspeln sind Werkzeuge aus gehärtetem Werkzeugstahl. Mit den scharfen Einkerbungen (Hieben) ihrer Oberflächen trennen sie Späne vom Werkstoff.
Je nach Form des Werkstückes werden Feilen mit unterschiedlichen Profilen verwendet. Am gebräuchlichsten sind für die Holzbearbeitung Feilen mit Flach- und Halbrundprofil.

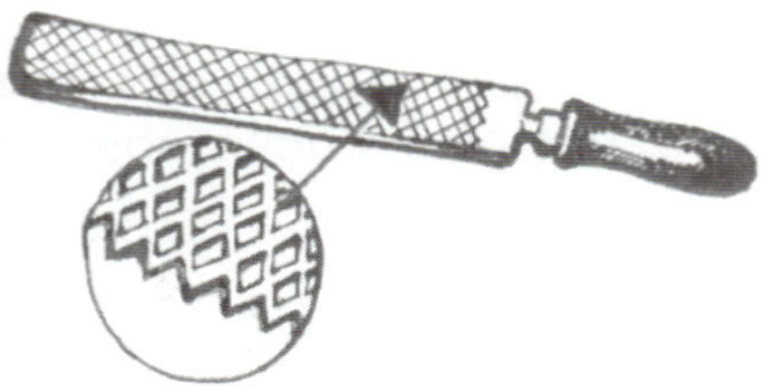

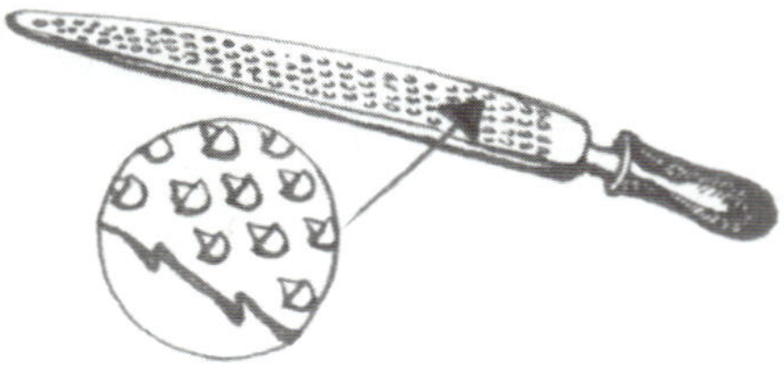

Das **Schleifen** dient dem Glätten von Werkstückoberflächen und dem Abrunden von Werkstückkanten. Die verschiedenen Werkstoffe benötigen dabei **Schleifmittel** mit unterschiedlichen **Korngrößen**. Sie werden z.B. aus Glas oder Quarzsand hergestellt. Beim Schleifen werden feinste Späne (Schleifmehl) vom Werkstoff getrennt.

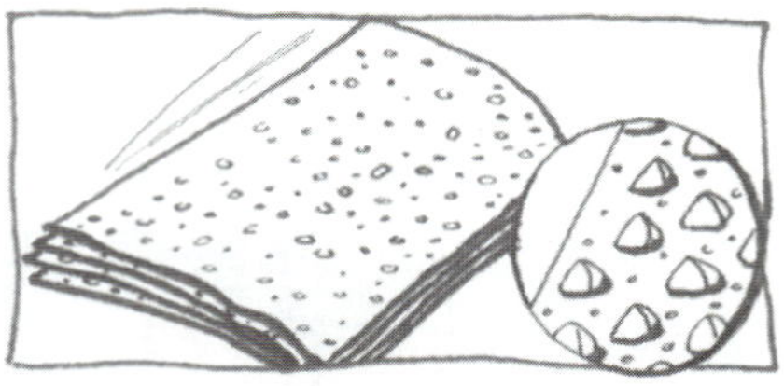

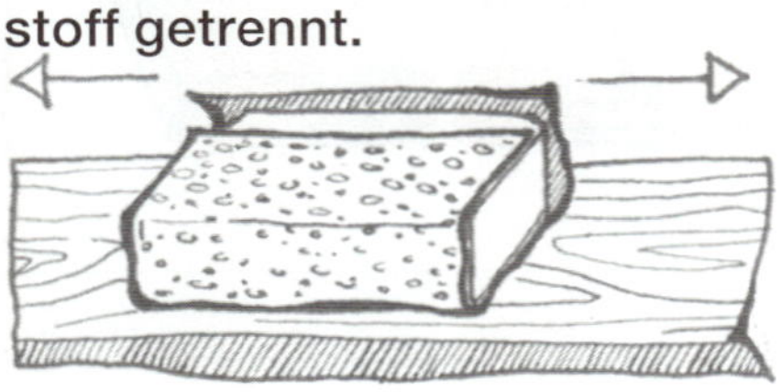

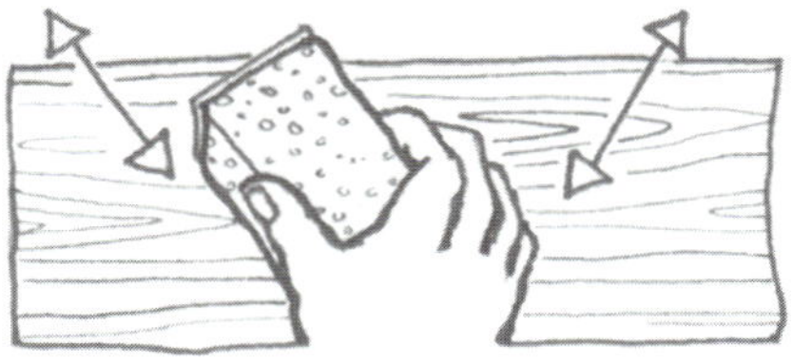

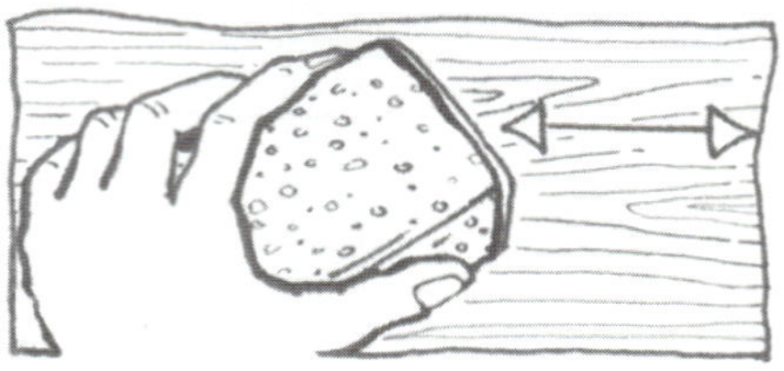

③ Beschreibe mit Hilfe folgender Sätze die Abbildungen.

Holz wird längs und quer zur Faserrichtung, abschließend nur in Faserrichtung geschliffen.

Der Hieb der Raspel ist grob. Durch die stark reißende Wirkung wird die Werkstückoberfläche aufgeraut.

Der Hieb der Feile ist fein. Mit ihr wird die raue Werkstückoberfläche geglättet.

④ Beschreibe auf einem Zusatzblatt den Unterschied zwischen dem Fuchsschwanz und der Feile.

Vorsicht!
Wenn du das Werkstück festhältst, dürfen die Finger nicht zu nahe am Sägeschnitt liegen. Raspeln und Feilen darfst du ohne Hefte (Griffe) nicht benutzen. Blase das Schleifmehl nicht fort. Es ist schädlich für Augen und Lunge. Kehre oder sauge es vorsichtig weg.

Bohren

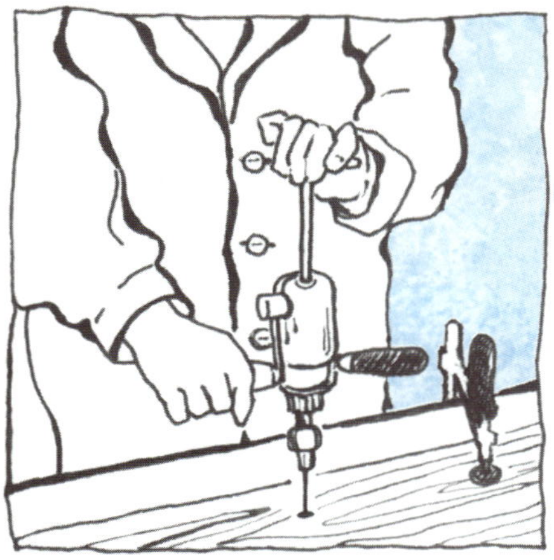

Zum Bohren benötigt man Bohrgeräte und Bohrer. Zu den **Bohrgeräten** zählen **Bohrwinde**, **Handbohrmaschine** und elektrische **Bohrmaschine.** **Bohrer** sind der **Schneckenbohrer** (Nagelbohrer), der **Spiralbohrer**, der **Schlangenbohrer**, der **Forstnerbohrer** (Präzisionsbohrer), der **Versenker** (Krauskopf) und der **Zentrumsbohrer** mit verstellbarem Messer.
Der Schneckenbohrer wird mit der Hand in das Holz gedreht. Die anderen Bohrer müssen zum Bohren in eines der Bohrgeräte gespannt werden.
Bohrer führen zwei Bewegungen aus, die (A) Dreh- und die (B) Vorschubbewegung. Beim Eindringen in das Holz zerspanen sie den Werkstoff.

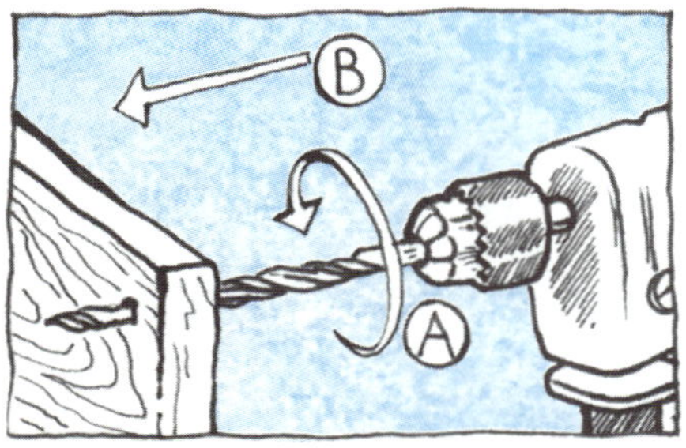

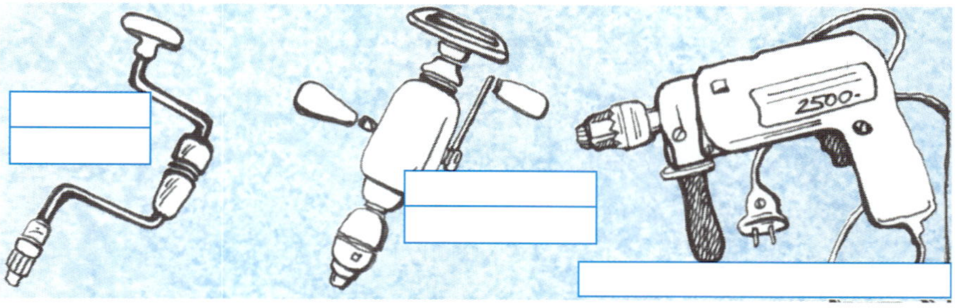

1 Gib den Abbildungen einen Namen.

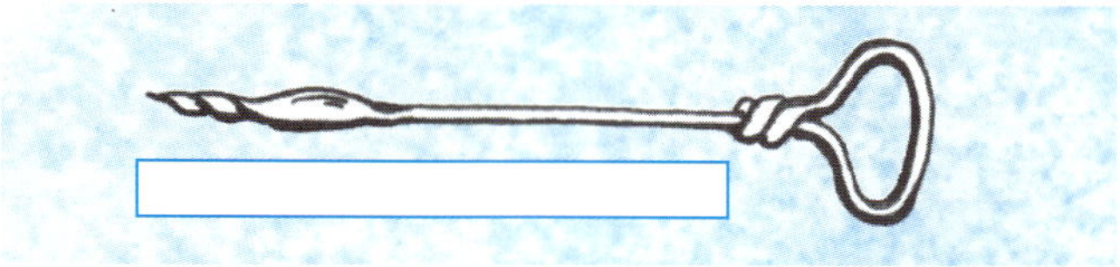

Er dient zum Vorbohren von Nagel- und Schraubenlöchern.

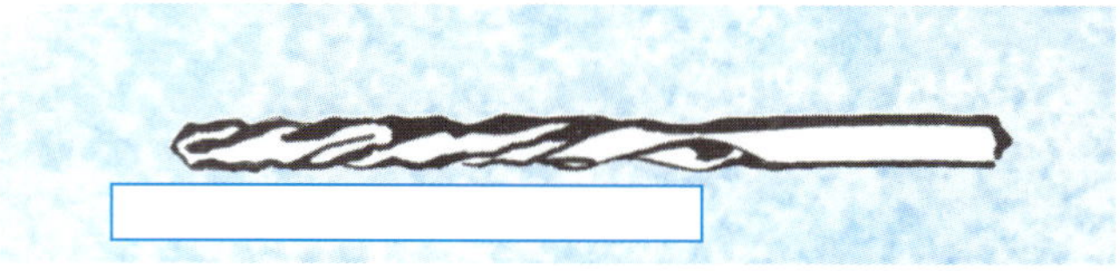

Mit seiner Spirale bohrt er auch in Metall.

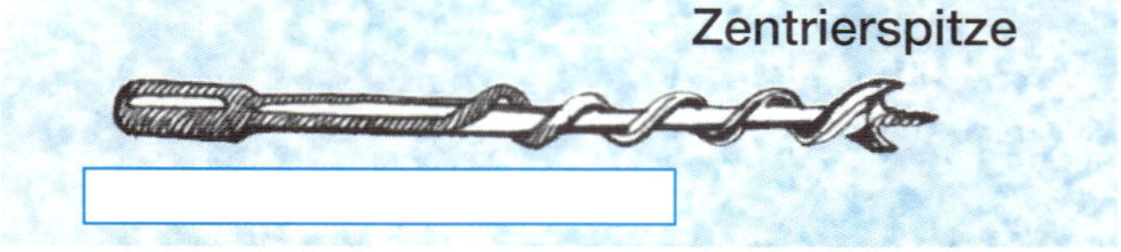

Er schlängelt sich mit einer Zentrierspitze ins Holz.

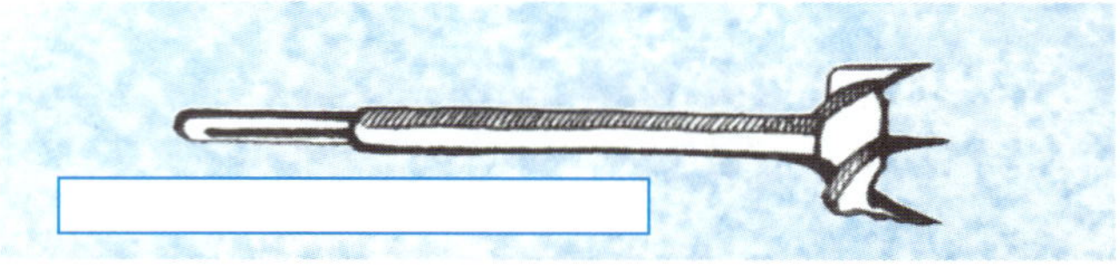

Er arbeitet mit besonderer Genauigkeit (Präzision).

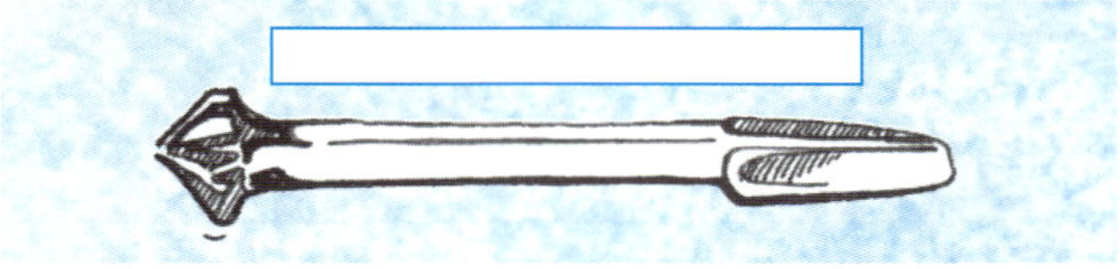

Er hilft beim Versenken von Nagel- und Schraubenköpfen.

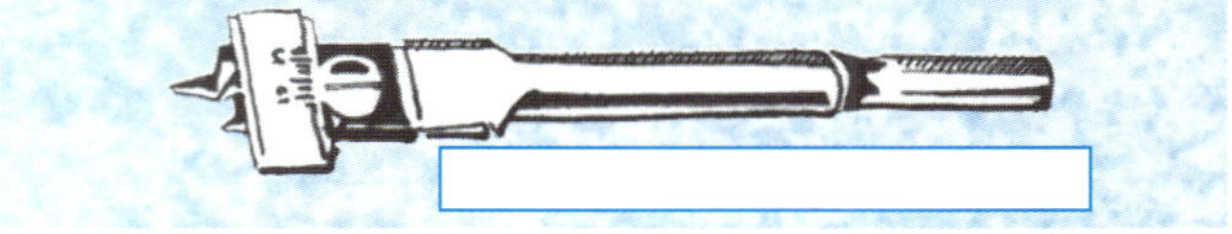

Mit seinem verstellbaren Messer bohrt er große Löcher.

Vorsicht!
Sicherheitsregeln:
Trage stets eng anliegende Kleidung.
Schütze lange Haare durch eine Kopfbedeckung.
Trage bei harten Materialien eine Schutzbrille.
Spanne das Werkstück fest ein.
Lasse die Maschine nach dem Ausschalten auslaufen.
Ziehe beim Wechseln der Bohrer stets den Netzstecker.
Spannschlüssel nie im Bohrfutter stecken lassen.
Bei Gefahr sofort Strom ausschalten.

(2) Berichte auf einem Zusatzblatt über dir bekannte Bohrarbeiten.

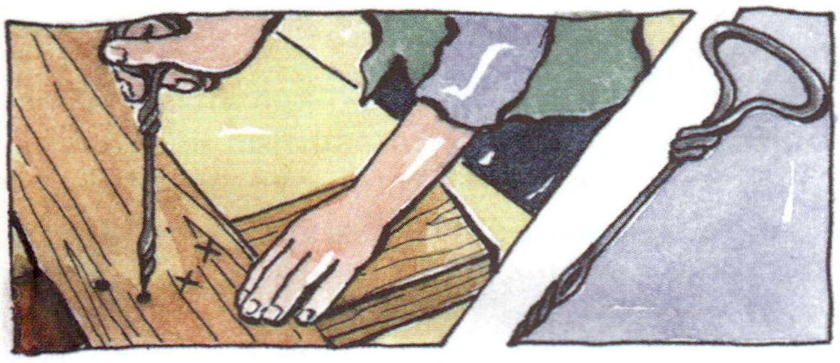

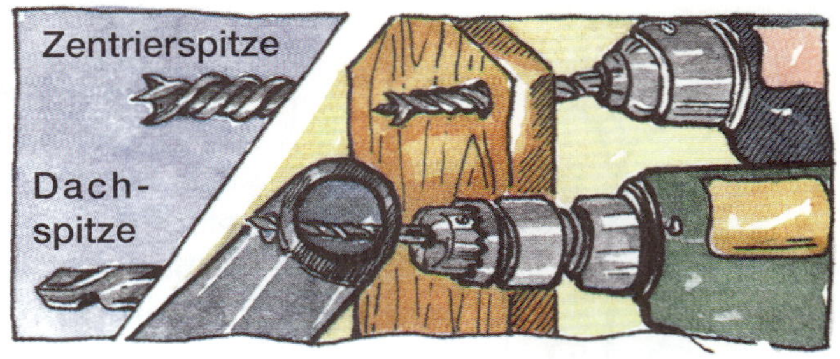

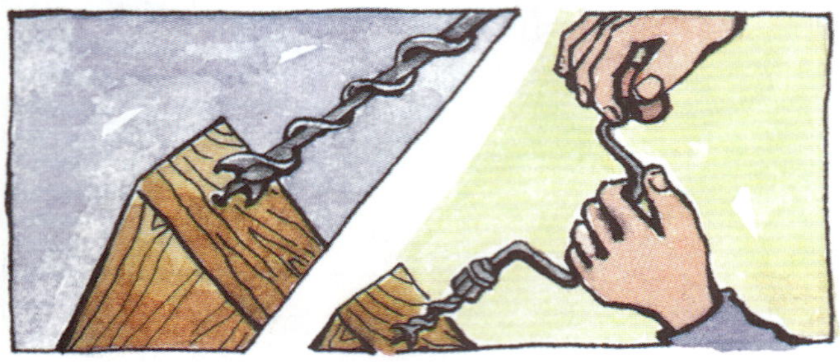

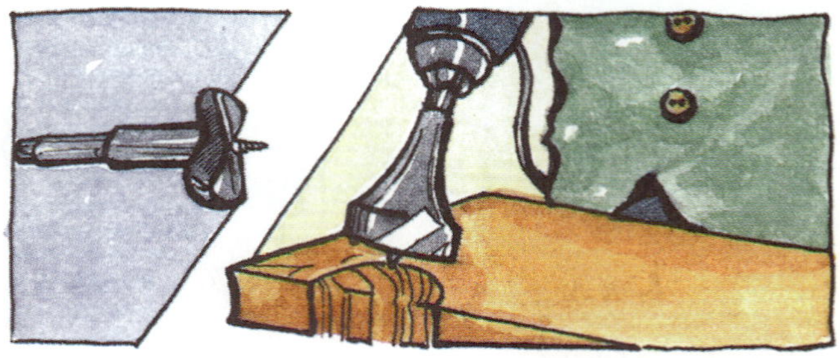

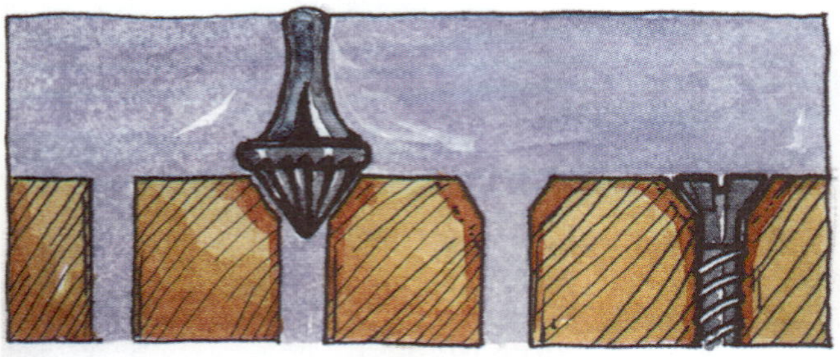

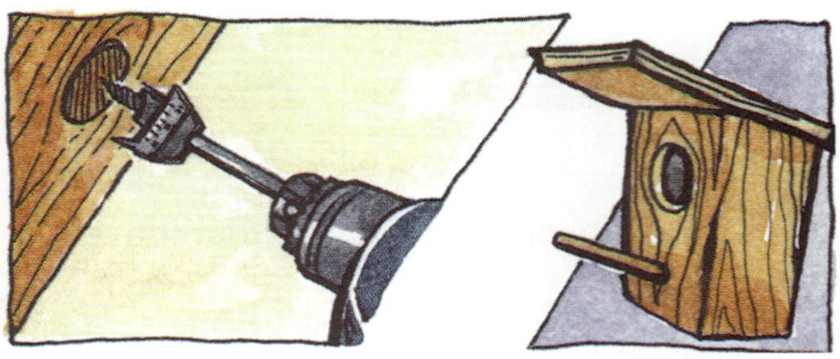

Mit seinem verstellbaren Messer kann man jeden Durchmesser von 15 - 75 mm einstellen und große Löcher (z.B. für Fluglöcher) bohren. Nur für Handbohrungen!

Er wird nur in Bohrwinden verwendet. Zum genauen Bohren in Holz hat er eine Zentrierspitze. Er eignet sich gut für tiefe Bohrungen in Holz.

Er eignet sich zum Bohren in Holz, Metall und Kunststoff. Er hat eine Dachspitze. Der Holzspiralbohrer hat eine Zentrierspitze und 2 Vorschneider.

Er wird auch Krauskopf genannt. Er erweitert Bohrlöcher zum Versenken von Bolzen-, Schrauben- oder Nietköpfen, die nicht über die Bohrung hinausragen dürfen.

Er hat Hartmetallschneiden für große und flache Bohrungen und zum Ausbohren von Astlöchern. Mit der Zentrierspitze kann man ihn auch an Brettkanten ansetzen.

Auch Nagelbohrer genannt, dient er zum Vorbohren von Nagel- und Schraubenlöchern. Er wird mit dem Ringgriff von Hand in das Holz gedreht.

③ a) Schreibe unter die Abbildungen die Namen der Bohrer.
b) Schreibe dann den dazu passenden Text.

Nageln, schrauben, verleimen

Durch **Nageln** werden Holzteile miteinander verbunden und Beschläge auf Holz befestigt. Je nach Verwendungszweck gibt es **Nägel** von verschiedener Länge, Dicke und Kopfform. Werkzeuge beim Nageln sind der **Hammer**, die **Kneifzange** und der **Nagelheber**. Vor dem Nageln werden die Nagelstellen angerissen. Beim Nageln wird der Hammer am Ende des Stieles angefasst. So erhöht sich die Schlagwirkung. Der Hammerkopf muss fest auf dem Stiel sitzen. Sonst kommt es zu Verletzungen. Geknickte oder schief eingeschlagene Nägel werden mit der Kneifzange oder dem Nagelheber aus dem Holz entfernt. Nägel im Hirnholz halten schlecht. Deshalb werden sie schräg eingeschlagen. Damit das Holz nicht spaltet, wird die Nagelspitze gestaucht.
(Hirnholz: Die Endseiten eines Brettes, die quer zur Faser laufen.)

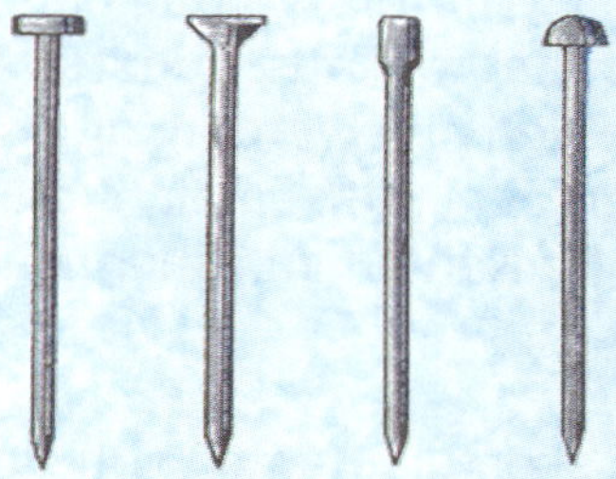
Kopfformen der Nägel

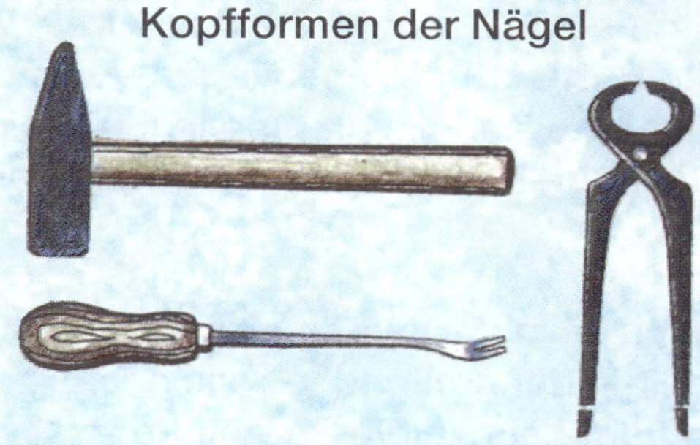

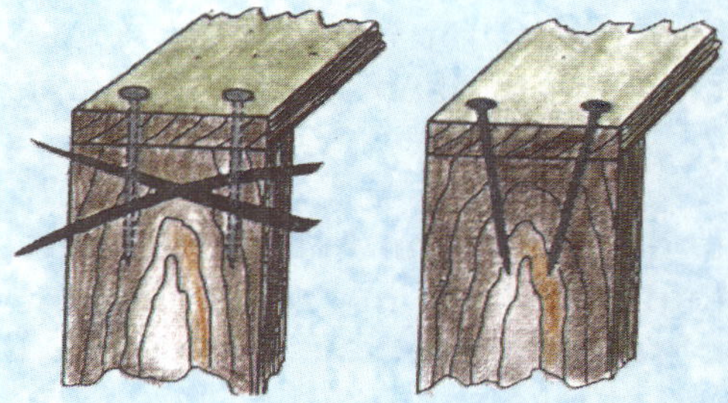

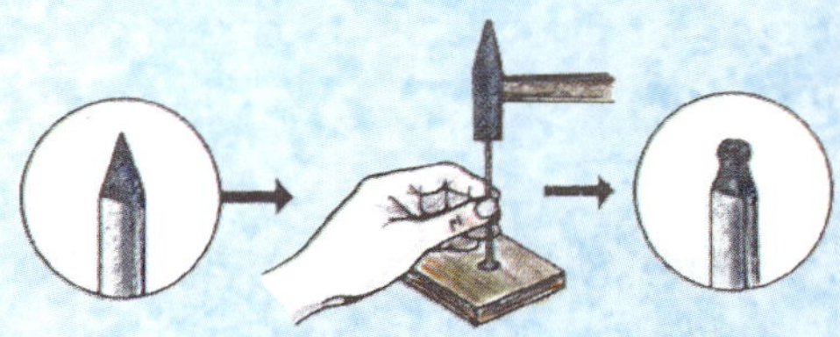

① Wie wird die Schlagkraft des Hammers erhöht?

---

② Warum muss der Hammerkopf fest am Stiel sitzen?

---

③ Warum schlägt man Nägel ins Hirnholz schräg ein?

---

④ Warum staucht man die Nagelspitze?

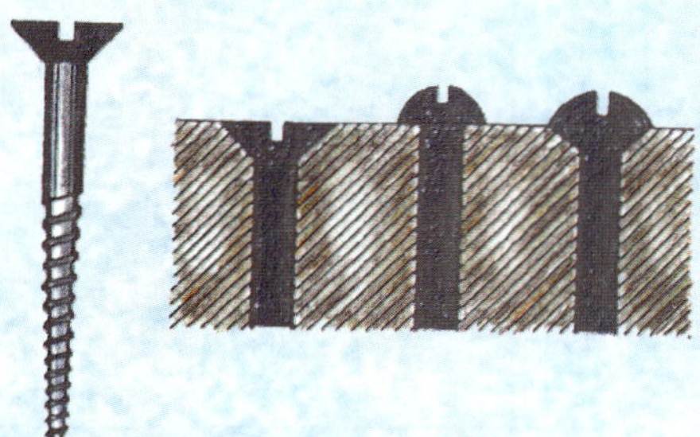
Holzschraube und Kopfform

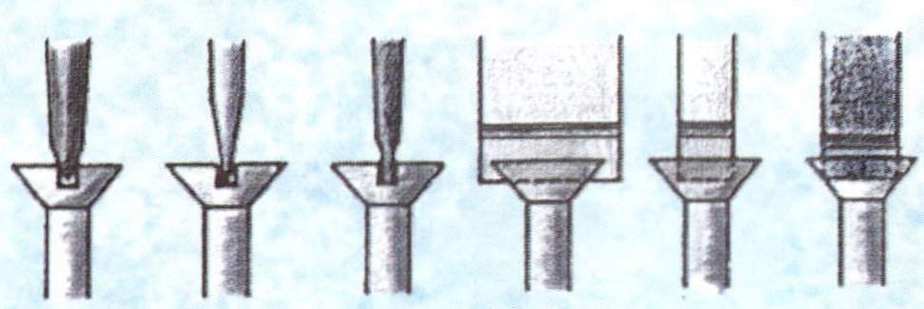

Falsche und richtige Anwendung des Schraubendrehers

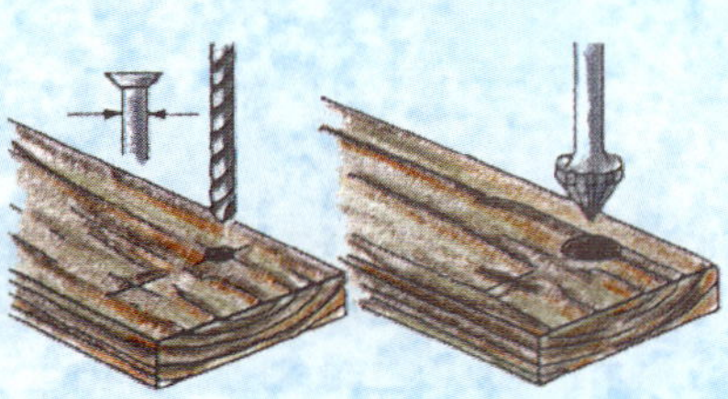

Durch **Schrauben** werden Holzteile oder Beschläge mit Holzteilen verbunden. Die Schraubenverbindung ist fester als eine Nagelverbindung und stets mehrmals wieder lösbar, ohne die Schraube zu zerstören. Entsprechend ihrem Verwendungszweck werden Holzschrauben in verschiedenen Längen, Dicken und Kopfformen geliefert. Vor dem Eindrehen einer Holzschraube muss ein Loch gebohrt werden, damit das Holz nicht spaltet. Damit die Schraubenverbindung haltbar ist, darf das Bohrloch nicht so groß und nicht so tief sein wie der Schraubenschaft. Zum Eindrehen und Lösen der Holzschrauben verwendet man den Schraubendreher. Seine Größe muss dem Schraubenschlitz entsprechen.

⑤ Nenne Vorteile der Schraubenverbindung.

---

⑥ Wie wird der Schraubendreher richtig angewendet?

---

⑦ Wozu dienen die Bohrlöcher vor dem Eindrehen der Holzschrauben?

Durch **Verleimen** werden die Teile so verbunden, dass die Verbindung ohne Beschädigung nicht zu lösen ist. Zum Leimen von Holz werden hauptsächlich Kleber und Leime verwendet, die aus Kunststoffen hergestellt sind. Sollen Hölzer verleimt werden, müssen alle Verbindungen genau passen. Sie müssen dicht anliegen. (Kleber: Verwendung meist für Kantenumleimungen und Folienbeschichtungen.)

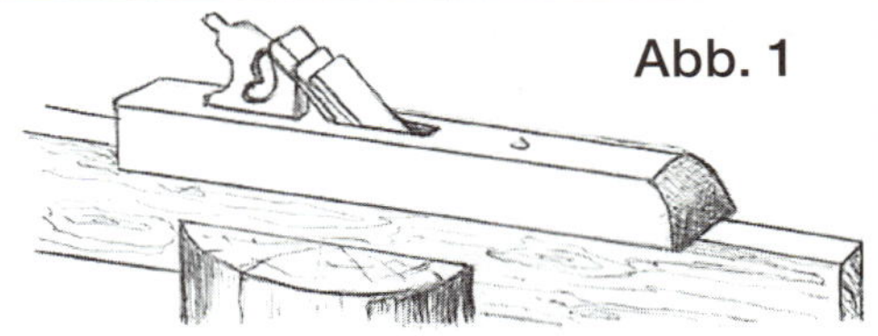
Abb. 1

So müssen die Kanten von Brettern vor dem **Zusammenfügen** glatt gehobelt werden (Abb. 1). Damit man weiß, wie die Bretter zusammenliegen sollen, macht man mit Bleistift eine Kennzeichnung in Form eines Winkels (Abb. 2). Die Fuge muss in der Mitte kaumt sichtbar hohl sein (F).

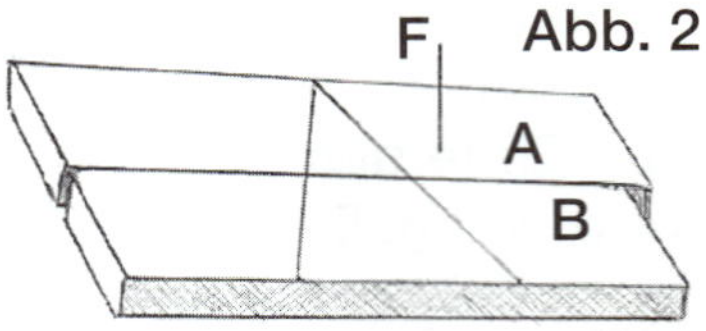

Abb. 2

Auch beim **Verleimen von Holzverbindungen** müssen die ineinander greifenden Teile genau zusammenpassen, damit der Leim in die Poren gepresst wird. Man verteilt den Leim dünn mit gezahntem Spachtel zuerst auf den Schichtstoff, dann auf das Trägermaterial (Abb. 3).

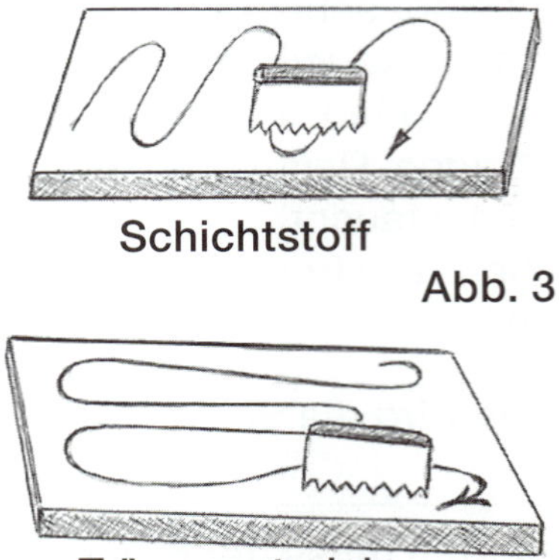

Abb. 3

Für das **Einspannen und Pressen** gibt es verschiedene Möglichkeiten. Im allgemeinen versucht man, mit **Schraubzwingen** auszukommen. Beim Einspannen der Werkstücke schützt man ihre Oberfläche durch Druckklötze vor Druckbeschädigungen der Spannwerkzeuge (Abb. 4).

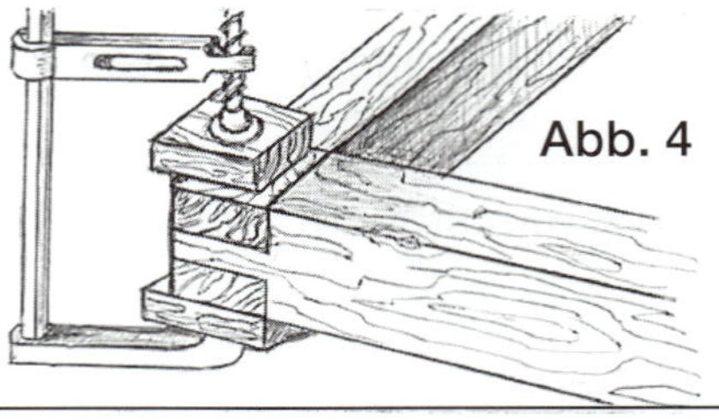
Abb. 4

(8) Beantworte die folgenden Fragen:

a) Welche Kleber und Leime werden hauptsächlich verwendet?

___

___

b) Warum müssen die Kanten der Bretter glatt gehobelt werden?

___

___

c) Warum werden Bretter mit einem Winkel gekennzeichnet?

___

___

d) Wie soll der Leim verteilt werden?

___

___

e) Wozu dienen die Schraubzwingen? ___

___

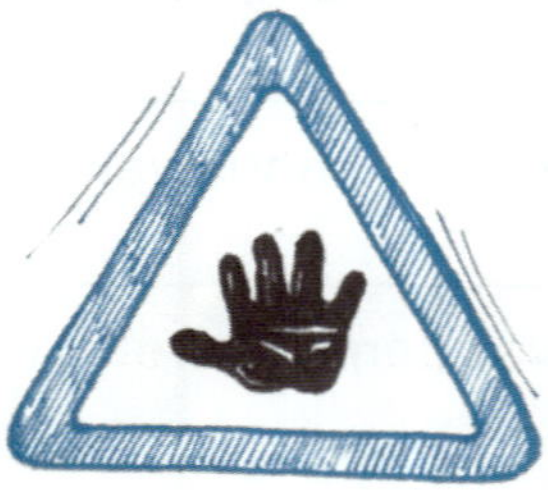

Vorsicht!
Sicherheitsregeln
Achte auf die Finger, die den Nagel halten. Der Hammerkopf muss fest am Stiel sitzen. Beim Eindrehen der Schrauben auf den Schraubendreher achten. Er kann abrutschen. Manche Leime reizen Nase und Augen. Arbeite deshalb bei offenem Fenster.

Mit Nadel und Zwirn

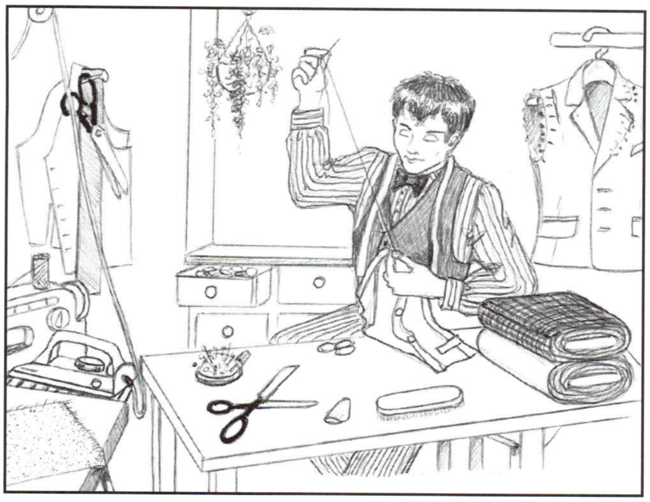

Heute wird unsere Kleidung in der Hauptsache maschinell in Textilfabriken hergestellt. Das geht schneller und ist billiger als im Handwerksbetrieb. Manche Leute lassen noch bei der Schneiderin oder beim Schneider arbeiten, weil sie maßgefertigte Kleidung haben wollen.

① Ein Schneider stellt einen Anzug her. Welche Gegenstände benötigt er dazu?

Ein Schneider fertigt einen Anzug.

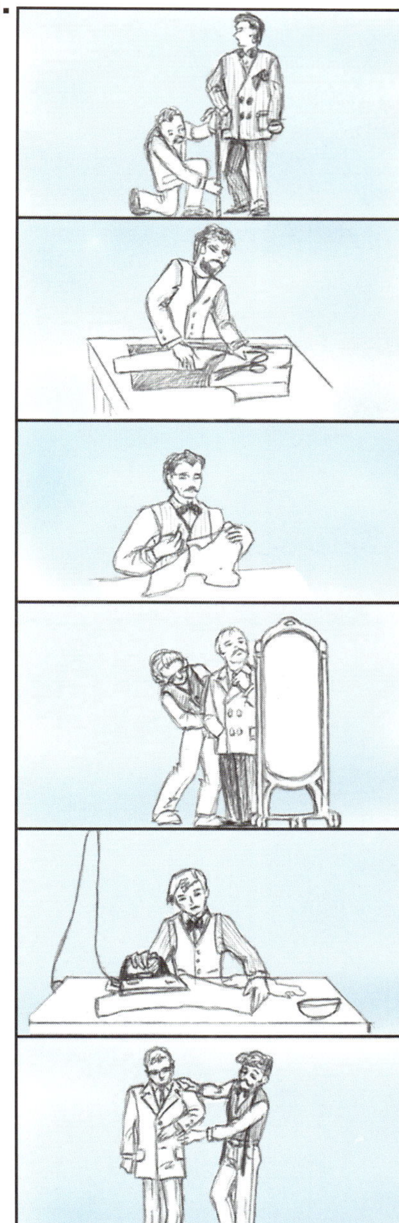

Er misst dem Kunden den Anzug an. Nach den Maßen und Wünschen des Kunden zeichnet er ein Schnittmuster auf Papier und schneidet die Teile aus.

Um den Stoff zuschneiden zu können, legt er die Teile des Schnittmusters auf den Stoff und fährt mit Kreide um ihre Form.

Er heftet die Einzelteile mit Nadel und Zwirn. Dann näht er sie mit der Nähmaschine zusammen. In Handarbeit bringt er das Futter, die Einlagen und die Knopflöcher an.

Es kommt zur Anprobe und zu letzten Änderungen der Einzelteile. Danach wird der ganze Anzug zusammengenäht.

Mit Hilfe von Bügeleisen und Dämpfkissen erhält der Anzug seine endgültige Form. Anschließend werden die Knöpfe angenäht.

Zum Schluss prüfen Schneider und Kunde, ob der Anzug richtig sitzt und gut verarbeitet ist. Nach dieser letzten Anprobe bezahlt der Kunde den Anzug.

② Kennzeichne die einzelnen Arbeitsschritte mit folgenden Wörtern:

Zuschneiden - Nähen der Einzelteile - Letzte Anprobe - Bügeln - Zusammennähen des Anzuges - Anmessen des Anzuges

③ Frau Stark will ihrer Tochter ein Kleid nähen.
Liste auf a) welche Materialien sie dazu braucht,
b) welche Werkzeuge dazu erforderlich sind,
c) welche Arbeitsschritte nötig sind.

Materialien	**Werkzeuge**	**Arbeitsschritte**

Produktion von Anzügen in der Fabrik

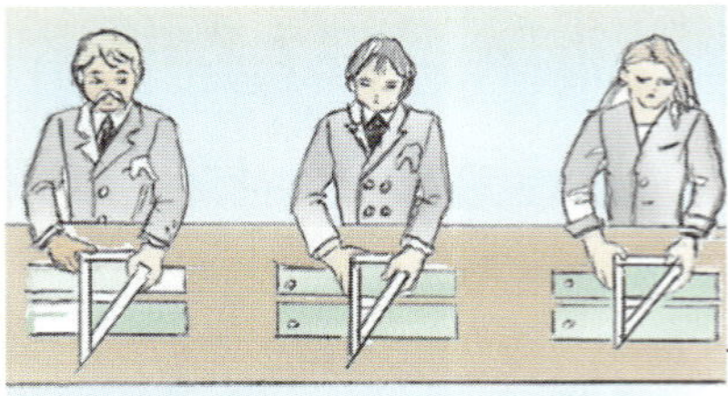

Modezeichner entwerfen die Anzugsmodelle und zeichnen die Schnittvorlagen jeweils für bestimmte Körpergrößen.

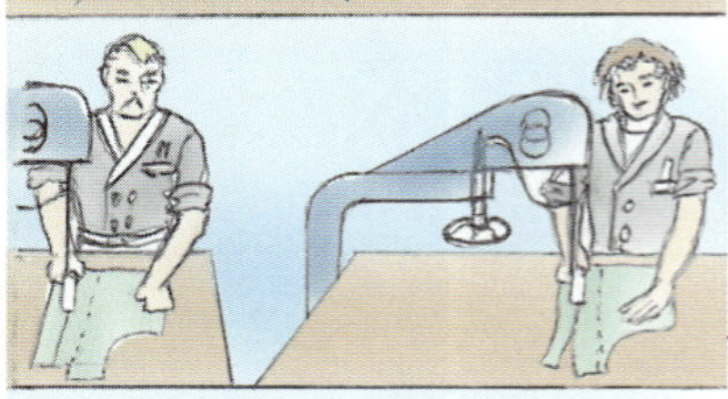

In der Zuschneiderei werden nach den Schnittvorlagen einige Lagen Stoff auf einmal an Maschinen zugeschnitten. Die Einzelteile werden nummeriert.

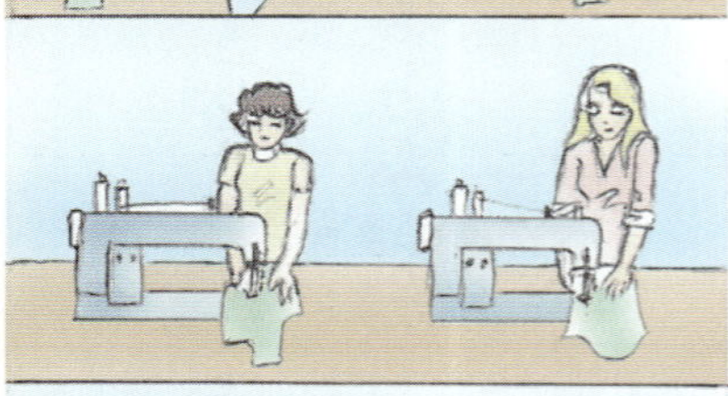

An den Schnellnähmaschinen arbeiten verschiedene Gruppen. Eine näht nur Vorder- und Rückenteile, die andere nur Ärmel oder Kragen zusammen. Eine weitere arbeitet an Knopflochmaschinen.

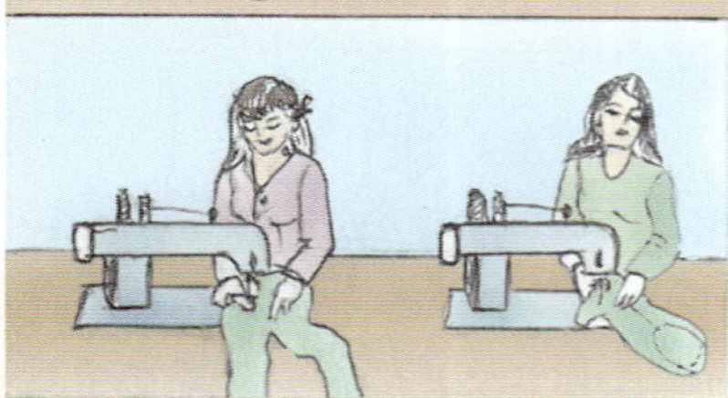

Im nächsten Arbeitsschritt werden die vorgenähten Einzelteile zusammengenäht. Auch hier ist die Arbeit aufgeteilt. Eine Gruppe näht nur die Jacken, die andere nur die Hosen.

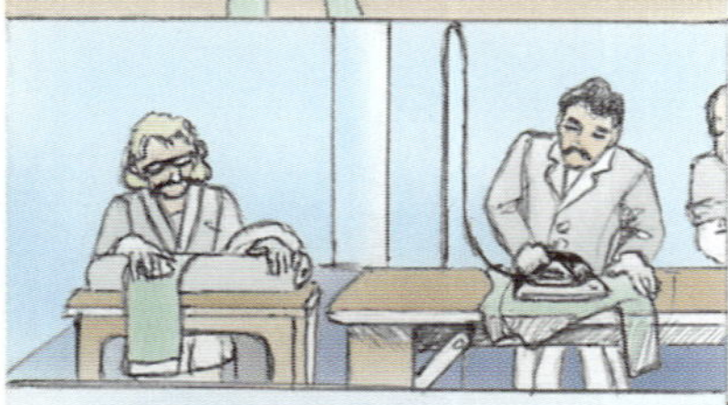

Anschließend werden die Anzüge mit Bügelmaschinen in die endgültige Form gebracht. Danach werden mit Knopfannähmaschinen die Knöpfe angenäht.

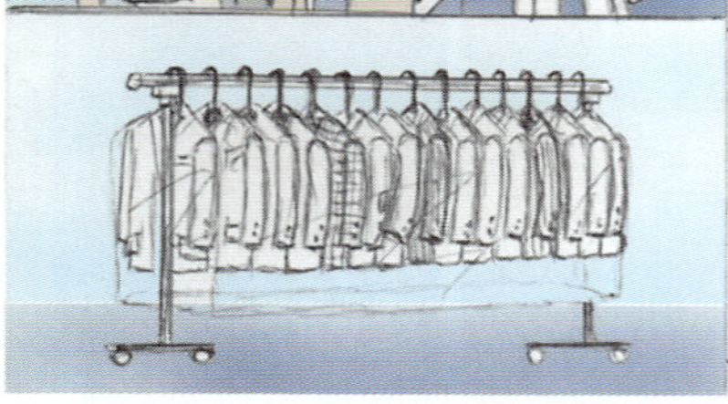

Zum Schluss werden alle Anzüge noch einmal kontrolliert. Wenn sie keine Mängel aufweisen, kommen sie ins Lager. Jetzt können sie von den Kaufleuten zum Weiterverkauf bestellt werden.

④ Kennzeichne die einzelnen Arbeitsschritte mit folgenden Wörtern:
Nähen - Bügeln - Entwerfen - Kontrollieren - Zusammennähen - Zuschneiden

⑤ Berichte auf einem Zusatzblatt über die Unterschiede bei der Herstellung eines Anzuges im Handwerksbetrieb und in einer Fabrik.

Handmaschinen

Die Handmaschinen erleichtern dir und den Heimwerkern die Arbeit.

① Ordne die folgenden Bezeichnungen den Abbildungen richtig zu:

Handkreissäge - Schwingschleifer - Bohrmaschine - Winkelschleifer - Akku-Schrauber - Stichsäge

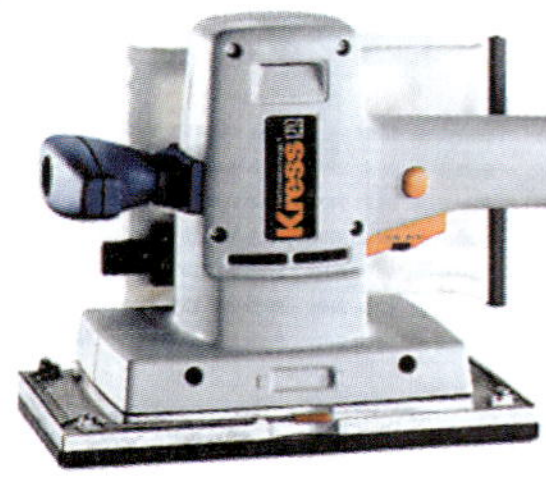
____

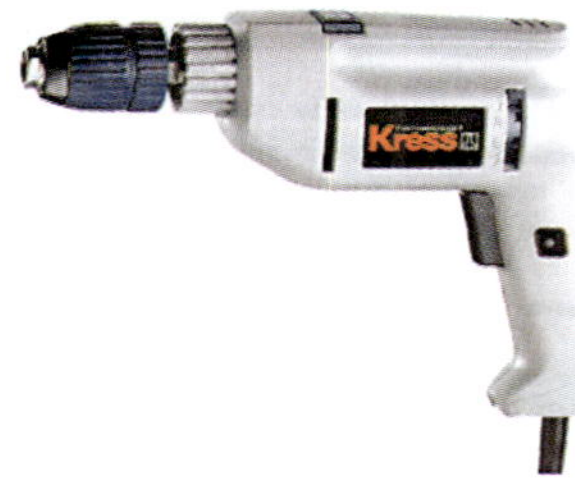
____

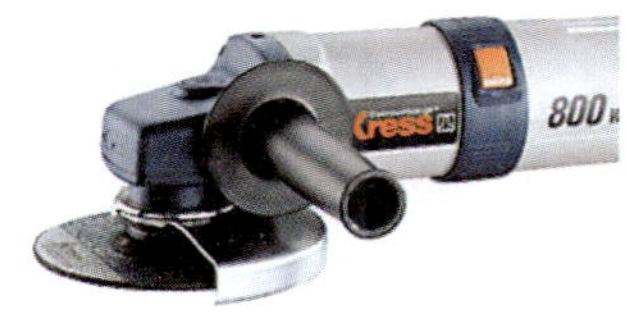
____

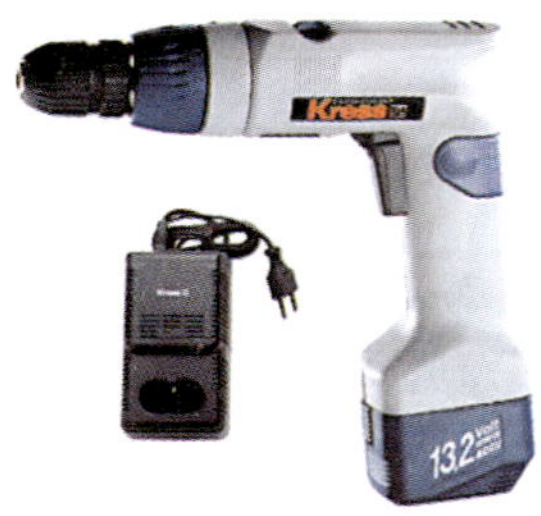
____

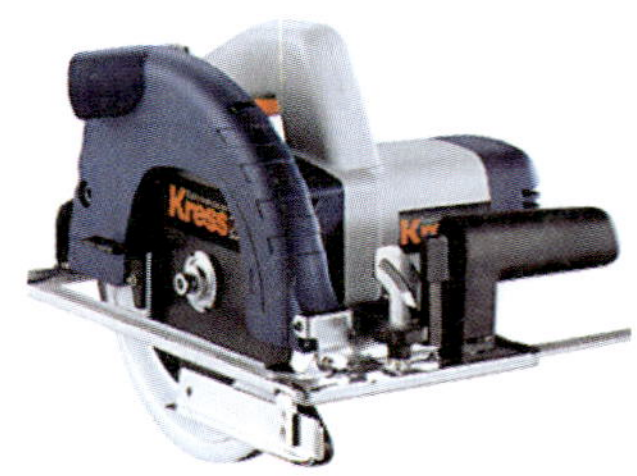
____

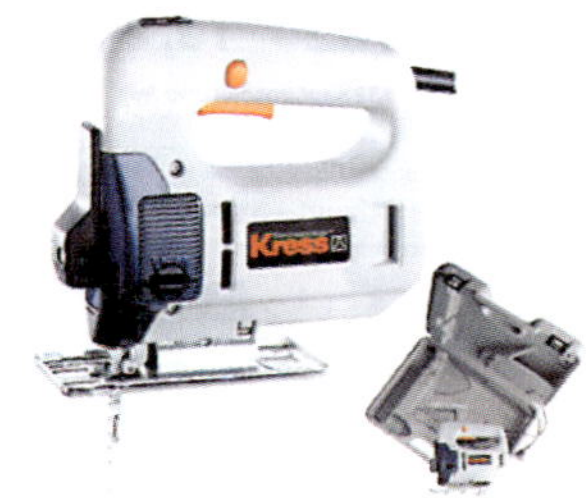
____

② Mit welcher Handmaschine kannst du die folgenden Arbeiten durchführen? Berichte.

Du sollst Löcher bohren:	Du sollst Flächen glätten:	Du sollst Metall trennen:
______________________	______________________	______________________
Du sollst Schrauben drehen	**Du sollst um Kurven sägen:**	**Du sollst geradlinig sägen:**
______________________	______________________	______________________

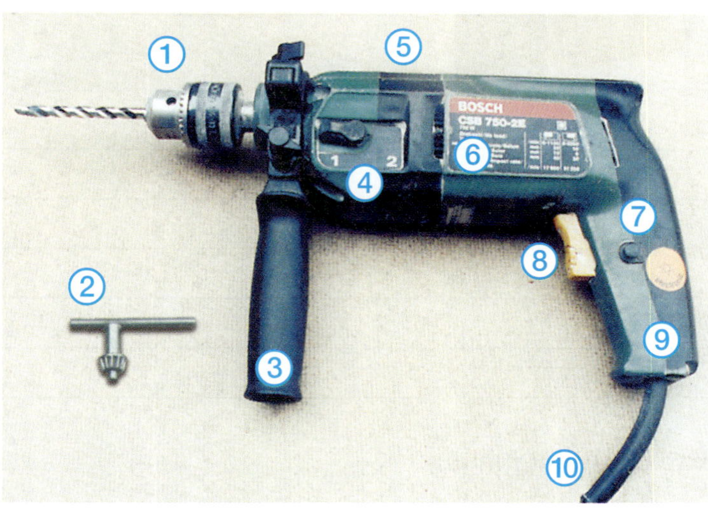

① ☐	⑥ ☐
② ☐	⑦ ☐
③ ☐	⑧ ☐
④ ☐	⑨ ☐
⑤ ☐	⑩ ☐

③ Wie heißen die Teile der abgebildeten Bohrmaschine? Setze die folgenden Bezeichnungen mit ihren Kennbuchstaben richtig ein. Bei richtiger Lösung erhältst du das im Merksatz fehlende Wort.

Zuleitung [E] — Pistolenhandgriff [N] — Druckschalter/Dauerbetrieb [SCH]
Lüftungsschlitz [M] — Umschalter 1./2. Gang [R] — Handgriff [H]
Bohrfutter [B] — Bohrfutterschlüssel [O] — Umschalter Bohren/Schlagbohren [A]
Druckschalter mit Drehzahlregulierung [I]

Sie kann mehr als nur Löcher bohren: Die ☐☐☐☐☐☐☐☐☐☐☐☐

Für jede Handkreissäge gibt es ein ganzes Sortiment spezieller Sägeblätter. Die Stärke der Maschine liegt im geraden Schnitt großformatiger Platten. Mit Hilfe eines Anschlags kann man gleiche schmale Streifen abtrennen.

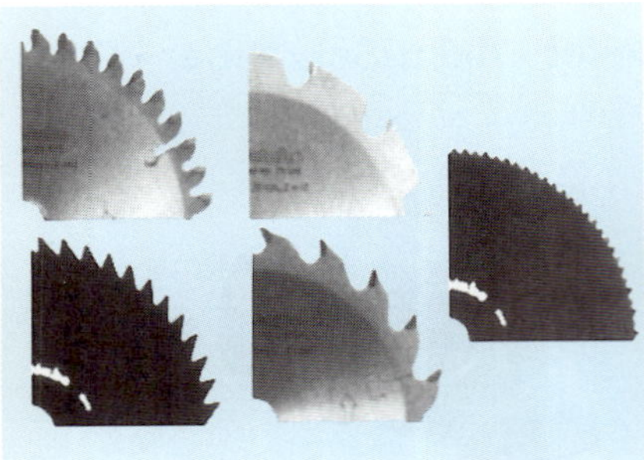

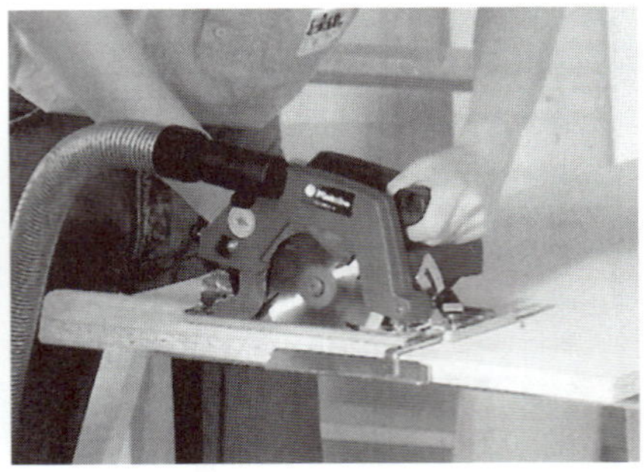

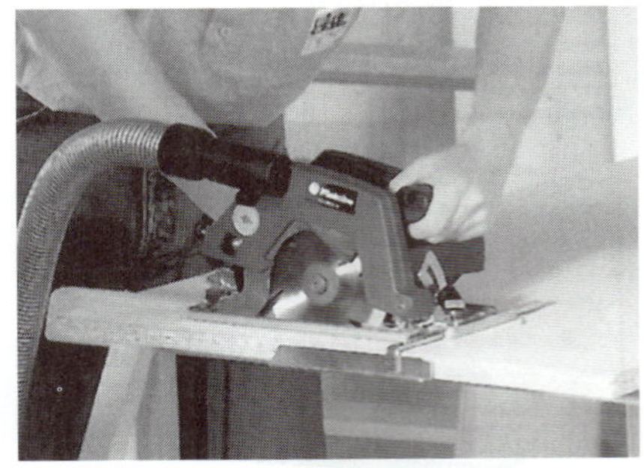

Für die Stichsäge gibt es Sägeblätter für Holz- , Metall- und Acrylglasbearbeitung. Mit dem schmalen Sägeblatt sind Kurvenschnitte eine Spezialität der Stichsäge. Mit dem Stangenzirkel lassen sich Kreise ganz exakt ausschneiden.

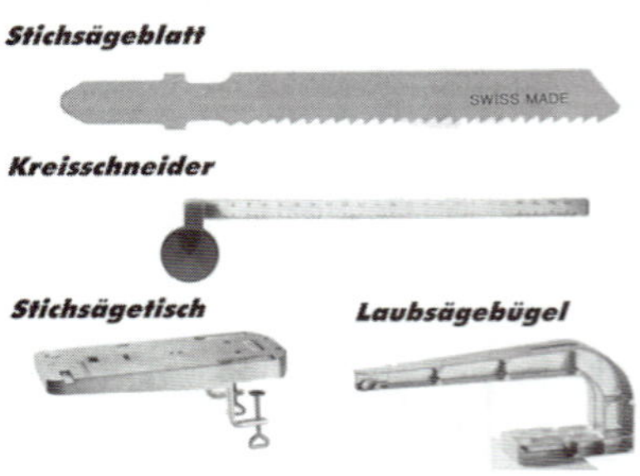

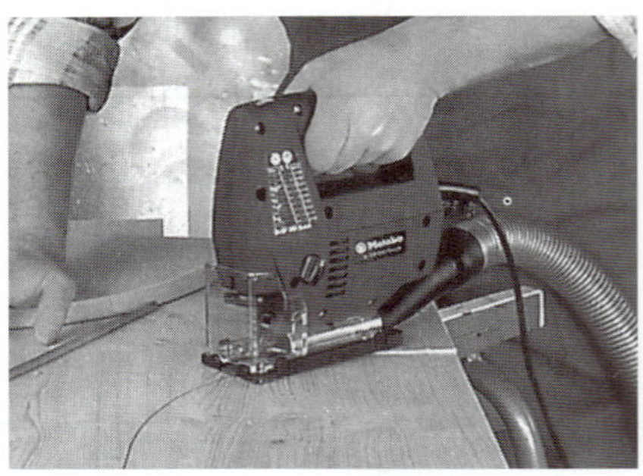

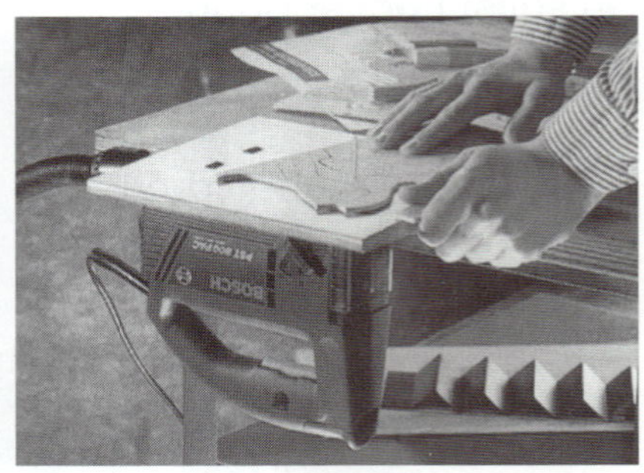

(4) Beschreibe mit Hilfe der vorstehenden Texte die Abbildungen.

Vorsicht!
Sicherheitsregeln:
An betrieblichen Maschinen darfst du erst mit 17 Jahren arbeiten.
Schutzhaube und Spaltkeil dürfen bei der Handkreissäge nie entfernt oder blockiert werden.
Gesprungene Sägeblätter sofort auswechseln.
Zu bearbeitende Werkstücke so einspannen, dass sie nicht vibrieren oder wackeln können.
Abgeschaltete Maschinen auslaufen lassen.

Haushaltshilfen

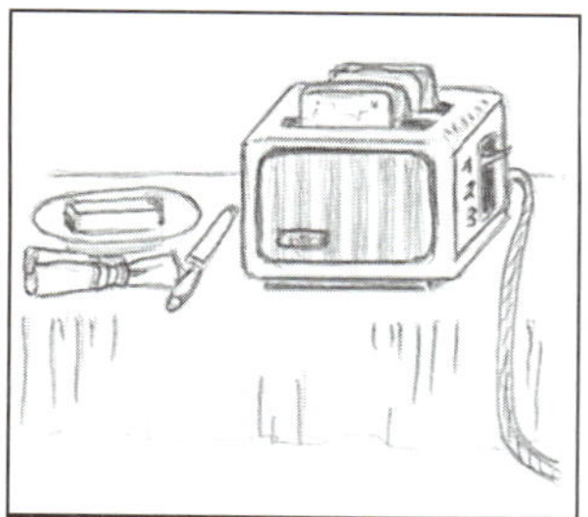
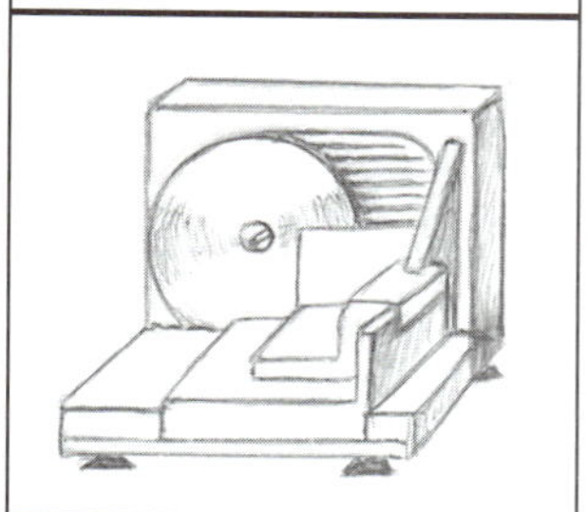
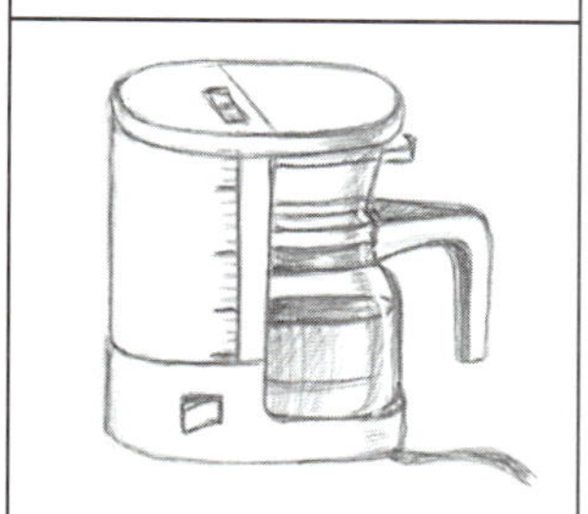
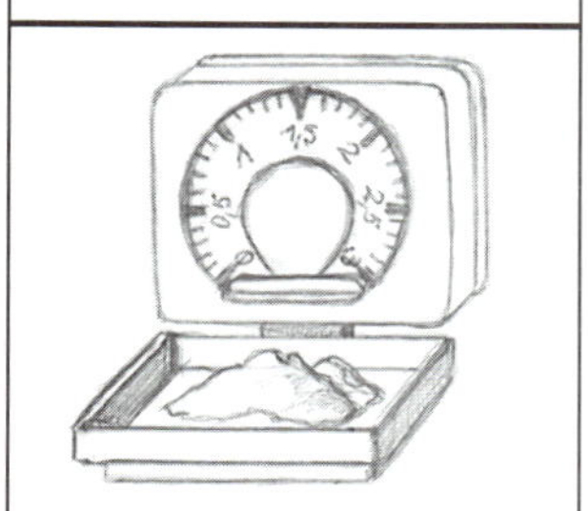
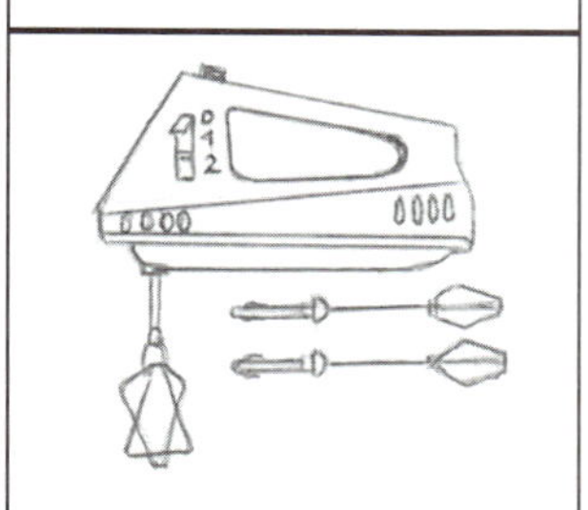
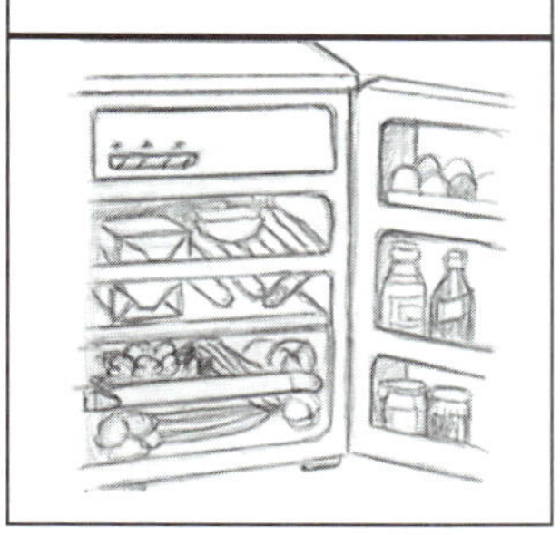

Nicht zu hohe Temperatur einstellen, sonst

Richtige Bügeltemperatur einstellen, sonst

Hände weg vom scharfen Messer, sonst

Nach Entleerung gründlich reinigen, sonst

Ab und zu Maschine entkalken, sonst

Auf Standfestigkeit achten, sonst

Auf feste Unterlage stellen, sonst

Staubbeutel rechtzeitig auswechseln, sonst

Einsätze fest einsetzen, sonst

Töpfe mit Spezialboden verwenden, sonst

Regelmäßig abtauen, nicht unnötig öffnen, sonst

Beim Erhitzen Topflappen bereithalten, sonst

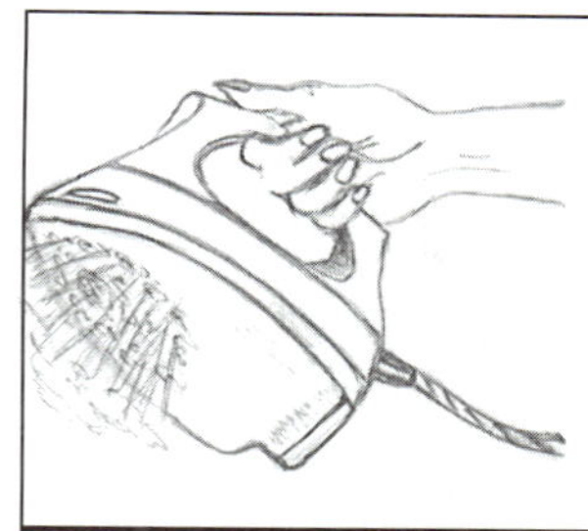
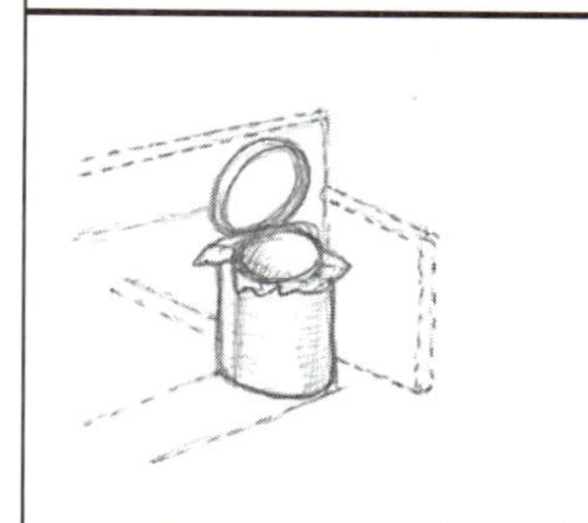
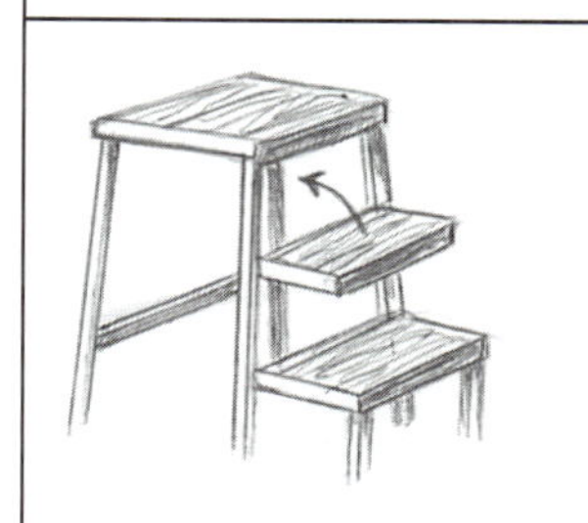
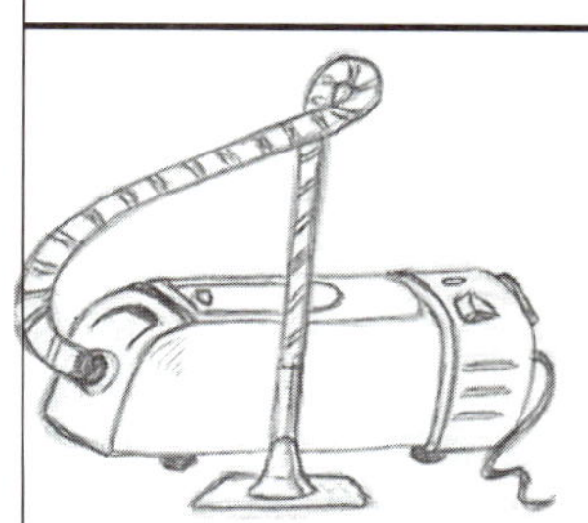
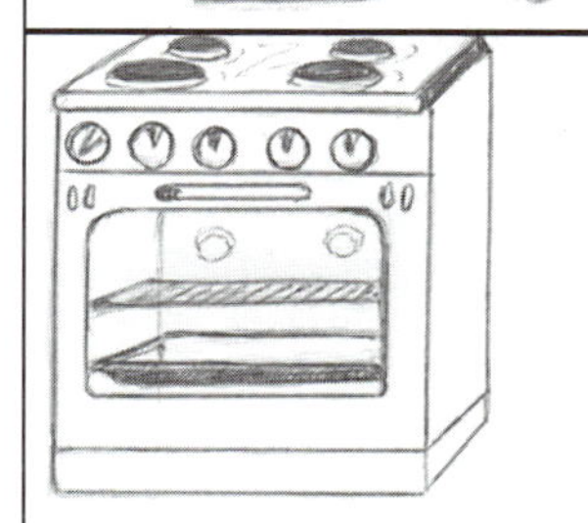
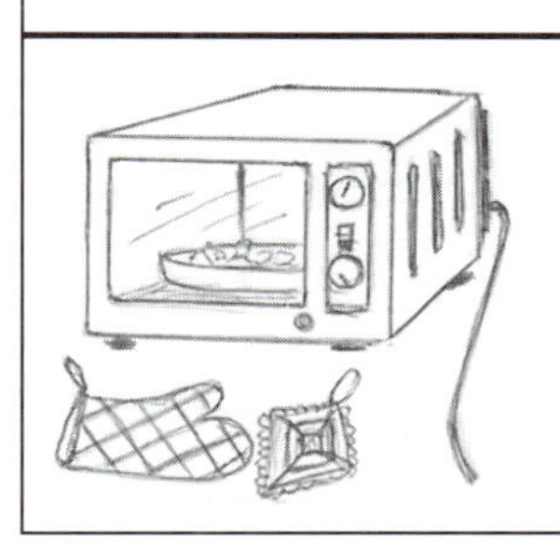

① Beende die Sätze neben den Abbildungen mit folgenden Satzteilen.

... wird der Stoff beschädigt oder nicht geglättet.
... schneidet man sich in den Finger.
... verbrennt man sich die Finger am Kochgeschirr.
... bilden sich üble Gerüche.
... verbrennt die Toastbrotscheibe.
... wird zu viel Strom verbraucht.
... verkalkt die Heizspirale.
... wird die Saugkraft gemindert.
... gibt sie das falsche Gewicht an.
... verliert man das Gleichgewicht und fällt hin.
... vereist er und braucht zu viel Strom.
... fliegen diese Teile herum.

Haushaltsgeräte - früher und heute

Früher musste man bei der Arbeit mit den Haushaltsgeräten die eigene Kraft einsetzen.

Heute nehmen die **Automaten**, angeschlossen an den Stromkreis, den Menschen viel Arbeit ab.

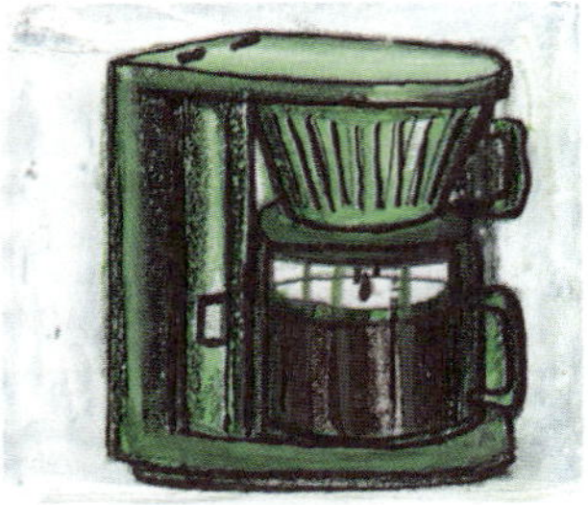

1. Wasser einfüllen
2. Filtertüte einstecken
3. Kaffeemehl zugeben
4. einschalten

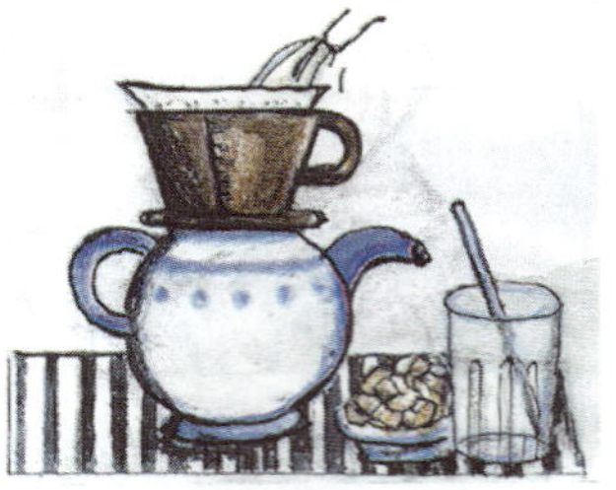

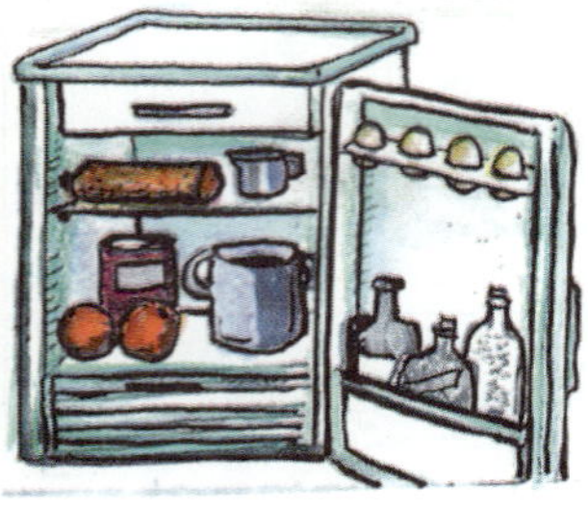

1. Waren einlagern
2. Temperatur einstellen

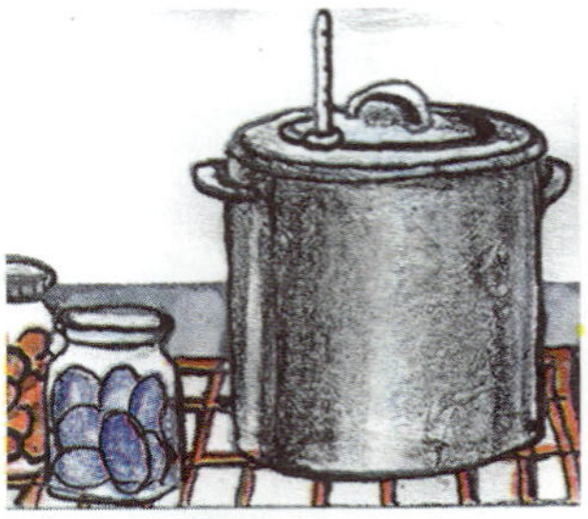

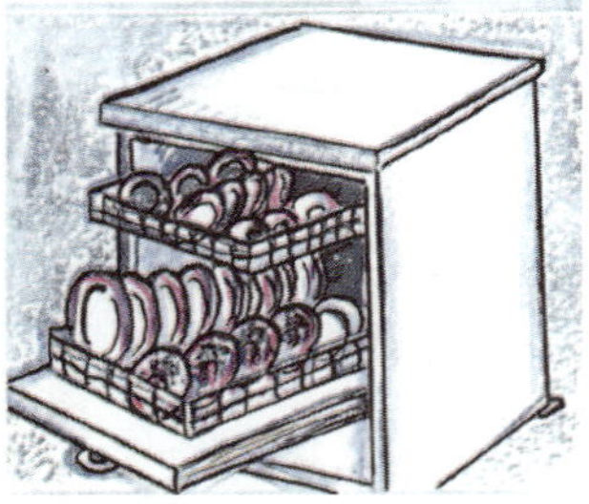

1. Geschirr einordnen
2. Spülmittel zugeben
3. Wasser aufdrehen
4. einschalten

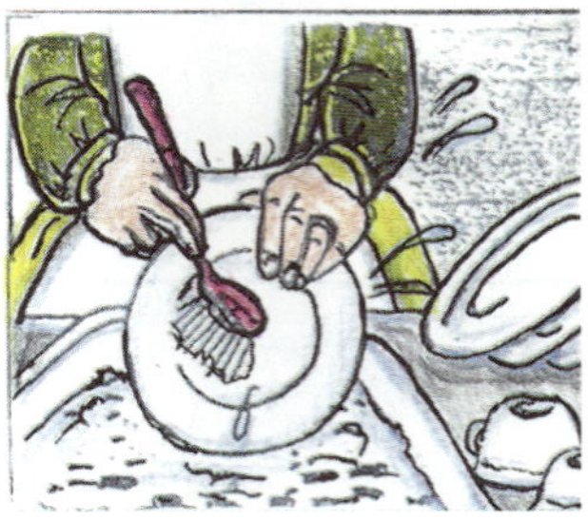

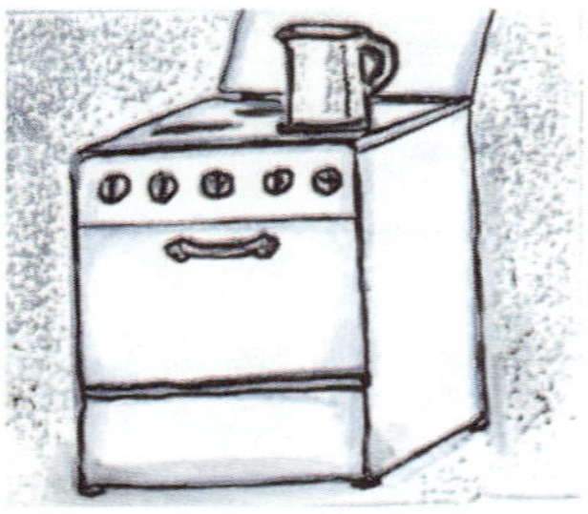

1. Geschirr auf die Platten stellen
2. Mit dem Temperaturwähler einschalten

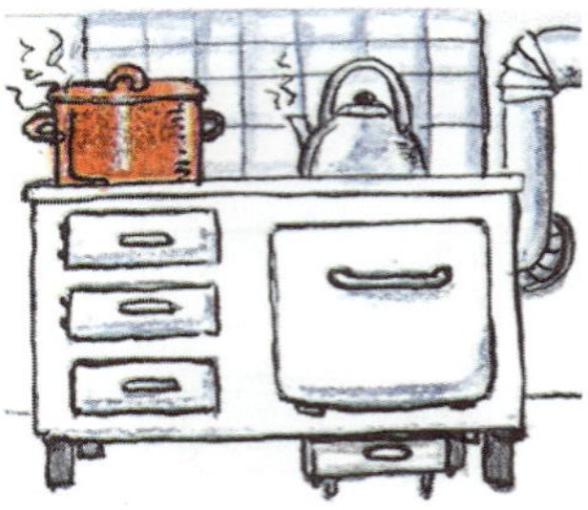

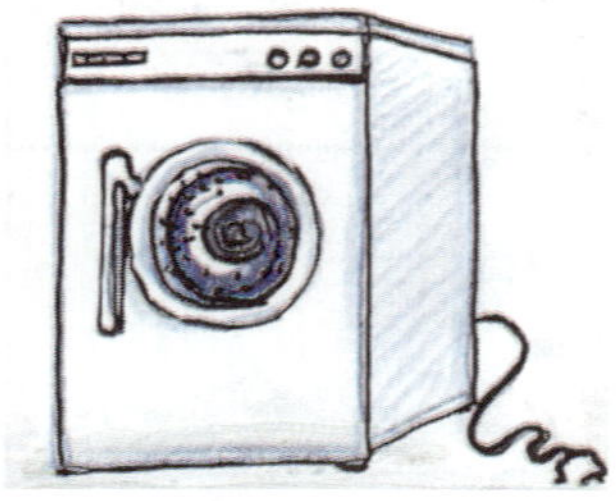

1. Wäsche eingeben
2. Waschpulver einfüllen
3. Wasser aufdrehen
4. Temperatur einstellen
5. einschalten

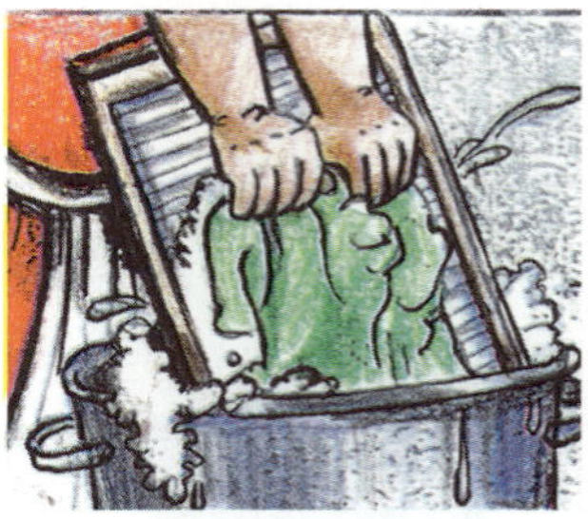

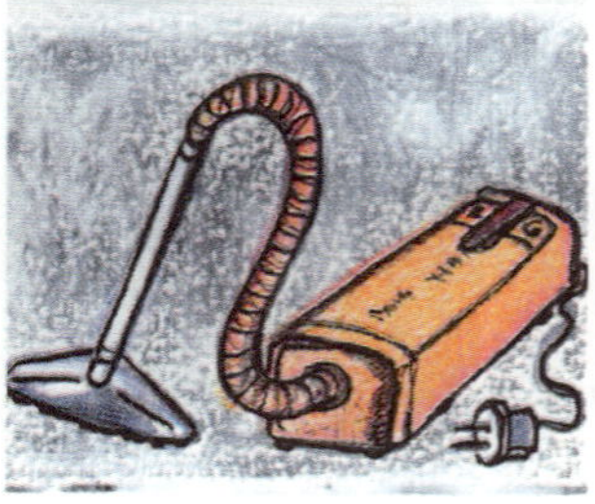

1. Schnur rausziehen
2. Stecker in die Steckdose
3. Saugstärke einstellen
4. einschalten

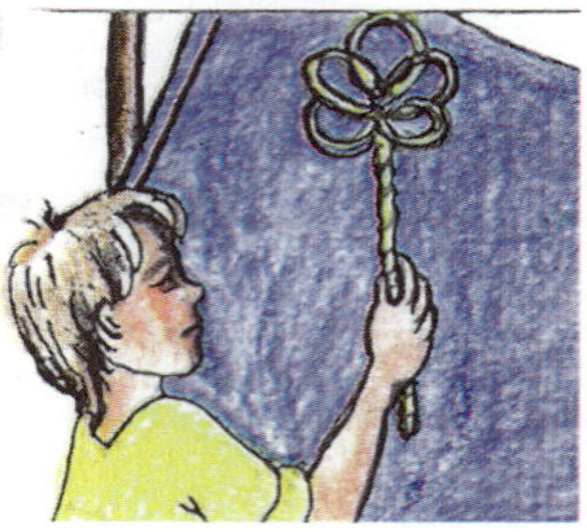

(2) Neben den Automaten stehen die Arbeitsschritte, die zu ihrer Bedienung notwendig sind. Schreibe neben die Haushaltsgeräte, wie sie benutzt werden.

(3) Nenne noch andere elektrische Haushaltshilfen. (Zusatzblatt)

Was wir essen

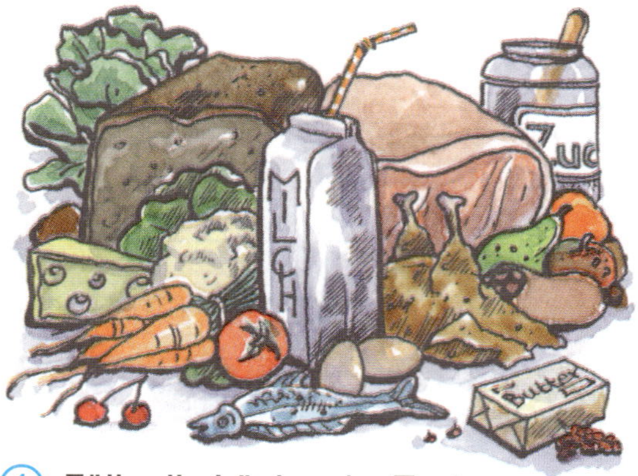

Wir essen und __________, wenn wir Hunger und __________ haben. Unser Körper verlangt nach __________. Wir brauchen gemischte Kost. Sie setzt sich aus vielen __________ zusammen. Sie werden uns von Tieren und __________ geliefert. Wichtig für unsere Gesundheit sind frisches __________ und __________. Sie enthalten viele __________. Zu viel __________ ist ungesund.

(1) Fülle die Lücken im Text.

Gemüse - Nahrung - Durst - Obst - trinken - Fett - Nahrungsmittel - Vitamine - Pflanzen

Baustoffe
sind Einweiß, Wasser und Mineralstoffe. Sie sorgen für das Wachsen des Körpers.

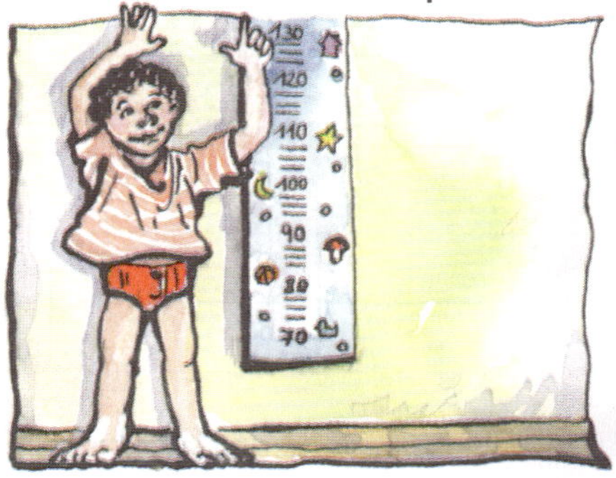

Energiespender
sind Fett und Kohlehydrate. Sie befähigen den Körper zu Leistungen.

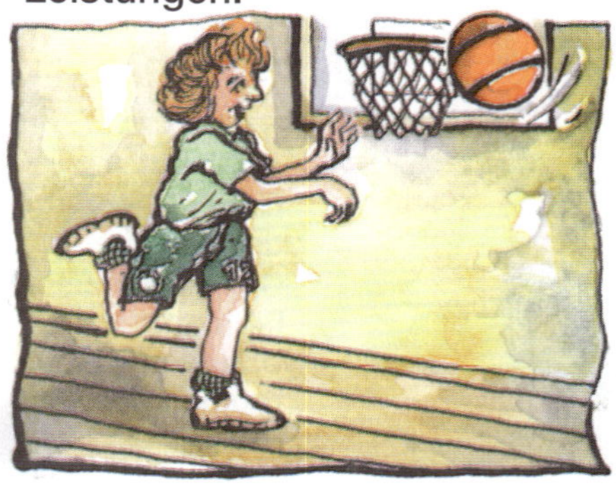

Schutz- und Reglerstoffe
sind Vitamine und Mineralstoffe. Sie schützen den Körper vor Krankheiten.

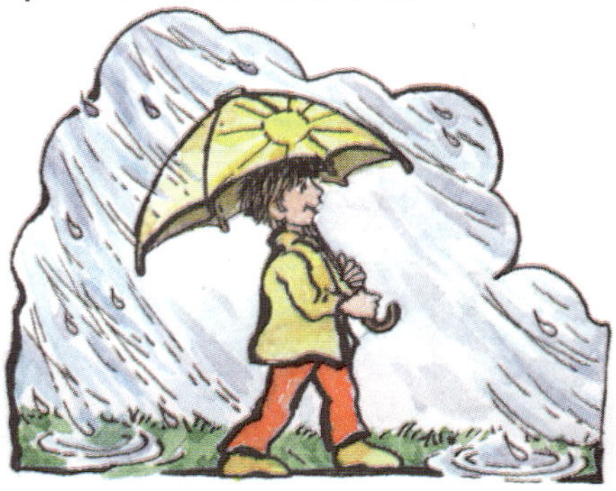

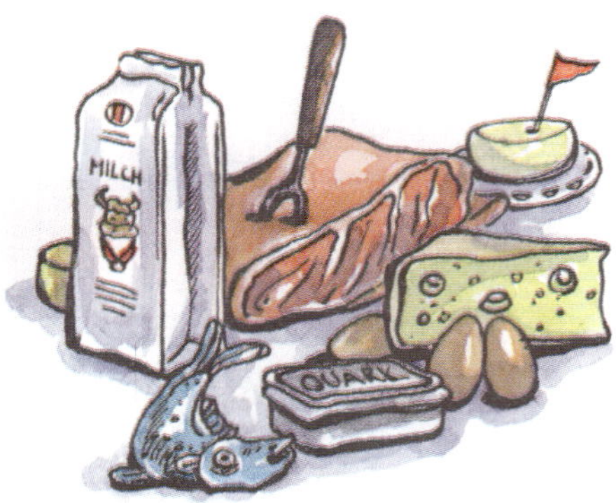

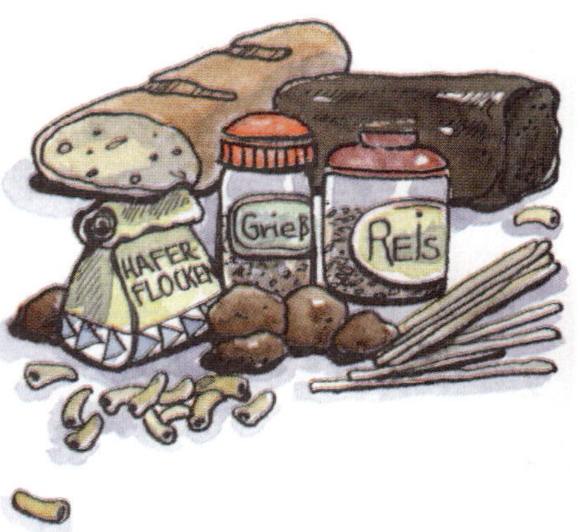

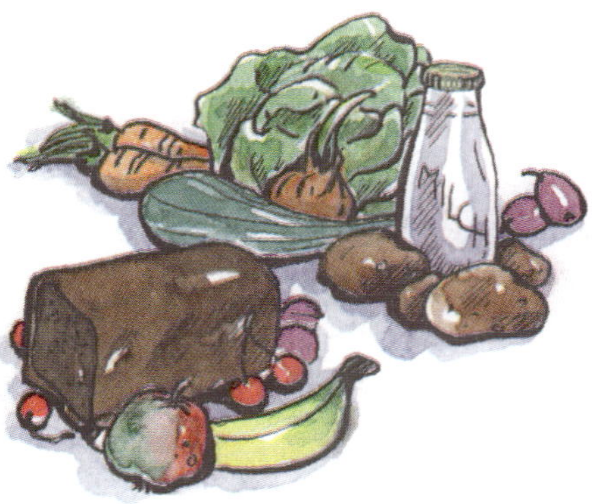

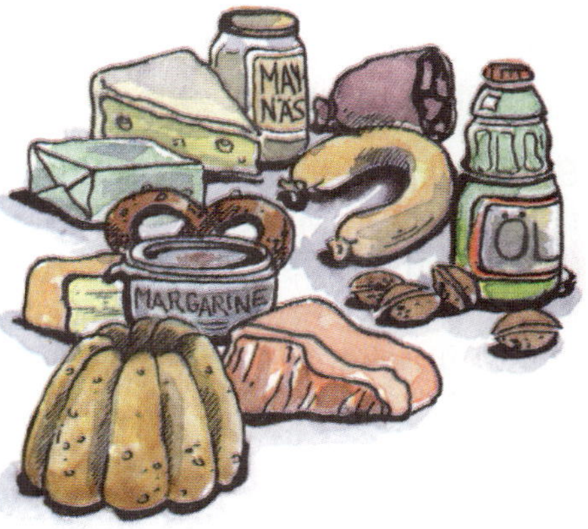

Nahrungsmittel und ihre Nährstoffe

Baustoffe sind in:
Milch, Quark, __________

____

____

____

Energiespender sind in:
Wurst, Käse, __________

____

____

____

____

Schutz- und Reglerstoffe sind in:
Milch, Gemüse, __________

____

____

____

(2) Vervollständige die Übersicht. Die Abbildungen helfen dir dabei.

	enthalten in	Wirkungen	Mangelerscheinungen
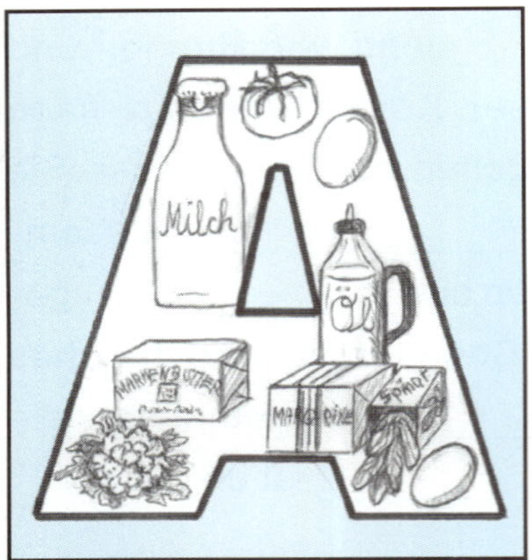		Verbesserung der Sehkraft. Günstige Beeinflussung des Wachstums und des Körpergewichts.	
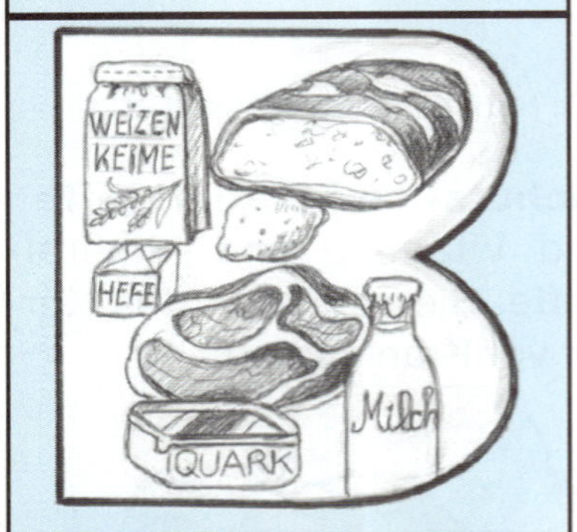		Verdauung wird gefördert, Blutarmut verhindert. Abwehr von Infektionen. Schutz vor Entzündungen.	
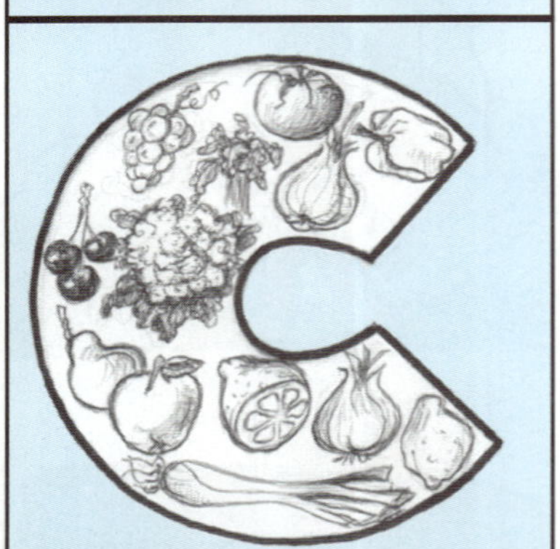		Gute Durchblutung der Gewebe. Günstige Wundheilung. Überwindung der Frühjahrsmüdigkeit.	
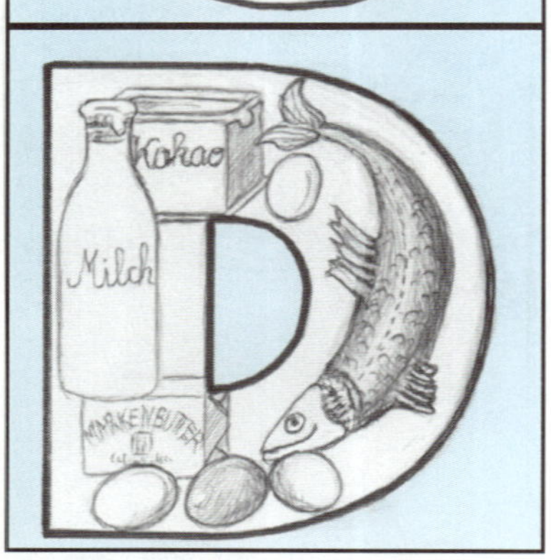		Festigung des Knochengerüstes bei Kindern und Erwachsenen.	

③ Fülle die freien Felder sinnvoll aus.

Blutungen in Zahnfleisch, Haut, Magen und Darm. Schlechte Wundheilung. Frühjahrsmüdigkeit.

Gehemmte Festigung des Knochengerüstes bei Kindern. Erweichung des Knochengerüstes bei Erwachsenen.

Nachtblindheit. Abnahme des Körpergewichts, Haarausfall, verlangsamtes Wachstum.

Gestörte Verdauung. Blutarmut. Sinkender Widerstand gegen Infektionen. Neigung zu Entzündungen.

④ Was isst du am liebsten?

⑤ Stelle auf einem Zusatzblatt einen Speiseplan für das 1. und 2. Frühstück, Mittagessen, Kaffeetrinken und Abendbrot zusammen.

Umweltprobleme

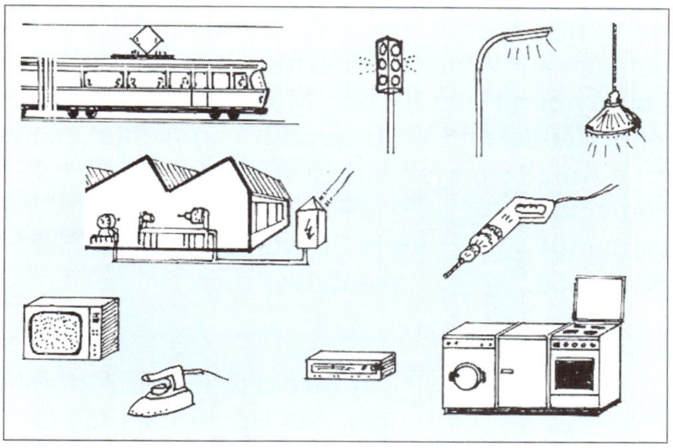

Umweltprobleme gibt es viele. Sie treten z.B. auf bei der Versorgung mit Energie. Kohlekraftwerke stoßen Schadstoffe aus. Atomkraftwerke können für den Menschen gefährlich werden (s. Tschernobyl). Trotzdem wird überall Energie (hauptsächlich in Form von Elektrizität) benötigt.

① Welche Geräte arbeiten mit Elektrizität?

____

____

____

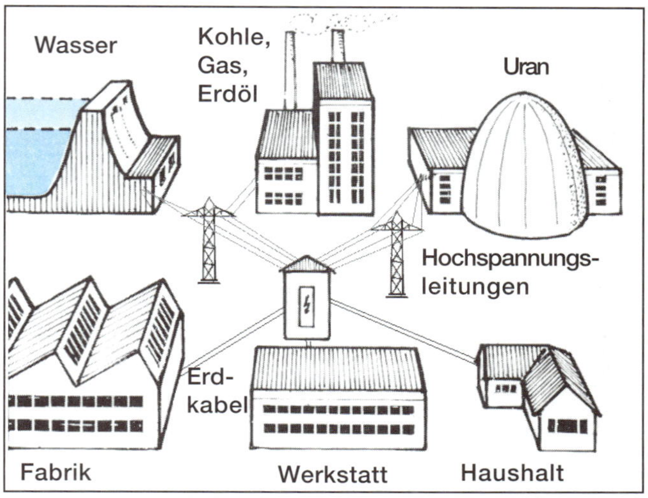

Elektrizität wird gewonnen

Elektrizität kann aus jeder Energiequelle gewonnen werden:

② Beschreibe Stromerzeugung und Verteilung!

③ Ordne die Buchstaben zu

A Wärmekraftwerk	Die Kraft des fließenden Wassers erzeugt Strom. ☐
B Wasserkraftwerk	Das Uran-Atom wird gespalten und liefert Strom. ☐
C Atomkraftwerk	Kohle, Gas und Erdöl werden verbrannt und erzeugen Strom. ☐

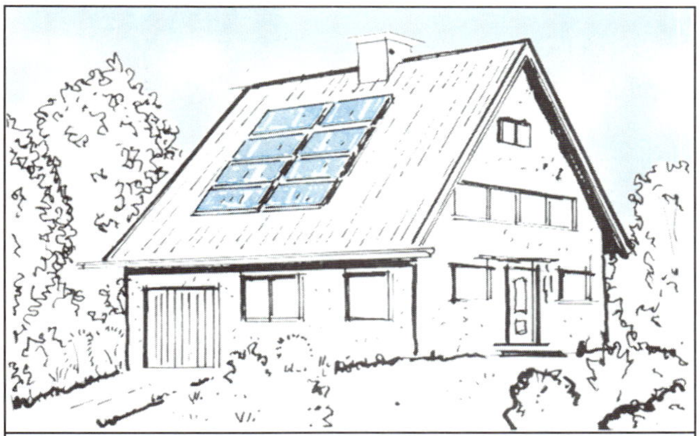

Sonnenenergie

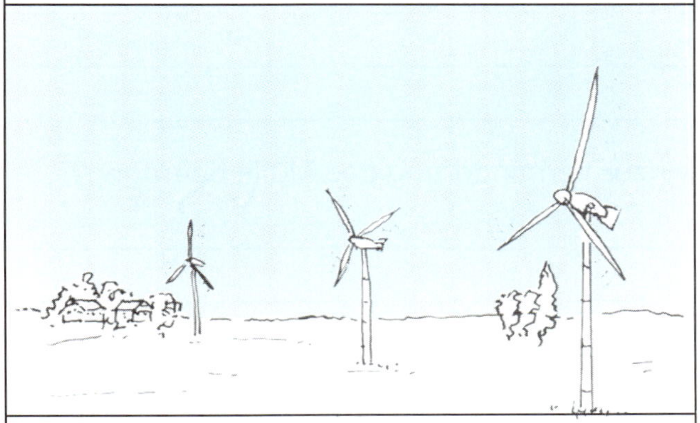

Windenergie

Neuzeitliche Energiequellen

In den letzten Jahren werden in vermehrtem Maße umweltschonende Energiequellen genutzt.

④ Zwei Arten sind im Bilde dargestellt. Beschreibe sie.

⑤ Ordne die Buchstaben den beschriebenen Energiequellen zu.

D Sonnenenergie	Mit Hilfe von Rotoren (Drehflügeln) wird die Windkraft in Strom umgewandelt. ☐
E Windenergie	Das bei Flut gespeicherte Wasser wird bei Ebbe über Turbinen zur Stromgewinnung genutzt. ☐
F Gezeitenkraftwerk	Die in den tieferen Schichten der Erdkruste höher werdende Temperatur wird zur Gewinnung von Strom genutzt. ☐
G Erdwärme	Mit Hilfe von Solarzellen werden die Sonnenstrahlen in Strom umgewandelt. ☐

Hausmüll je Einwohner der Bundesrepublik

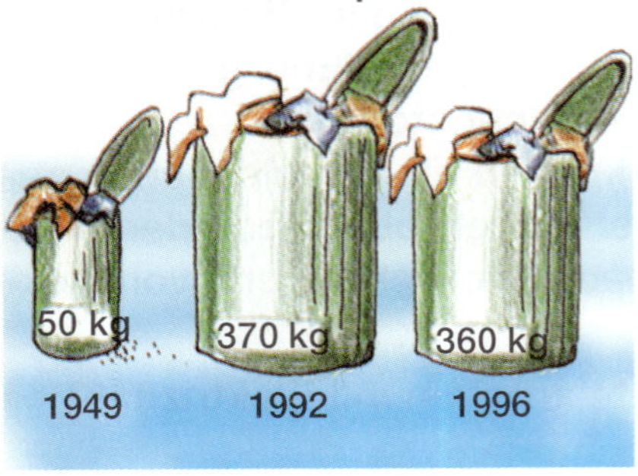

Die **Entsorgung des Mülls** ist ein weiteres Problem. In Deutschland fallen jährlich rd. 40 Mio t Hausmüll an. Fast 80% des Hausmülls landete Anfang der 90er Jahre auf Deponien, 8% wurde verbrannt. Der Rest kam zur Wiederverwertung. Länder und Gemeinden hatten kaum noch Platz für den Müll. In einem Gesetz wurden nun Industrie, Handel und **Verbraucher** verpflichtet, nicht wieder verwertbaren Abfall weitgehend zu vermeiden.

1949 betrug der Hausmüll ______ kg je Einwohner.
1992 betrug der Hausmüll ______ kg je Einwohner.
1996 betrug der Hausmüll ______ kg je Einwohner.

Mutter hat eingekauft. Wenn die Lebensmittel verbraucht werden, bleiben verschiedene Verpackungen übrig. Daneben sammelt sich im Haushalt weiterer Müll an.

(6) Schreibe auf, was sich bei euch an Müll ansammelt.

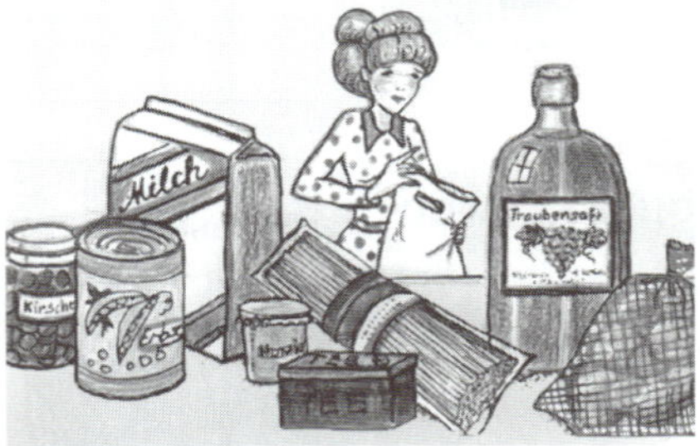

(7) a) Streiche in der Aufstellung eures Hausmülls die Gegenstände durch, die wieder verwertbar sind.

b) Unterstreiche, was in die Großbehälter für Altglas und Altpapier gehört.

Wohin mit dem Müll?

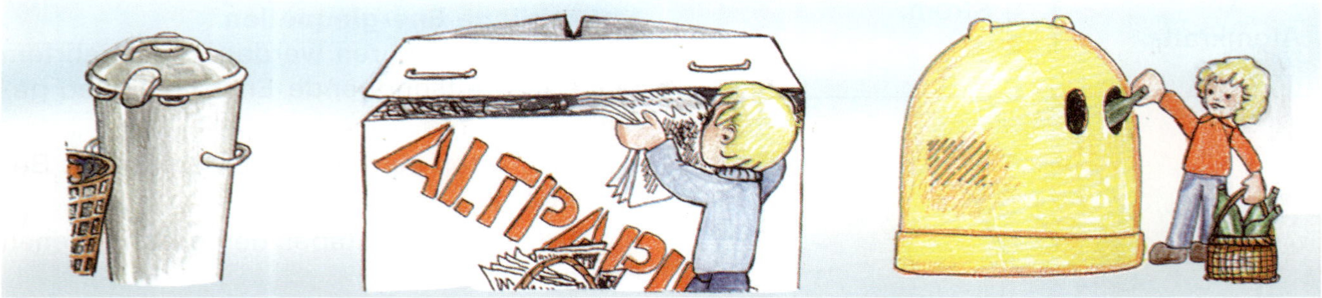

Zu den Wertstoffen gehören :

Konserven- und Getränkedosen, Verschlüsse, Alu-Schalen, Alu-Deckel und Alu-Folien.

Tragetaschen, Beutel, Einwickelfolien, Flaschen von Spül-, Wasch- und Körperpflegemitteln aus Kunststoff.

Becher von Milchprodukten, Margarine usw., Obst- und Gemüseschalen.

Getränke- und Milchkartons, Vakuumverpackungen.

(8) Welche Möglichkeiten gibt es in deinem Ort, Müll für die Wiederverwertung zu sammeln?

(9) Wie können wir zur Verminderung des Mülls beitragen?

Zur Wiederholung I

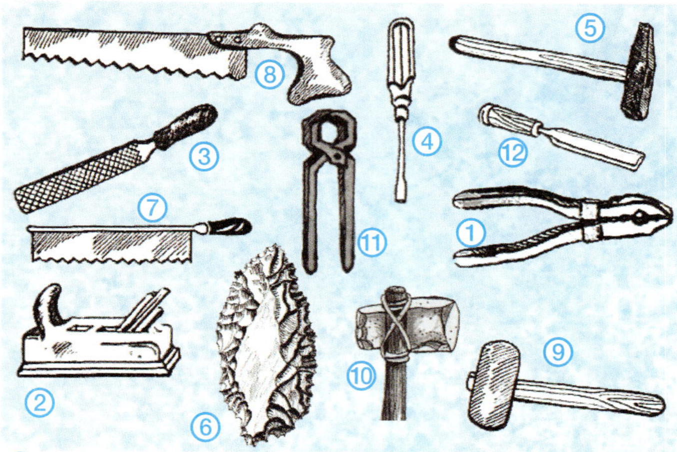

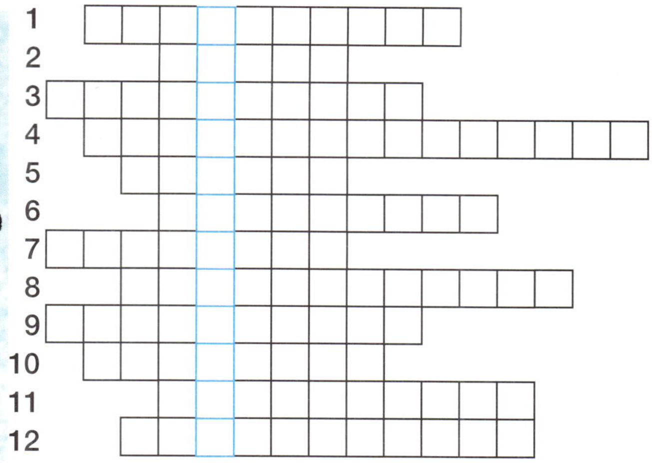

(1) Trage die Namen der abgebildeten Werkzeuge in die Kästchen ein. Verwende dabei die folgenden Namen:
Hobel, Hammer, Steinaxt, Kombizange, Stechbeitel, Flachfeile, Kneifzange, Faustkeil, Schraubendreher, Fuchsschwanz, Holzhammer, Feinsäge.

Durch Maschinenarbeit wird mehr hergestellt.

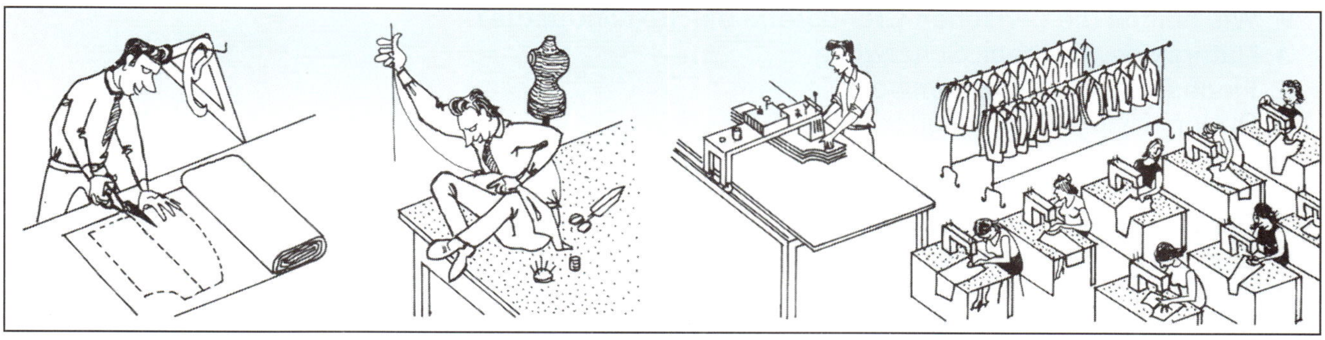

Der Handwerker stellt __________ Mengen her. Er arbeitet, wenn der Kunde __________ hat (Bedarfswirtschaft) und bei ihm bestellt. Von Hand angefertigte Waren (z.B. Maßanzüge) sind __________ als ______________________ .

Die Fabrik stellt __________ Mengen (Serien) her. Sie produziert auf __________ für den Markt (Marktwirtschaft). Von Maschinen hergestellte Waren (z.B. Anzüge „von der Stange“) sind __________ als ______________________ .

(2) Setze die folgenden Lückenwörter richtig ein!
Vorrat - Bedarf - große - kleine - billiger - teurer - Anzüge „von der Stange“ - Maßanzüge

Von welchem Tier sind diese Erzeugnisse?

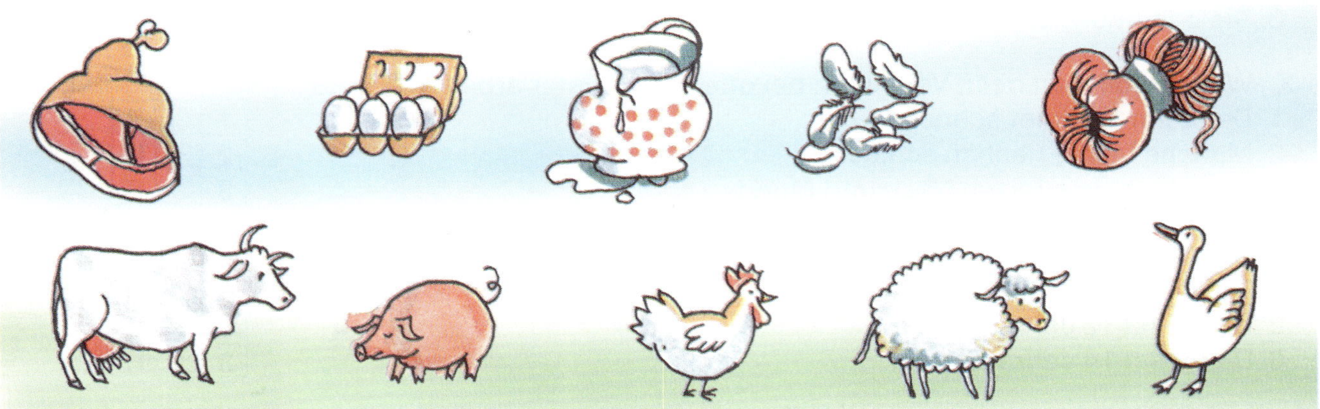

(3) Verbinde die zugehörigen Teile mit Pfeilen.

Wiederholung II

I. Welche Werkzeuge benutzte der Steinzeitmensch?
1 Sichel, Äxte und Messer aus Bronze
2 Steine, Stöcke und Knochen
3 Faustkeil, Bohrer, Schaber, Messer aus Stein

1		B
2		C
3		T

II. Womit wurde der mechanische Webstuhl angetrieben?
1 Er wurde mit Dampf angetrieben.
2 Er wurde mit Muskelkraft angetrieben.
3 Er wurde mit Wasserkraft angetrieben.

1		E
2		D
3		G

III. Welche Beschaffenheit und Eigenschaften haben weiche Hölzer?
1 Sie haben dickwandige Zellen und lassen sich schwer bearbeiten.
2 Sie haben dünnwandige Zellen und lassen sich leicht bearbeiten.
3 Sie sind langfaserig und lassen sich gut biegen.

1		H
2		X
3		J

IV. In welchen Werken wird Stahl verarbeitet?
1 In Zechen und Kokereien.
2 In Brennanlagen und Hüttenwerken.
3 Im Walzwerk, in Gießereien, im Schmiedewerk.

1		K
2		M
3		T

V. Wie heißen die tierischen Grundstoffe der Textilindustrie?
1 Naturseide, Tierhaar, Schafwolle
2 Flachs, Hanf, Jute, Baumwolle
3 Dralon, Nylon, Orlon, Perlon

1		I
2		N
3		O

VI. Warum muss ein Sägeblatt geschränkt werden?
1 Der Sägeschnitt sieht besser aus.
2 Eine ungeschränkte Säge klemmt.
3 Damit man mehr Druck ausüben kann.

1		P
2		L
3		Q

VII. Welche Stoffe befähigen den Körper zu besonderen Leistungen?
1 Die Schutz- und Reglerstoffe.
2 Die Baustoffe Eiweiß, Wasser und Mineralstoffe
3 Die Energiespender Fett und Kohlehydrate

1		U
2		V
3		F

VIII. Welche Energiequellen sind umweltschonend?
1 Wasser, Sonne und Wind; Gezeitenkraftwerk, Erdwärme
2 Kohlekraftwerk
3 Atomkraftwerk

1		A
2		W
3		Y

IX. Warum sind lose Kleidung und lange Haare beim Bohren gefährlich?
1 Sie können beschmutzt werden.
2 Kleidung und Haare können erfasst und aufgewickelt werden.
3 Sie behindern die Beweglichkeit bei der Arbeit.

1		Z
2		S
3		K

X. Warum soll man beim Verleimen bei offenem Fenster arbeiten?
1 Der Leim trocknet schneller.
2 Manche Leime riechen schlecht.
3 Manche Leime reizen Nase und Mund.

1		B
2		D
3		E

XI. Wann darfst du an betrieblichen Maschinen arbeiten?
1 Du musst 17 Jahre alt sein.
2 Du musst 12 Jahre alt sein.
3 Du musst 14 Jahre alt sein.

1		R
2		G
3		H

(4) Kreuze die richtigen Antworten an. Das Lösungswort nennt dir den Grundstoff der Bekleidungsindustrie.

Fortschritte durch Arbeit

Jäger und Sammler

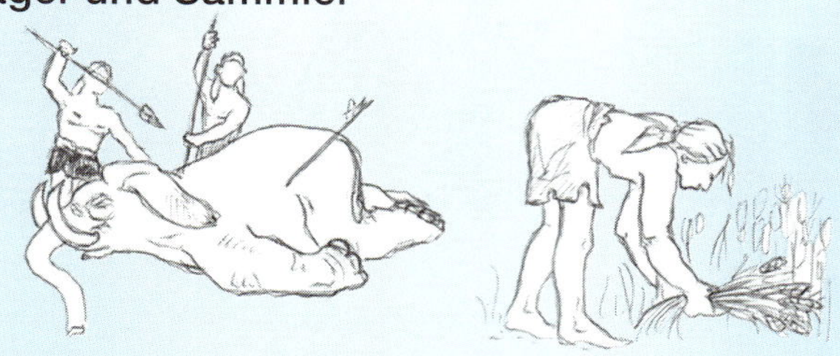

Sie hatten oft nicht genug zu essen.

Viehzüchter und Ackerbauern

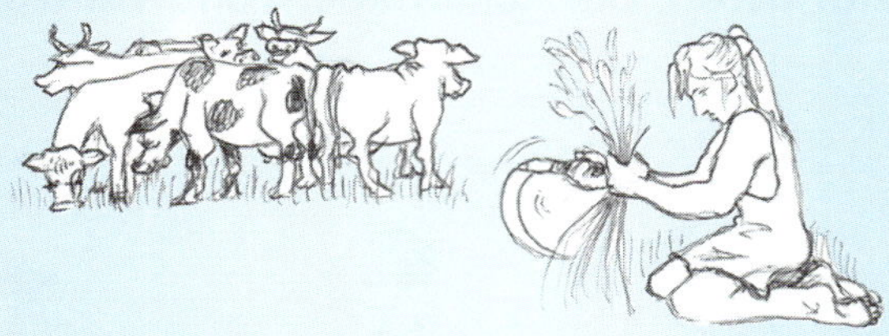

Ihre Versorgung mit Lebensmitteln hatte sich verbessert.

Vorratswirtschaft

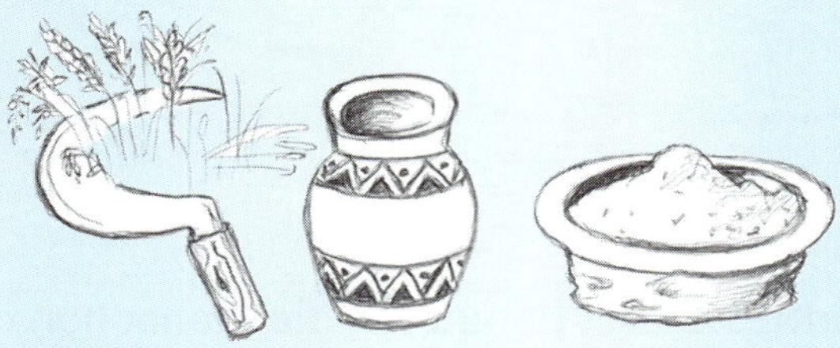

Nun konnten sie in Tongefäßen Vorräte anlegen.

Selbstversorger

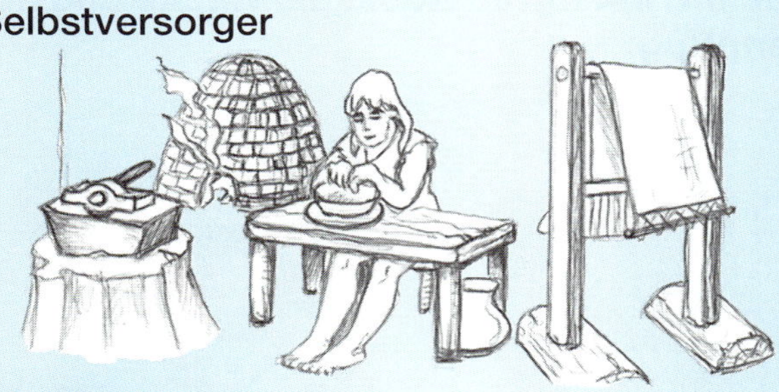

Anfangs stellen sie fast alles selbst her, was sie brauchten.

Arbeitsteilung

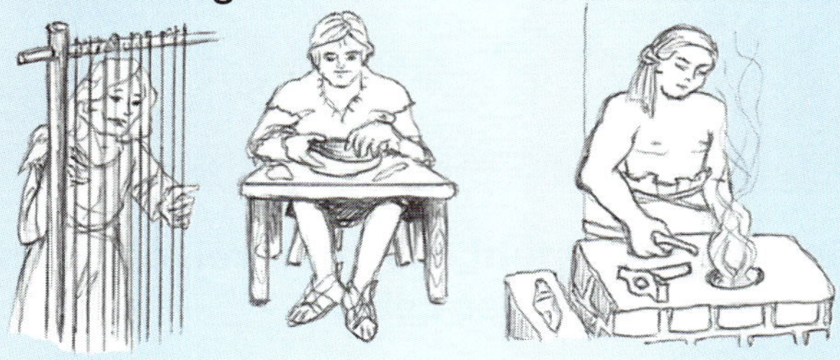

Sie teilten sich die Arbeit untereinander auf.

Überschüsse

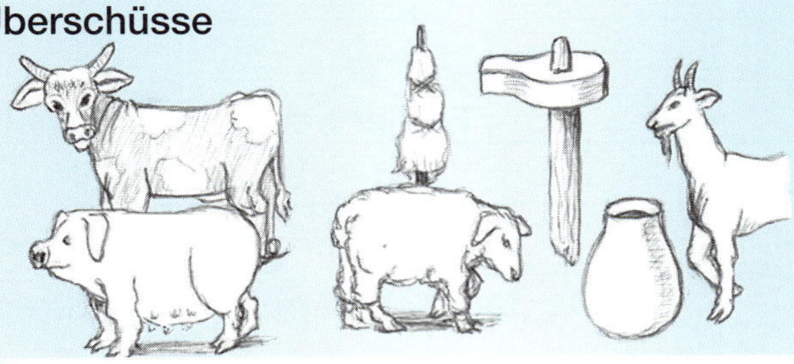

Sie stellten mehr her, als sie selbst verbrauchen konnten.

① Ergänze die Bildbeschreibungen! Du kannst auch diese Sätze verwenden.

Sie züchteten jetzt Nutztiere und erzeugten Nahrungsmittel.
Sie waren von der „Wildbeute“ und den Früchten des Waldes abhängig.
Diese Vorräte halfen ihnen in Notzeiten.
So entstanden mehrere Berufe und es wurden mehr Güter hergestellt.
Die erzielten Überschüsse erlaubten jetzt den Tauschhandel.
Es gab nur wenig Spezialberufe.

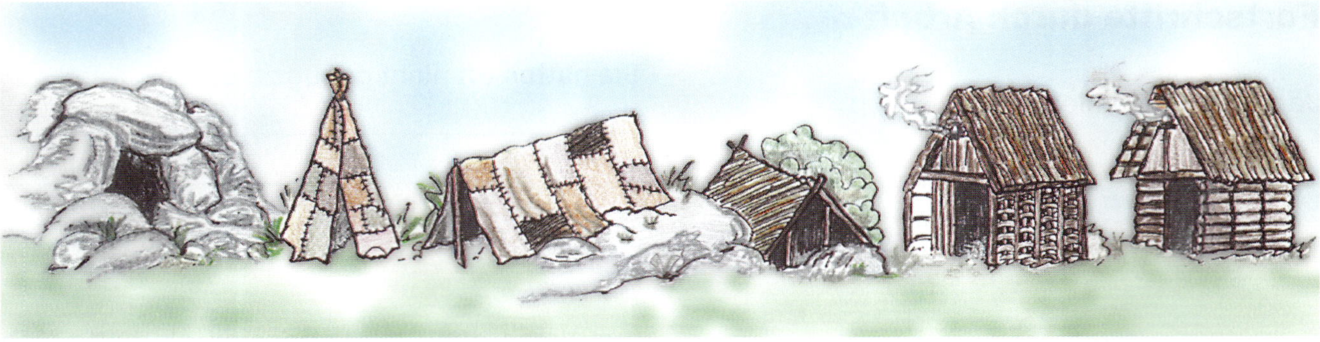

Von der Höhle ging die Entwicklung weiter bis zum Haus. Zuerst lebten die Menschen in **Höhlen, Zelten, Schilfhütten, Wohngruben** und **Flechtwandhütten**. Die Ackerbauern und Viehzüchter bauten sich Fachwerkhäuser.

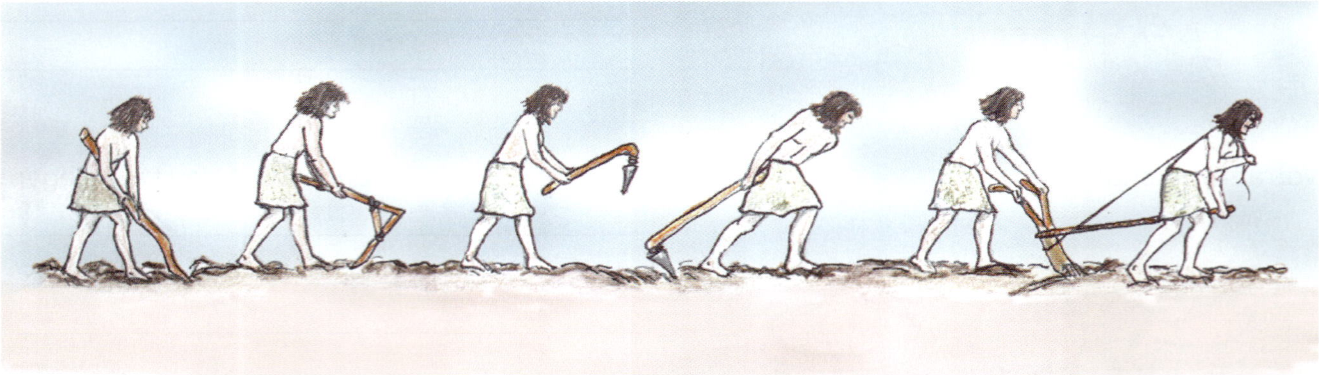

Auch die Entwicklung der Ackergeräte machte Fortschritte. Zuerst benutzten die Menschen den **Grabstock**. Danach bearbeiteten sie den Boden mit dem **Winkelgrabstock**, der **Hacke** und der **Pflughacke**. Die Ackerbauern pflügten mit dem **Hakenpflug**.

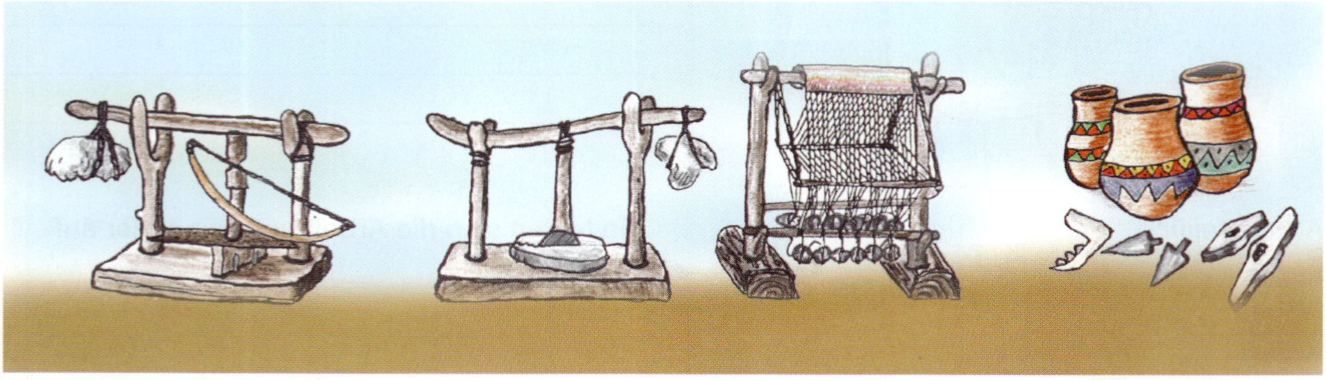

Wichtige Erfindungen, der **Steinbohrer**, die **Steinsäge**, der **Webstuhl**, die **Töpferei**, der **Backofen** und das **Rad** erleichterten den Ackerbauern und Viehzüchtern das Leben.

Früher lebten sie in ____________, ____________, ____________, ____________ und ____________.
Danach wohnten sie in ____________. Früher benutzten die Menschen den ____________, den ____________, die ____________ und die ____________. Später pflügten sie den Boden mit dem ____________. Die Menschen machten mehrere wichtige Erfindungen: Den ____________, die ____________, den ____________, die ____________, den ____________ und das ____________.

② Setze die fehlenden Wörter in den Lückentext ein.

③ Berichte auf einem besonderen Blatt, welche Geräte und Maschinen heute in der Landwirtschaft benutzt werden und welche Erfindungen unser Leben beeinflussen!

Eine wichtige Entdeckung

Die Ackerbauern und Viehzüchter benutzten hauptsächlich Steine als Material für ihre Waffen und Werkzeuge.
Etwa 2000 Jahre vor Christi Geburt lernten die Menschen unserer Heimat die Bronze kennen. Bronze ist eine Metallmischung aus neun Teilen Kupfer und einem Teil Zinn, lässt sich schmelzen, gießen und schmieden. Bronze ließ sich zu feinen und schönen Geräten verarbeiten.
Die neue Metalltechnik war aber schwierig. Deshalb teilten sich die Menschen die Arbeit auf. Es kam zu einer weiteren Arbeitsteilung.

(1) Was ist Bronze?

___

___

___

(2) Welche Vorteile hat Bronze gegenüber dem Material Stein?

___

___

___

___

___

(3) Was versteht man unter dem Begriff „Arbeitsteilung"?

___

___

___

___

___

Ein Bronzedolch entsteht

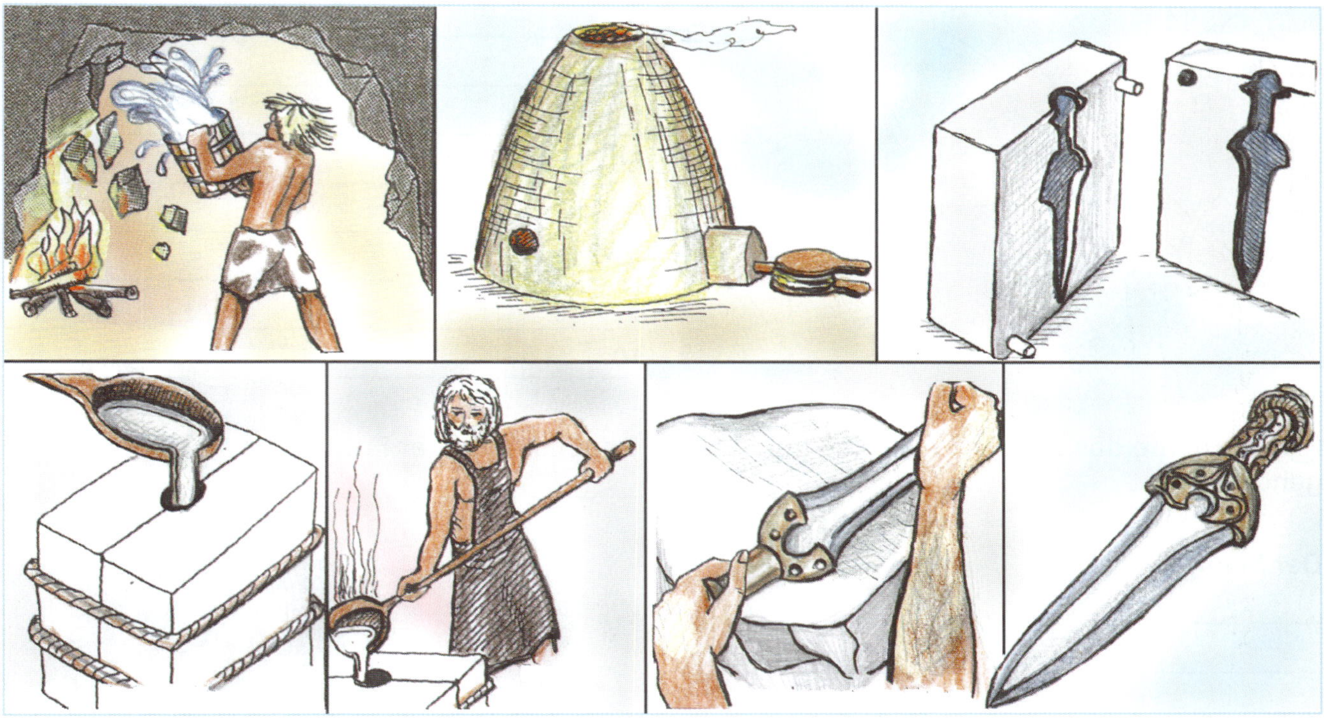

(4) Beschreibe auf einem Zusatzblatt die einzelnen Arbeitsgänge bei der Herstellung eines Bronzedolches.

(5) Unten ist die Beschreibung der Arbeitsgänge durcheinander geraten. Kennzeichne die richtige Reihenfolge. Schreibe dazu Ziffern von 1 bis 4 vor die Texte.

	Das Erz wird im Bronzschmelzofen mit Holzkohle erhitzt und geschmolzen.
	In Bergwerken wird Erz mit Feuer und Wasser losgebrochen.
	Das flüssige Metall wird in Gussformen aus Ton gegossen.
	Nach dem Guss wird der Bronzedolch geschliffen und verziert.

(6) Vergleiche in der Gruppe die Bronzeherstellung mit der Herstellung von Stahl (s. Seite 9).

Gegenstände aus Bronze

Bronze ließ sich leichter als Stein bearbeiten. Während man Steine mühsam zurechtschlagen musste, konnte man die flüssige Bronze in jede Form gießen. So entstanden Waffen, Dolche, Schwerter, Streitäxte und Speerspitzen.
Nadeln und Scheren dienten als Werkzeuge.
Mit einer Lure (Blasinstrument) konnte man Musik machen.
Fibeln (Bügelnadeln oder Spangen) dienten zum Zusammenhalten des Gewandes.
Die Frauen freuten sich über Schmuck in Form von Halsringen und Armspiralen.

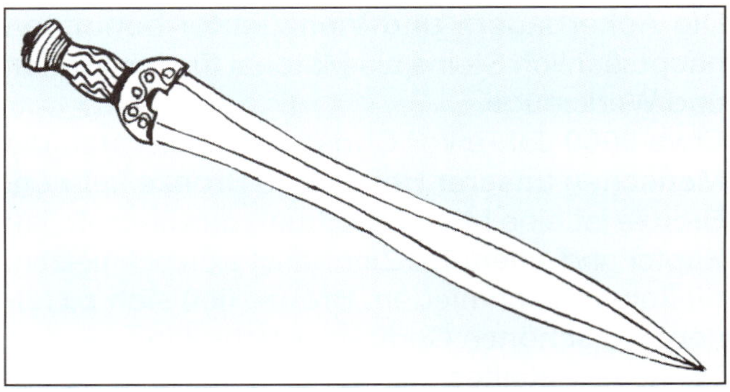

(7) Schwerter konnte man erst seit der Erfindung der Bronze herstellen. Begründe.

(8) Ordne die Namen der Gegenstände den entsprechenden Ziffern zu.

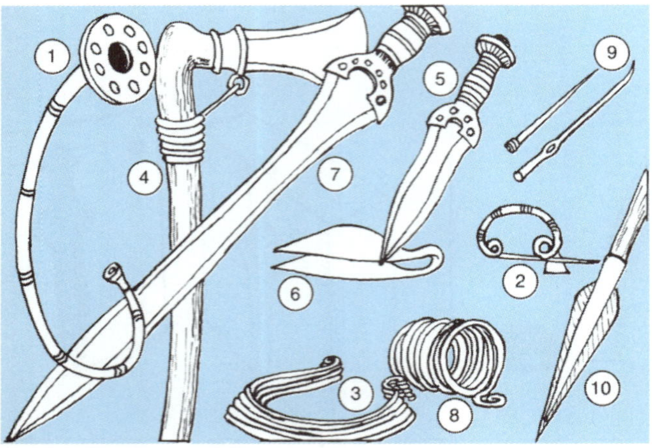

1
2
3
4
5
6
7
8
9
10

(9) Betrachte das Bild und schreibe auf, welche Gegenstände der Frau und welche dem Mann gehören.

Der Mann besitzt:

Die Frau besitzt:

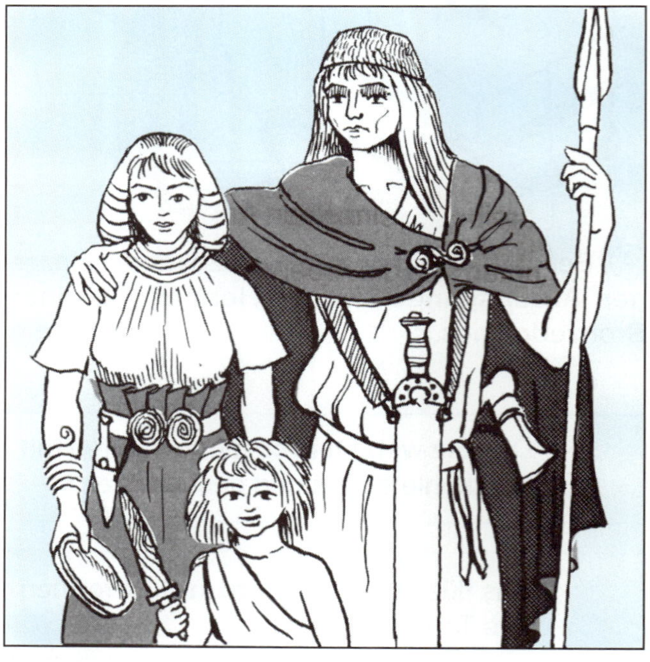

(10) Wer war an der Herstellung der Bronzegegenstände beteiligt? Stelle Vermutungen an.

Arbeitsteilung und Handel

Ackerbauer

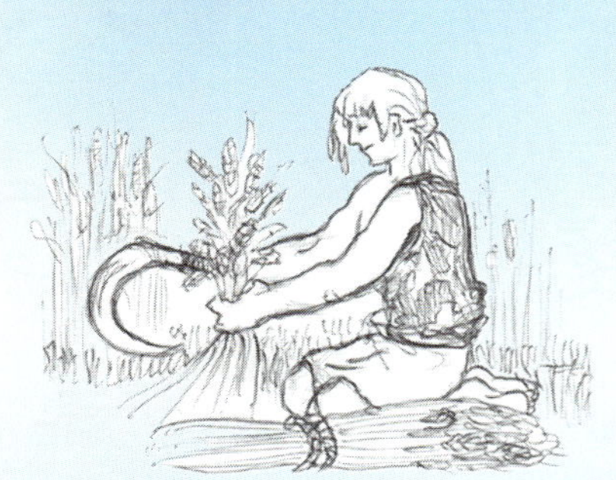

Viehzüchter

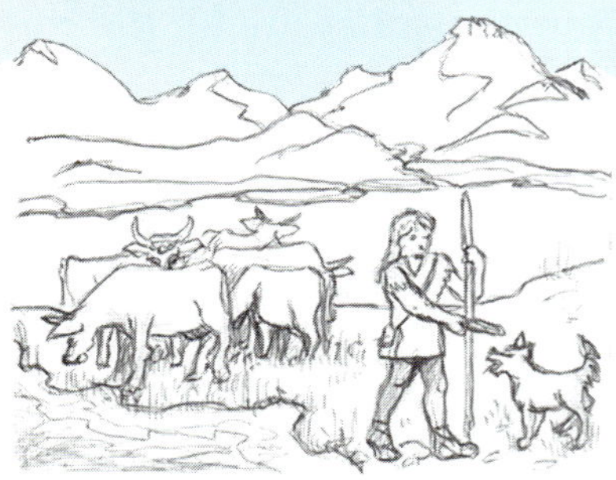

Bergarbeiter

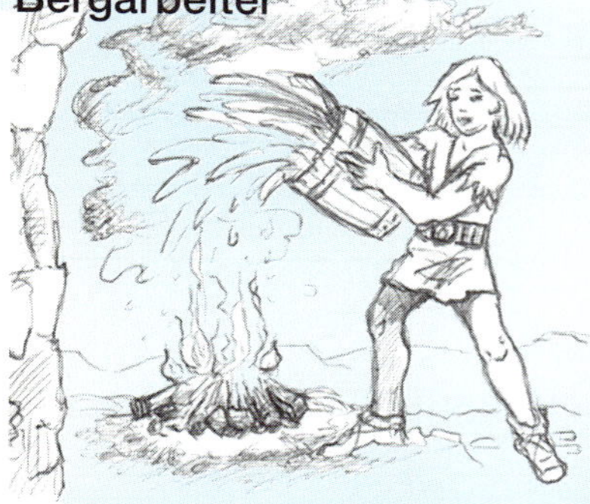

Bronzeschmelzer

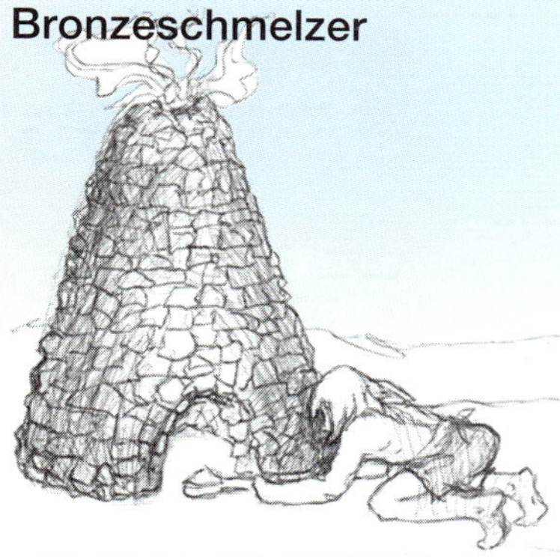

Bronzgießer

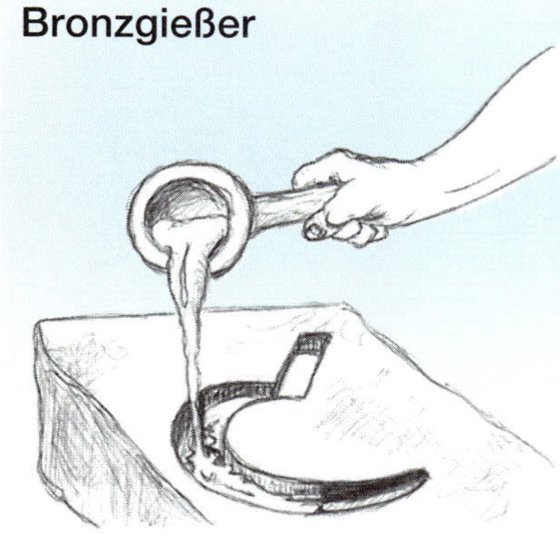

Nach der Arbeitsteilung zwischen Mann und Frau kam es zur Arbeitsteilung zwischen den Ackerbauern und Viehzüchtern.
Die Bewohner in Gebieten mit gutem Boden betrieben vor allem Ackerbau. Sie waren Ackerbauern.
Die Bewohner der Steppen und Hochebenen widmeten sich stärker der Viehzucht. Sie wurden Viehzüchter. So ergab sich eine Arbeitsteilung zwischen den sesshaften Ackerbauern und den mit ihren Herden herumziehenden Viehzüchtern.
Für die Herstellung und Verarbeitung von Bronze brauchte man viele Arbeitskräfte. Da nicht einer alle anfallenden Arbeiten allein verrichten konnte, teilten sie die Arbeit unter sich auf. Jeder übte sich bestimmte Handgriffe ein, bis er sie vollkommen beherrschte und zum Spezialisten wurde. Diese weitere Arbeitsteilung war die Grundlage für das Entstehen neuer Berufe.

① Nenne Gründe für die Arbeitsteilung zwischen den Ackerbauern und Viehzüchtern.

② Warum teilten die Menschen in der Bronzezeit die Arbeit unter sich auf?

③ Betrachte die Bilder und beschreibe die Tätigkeiten. Die Stichpunkte helfen dir dabei.

Vielerlei Tätigkeiten

den Acker bebauen - Erz aus dem Fels lösen - die Fleischversorgung sichern - flüssige Bronze in Gussformen gießen - Tiere züchten und bewachen - Feldfrüchte produzieren - Gussformen anfertigen - Kupfer und Zinn mischen - Erz zerkleinern - Erz schmelzen - Schmelzofen heizen

Der Ackerbauer

Der Viehzüchter

Der Bergarbeiter

Der Bronzeschmelzer

Der Bronzegießer

④ Wie kam es zur Entstehung neuer Berufe?

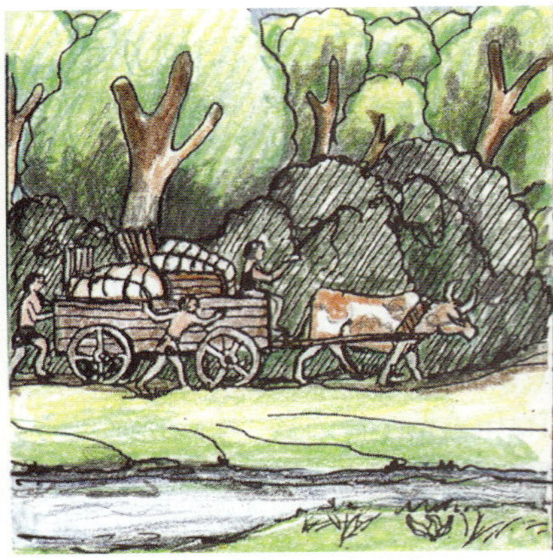

Händler ziehen von Dorf zu Dorf

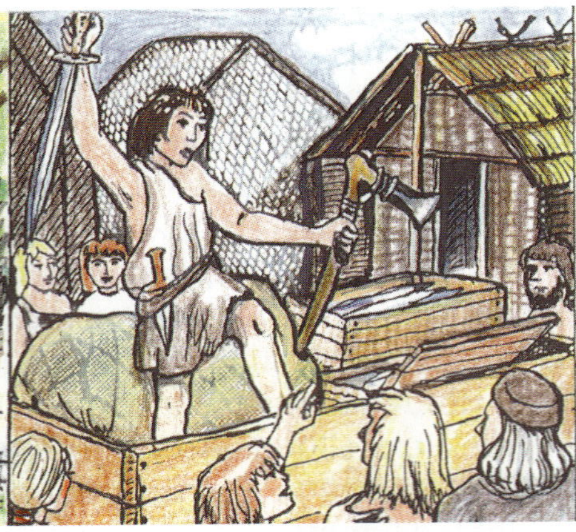

Der Händler bietet seine Waren an

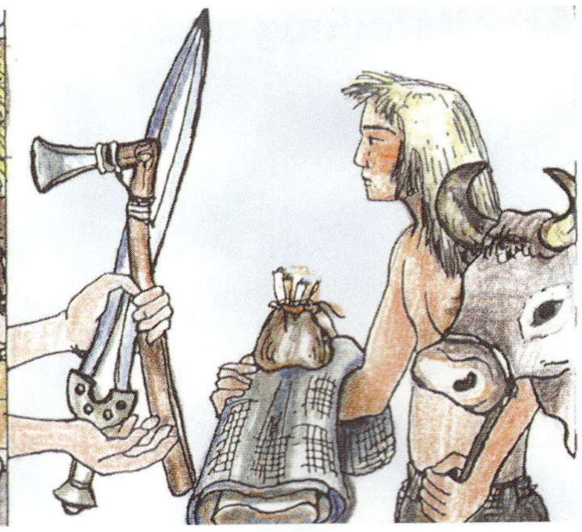

Tauschhandel

Beginnender Handel

Neben den Handwerksberufen wurde der Beruf des Händlers sehr wichtig. Händler schafften das Kupfer und das Zinn heran, oft von weit her. In einigen Dörfern wurden besonders gute Waffen, Werkzeuge und schöne Schmuckstücke aus Bronze hergestellt.

Händler brachten diese Bronzegegenstände auch in Dörfer, wo man noch keine Bronze kannte. Für ihre begehrten Waren bot man den Händlern Bernstein, Tongefäße, Leinen oder Haustiere an.

Später dehnte sich der Handel weiter aus. Die Handelswege führten dann durch ganz Europa.

Die Händler schafften die Rohstoffe für die Herstellung der Bronze heran.

⑤ Schreibe zu den Bildern eine Geschichte. Der Anfang ist schon fertig.

⑥ Trage die Namen in das Bild ein. Schreibe rot, was der Händler mitbrachte und blau, was man ihm dafür bot.

Was alles gehandelt wurde

- Bernstein
- Bronzewaffen
- Bronzewerkzeuge
- Bronzeschmuck
- Erze
- Haustiere
- Leinen
- Tongefäße

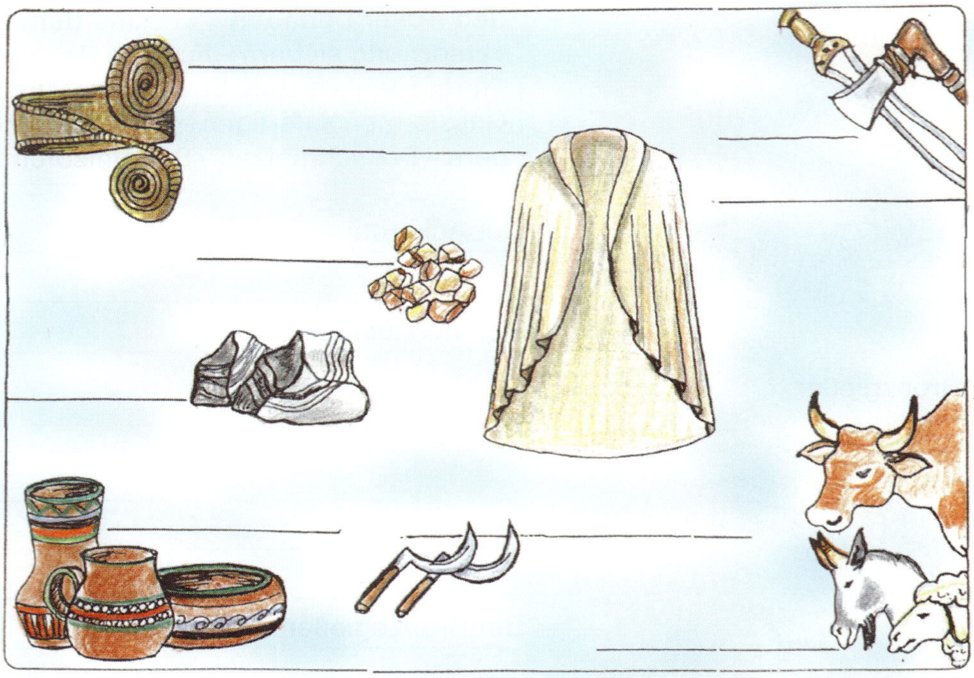

⑦ Heute erstreckt sich der Handel über die ganze Welt. Berichte darüber auf einem Zusatzblatt.

Arbeitsorganisation

1. Arbeit nach Plan

Im Technikunterricht erhalten die Schüler/innen den Auftrag, dass sie in Einzelarbeit einen Nagelkasten herstellen sollen.
Vor Beginn der praktischen Arbeiten am Werkstück werden folgende Überlegungen angestellt.

a) Welchen Zweck muss das Werkstück erfüllen?
b) Welche Form und welche Abmessungen soll es erhalten?
c) Welche Werkstoffe und Materialien werden benötigt?
d) In welcher Reihenfolge sollen die Arbeitsgänge ausgeführt werden?
e) Welche Werkzeuge und Geräte, auch Maschinen, sind erforderlich?

Der Nagelkasten soll eine Länge von 250 mm, eine Breite von 180 mm und eine Höhe von 55 mm haben. Durch die Einsätze soll er in sechs Fächer unterteilt werden. Insgesamt werden also acht Einzelteile benötigt.

① Beantworte die auf der linken Seite gestellten Fragen (a - e).

a) ____________________

____

b) ____________________

____

____

c) ____________________

____

d) ____________________

____

____

____

e) ____________________

____

____

____

Nagelkasten und seine Einzelteile

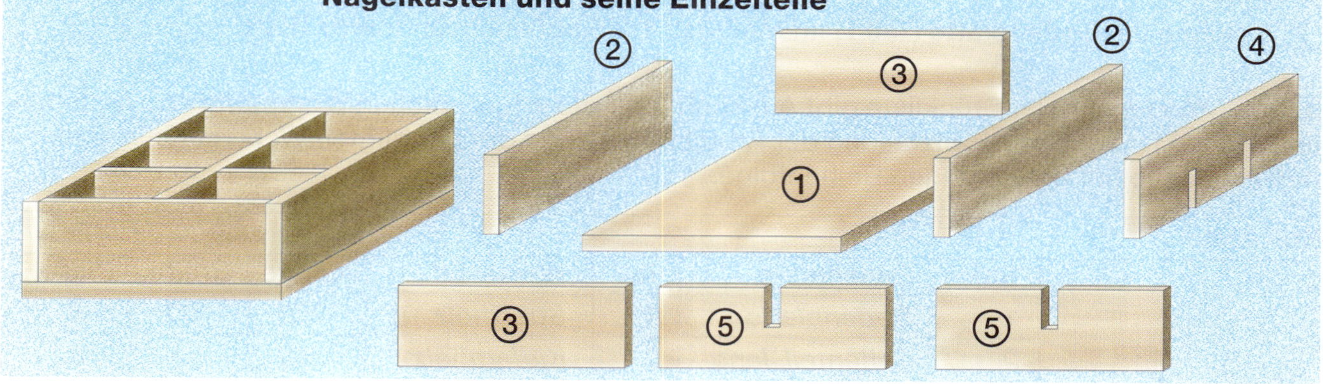

2. Bei der Arbeit nach einer technischen Zeichnung müssen bestimmte Regeln eingehalten werden.

Maßstab
In einer technischen Zeichnung werden immer die wirklichen Maße (mm-Angabe) eingetragen, unabhängig vom Maßstab. Der Maßstab 1:1 bedeutet, dass die natürliche Größe des Werkstücks dargestellt wird. Im Maßstab 1:10 ist das Werkstück in Wirklichkeit 10-mal größer.

Maßeintragungen
Für die Maßeintragungen werden dünne Volllinien verwendet. Dabei unterscheidet man zwischen **Maßlinien**, an deren Enden schlanke **Maßpfeile** sind, und **Maßhilfslinien**, durch die die Körperkanten verlängert werden. Die Maßzahlen müssen auf der Zeichnung von unten oder von rechts lesbar sein.

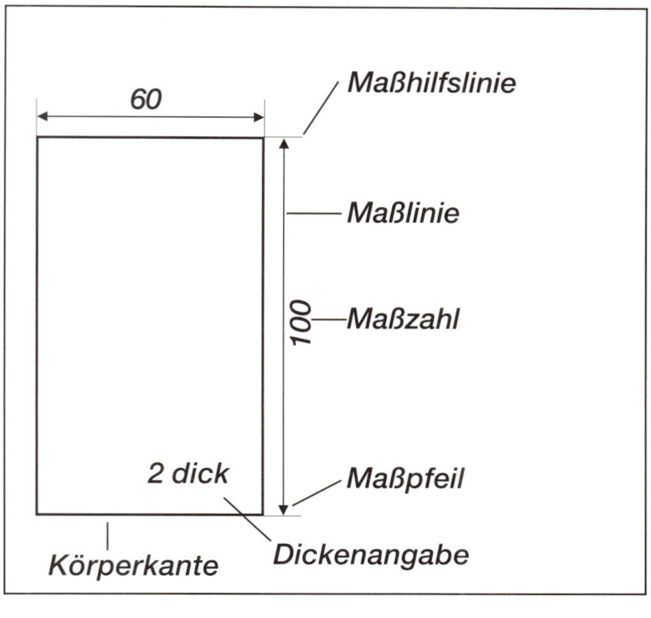

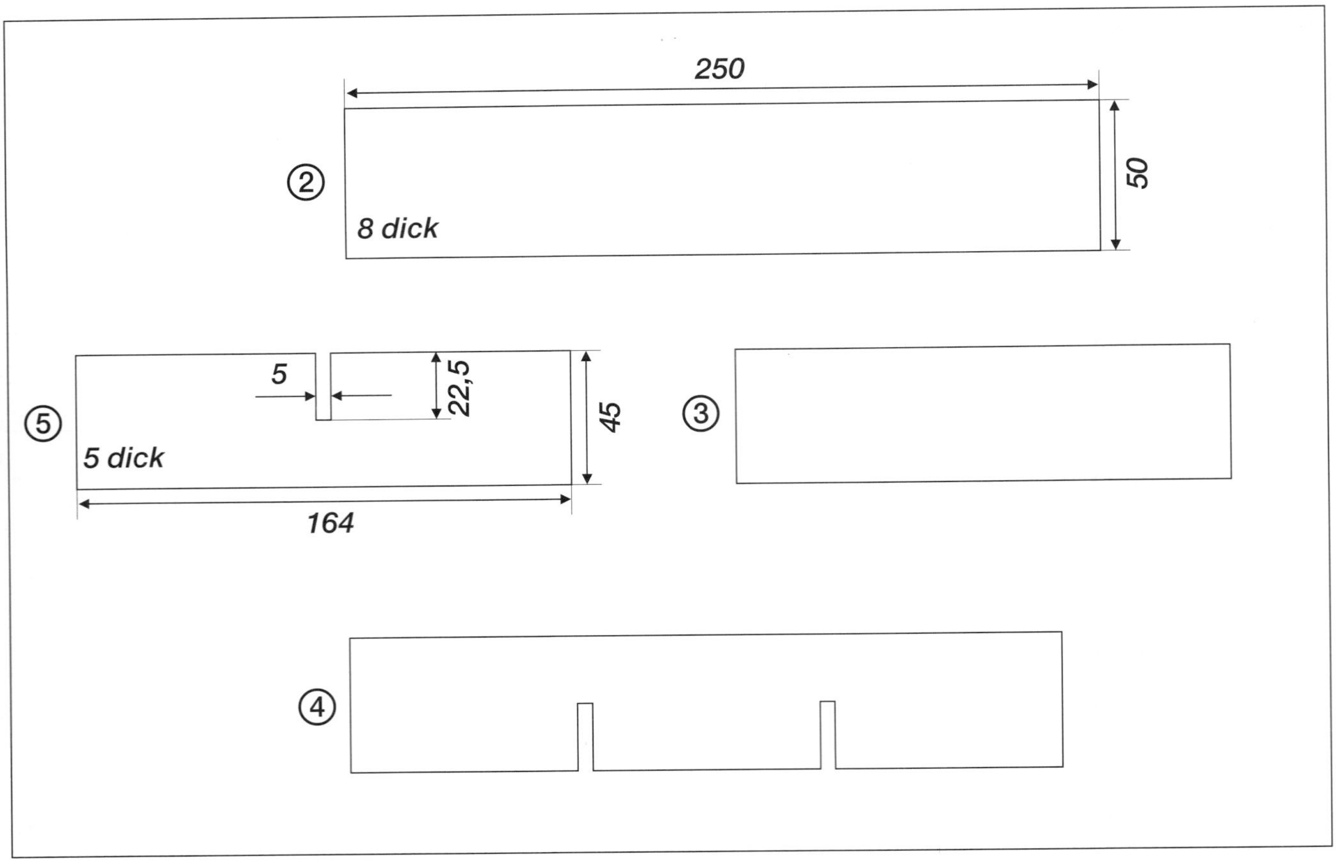

② Vervollständige die Maßeintragungen an den Zeichnungen. Benutze dazu die Angaben in der Stückliste.

③ Zeichne die Bodenplatte (Teil 1) im Maßstab 1:2,5 auf ein besonderes Blatt.

3. Das Arbeiten mit der Stückliste gibt Auskunft über die erforderlichen Werkstoffe und Materialien. Wichtig ist auch eine Aufzählung der Arbeitsgänge und der benötigten Werkzeuge in einer für den Arbeitsablauf notwendigen Reihenfolge.

Stückliste							
	Stück	*Benennung*	*Teil*	*Werkstoff*	*Länge*	*Breite*	*Dicke*
Nagelkasten Maßstab 1:2,5	*1*	*Bodenplatte*	*1*	*Sperrholz*	*250*	*180*	*5*
	2	*Seitenteil, lang*	*2*	*Kiefernholz*	*250*	*50*	*8*
	2	*Seitenteil, kurz*	*3*	*Kiefernholz*	*164*	*50*	*8*
	1	*Einsatzteil, lang*	*4*	*Sperrholz*	*234*	*45*	*5*
	2	*Einsatzteil, kurz*	*5*	*Sperrholz*	*164*	*45*	*5*
	22	*Nägel*	*6*	*Stahl*	*20*		

Lfd. Nr.	*Arbeitsablauf*	*Arbeitsmittel*
	Seitenteile (lang)	
1	*Messen, Anreißen und Prüfen der Länge*	*Bleistift, Stahlmaßstab, Anschlagwinkel*
2	*Sägen (Länge)*	*Feinsäge, Sägevorrichtung*
3	*Schleifen*	*Schleifklotz, Schleifpapier*
	...	*...*
	Oberflächenbearbeitung	
	Mattieren	*Mattine, Pinsel*
	....	*...*

④ Welche Arbeitsschritte und Arbeitsmittel hältst du bis zur Oberflächenbearbeitung noch für notwendig? Berichte auf einem besonderen Blatt.

Überlieferte Vorurteile

Im Jahre **1799** schrieb Friedrich Schiller über das Verhältnis von Mann und Frau:

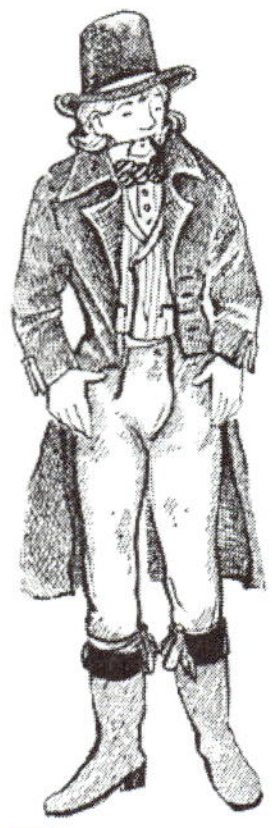

Der Mann muss hinaus
ins feindliche Leben,
muss wirken und streben
und pflanzen und schaffen,
erlisten, erraffen,
muss wetten und wagen,
das Glück zu erjagen...

Aus:
Schiller. F.: Das Lied von der Glocke.

Und drinnen waltet
die züchtige Hausfrau,
die Mutter der Kinder,
und herrschet weise
im häuslichen Kreise
und lehret die Mädchen
und wehret den Knaben
und reget ohn' Ende
die fleißigen Hände und
mehret den Gewinn
mit ordnendem Sinn.

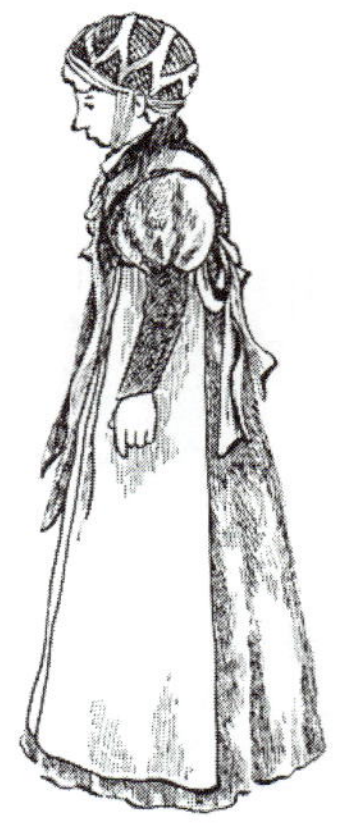

① Welche Tätigkeiten werden dem Mann, welche der Frau zugeschrieben?

Der Mann

Die Frau

100 Jahre später: Die Mode hat sich geändert. Die Vorurteile über das Verhältnis von Mann und Frau sind geblieben.

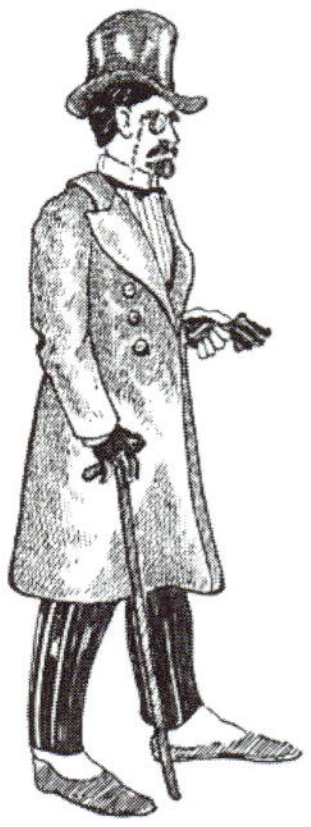

Der Mann ist der Herr im Haus. Was er sagt, wird ohne Murren gemacht.

Die Frau gehört an den Kochtopf und soll für die Kinder sorgen.

Was sollen die Nachbarn sagen, wenn meine Frau arbeiten geht?

Mädchen brauchen keinen Beruf. Sie heiraten später ja doch.

Mädchen zählen zum schwachen Geschlecht.

Jungen müssen ihren Mann stehen.
Sie weinen nicht.

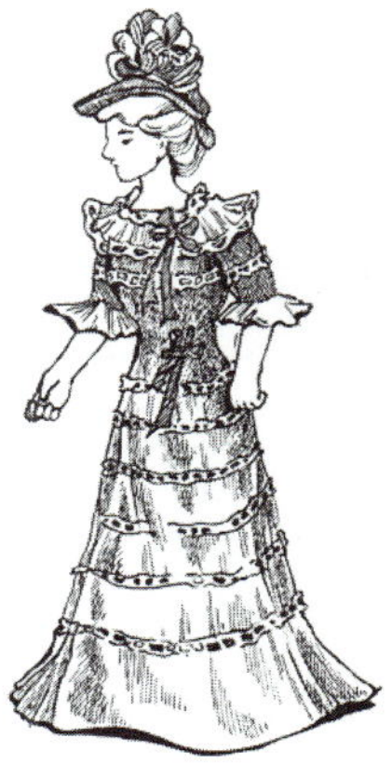

② Diskutiere über diese Aussagen in der Gruppe.

③ Schreibe danach in wenigen kurzen Sätzen das Ergebnis eurer Diskussion nieder.

Heute heißt es im Grundgesetz, Artikel 3, Absatz 2: Männer und Frauen sind gleichberechtigt.

④ Wie wird die Gleichberechtigung in der Familie umgesetzt? Diskutiere darüber mit deinen Mitschülern.

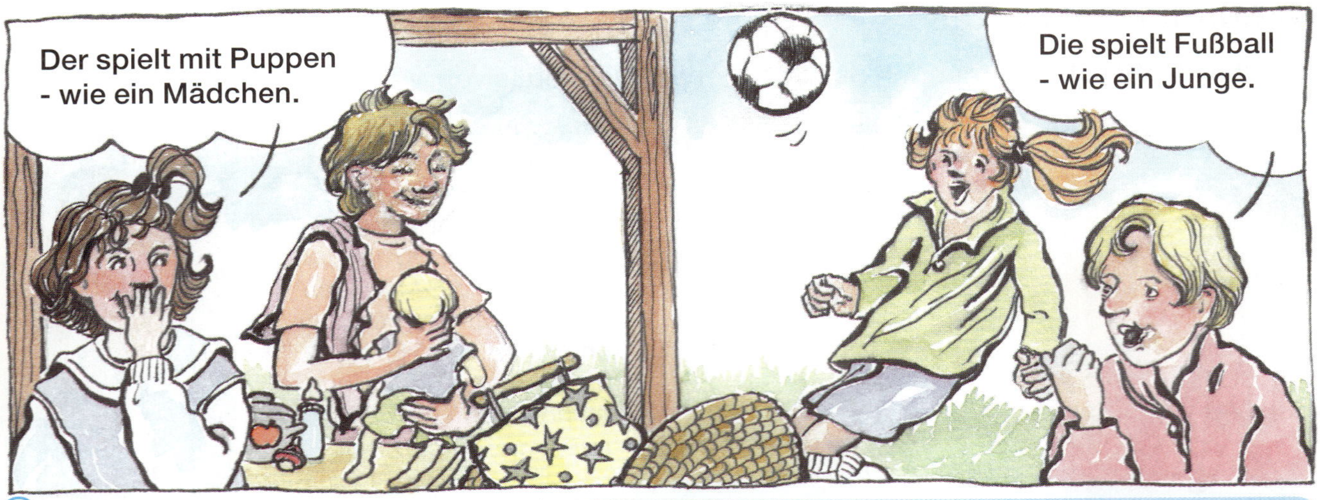
Der spielt mit Puppen
- wie ein Mädchen.
Die spielt Fußball
- wie ein Junge.

⑤ Diskutiert über die Aussagen und über die Bilder. Sind Jungen weniger gute Jungen, weil sie wie Mädchen spielen? Sind Mädchen bessere Mädchen, weil sie wie Jungen spielen?

⑥ Bilde dir eine Meinung. Schreibe sie in zwei Sätzen nieder.

⑦ Warum lässt man ein Mädchen nicht immer das lernen, was es will?

Damit spielt ein Mädchen nicht

Manchmal bastel ich mit einem richt´gen Radiogerät.
Lasse einen Drachen steigen, wenn der Wind mal kräftig weht.
Und dann sagen mir die andern: Mädchen bist du noch ganz dicht?
Überlass das mal den Jungen, damit spielt ein Mädchen nicht.

Manchmal spiel ich mit den Teilen uns´rer Küchenuhr,
repariere einen Kurzen an der Bügelschnur.
Und dann sagen mir die andern: Mädchen bist du noch ganz dicht?
Überlass das mal den Jungen, damit spielt ein Mädchen nicht.

Wenn ich groß bin, möcht ich Schiffe, Häuser oder Brücken baun,
den Himalaya besteigen, mir die ganze Welt anschaun.
Und dann zeig ich allen Leuten, was ein Mädchen alles kann,
was mir Spaß macht, will ich lernen, denn nur darauf kommt es an.

Klaus Hoffmann

Arbeiten einer Mutter

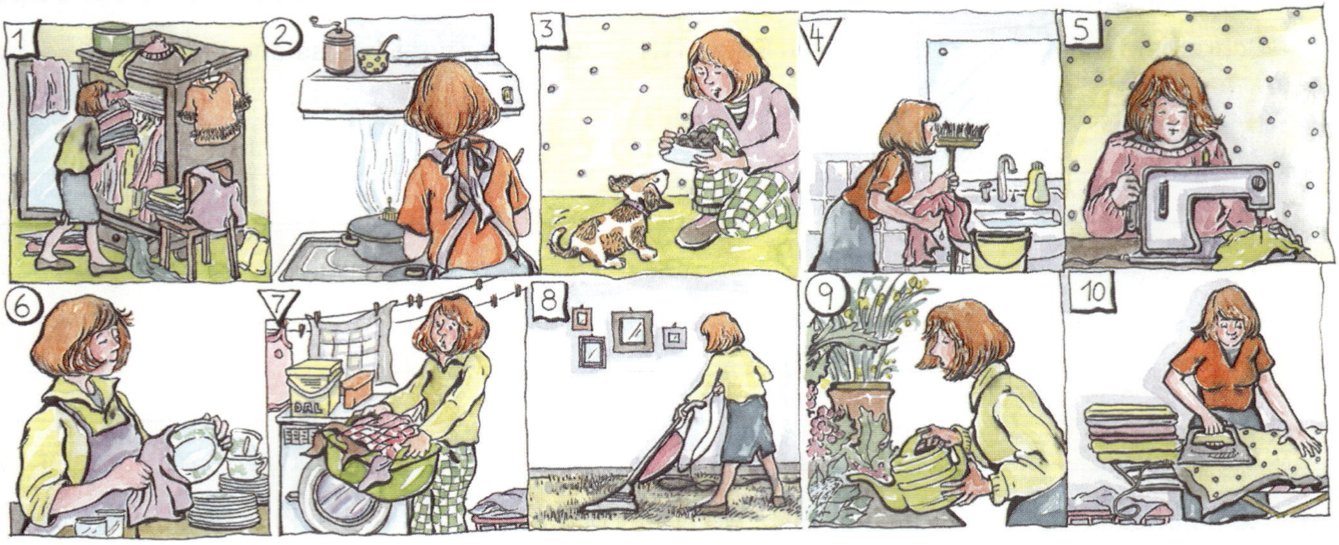
1
2
3
4
5
6
7
8
9
10

⑧ Welche Arbeiten könnten Vater, Sohn oder Tochter übernehmen?

⑨ Wie wird die Arbeit in eurer Familie aufgeteilt? (Zusatzblatt!)

Woher nehmen...?

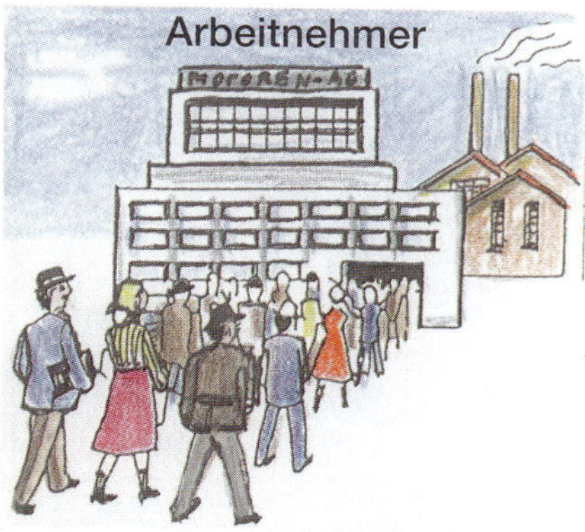

Einkommen aus Arbeit

leistet Arbeit für den →

← bezahlt für diese Arbeit Lohn oder Gehalt an den

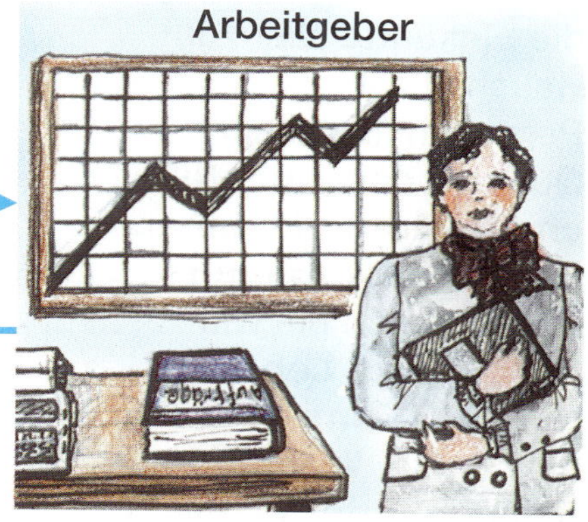

Einkommen aus Arbeit	
Lohn:	Arbeiter, Handwerker
Gehalt:	Angestellte, Beamte, Richter
Gage:	Sänger, Musiker, Schauspieler
Provision:	Handelsvertreter, Makler
Sold:	Soldaten, Zivildienstleistende
Diäten:	Abgeordnete der Parlamente
Honorar:	Ärzte, Schriftsteller, Architekten

Zur Befriedigung unserer Bedürfnisse benötigen wir Güter und Dienstleistungen (s. S. 50). Die gibt es nicht umsonst. Sie kosten Geld. „Woher nehmen und nicht stehlen?“ fragt eine Redensart. Die Arbeitnehmer müssen für das Geld, das sie zum Leben brauchen, beim Arbeitgeber arbeiten. Dafür erhalten sie Lohn oder Gehalt.

Andere Arten von Einkommen

aus Haus- und Wohneigentum	aus Grundbesitz	aus Geldbesitz	aus Ansprüchen an Betrieb und Staat

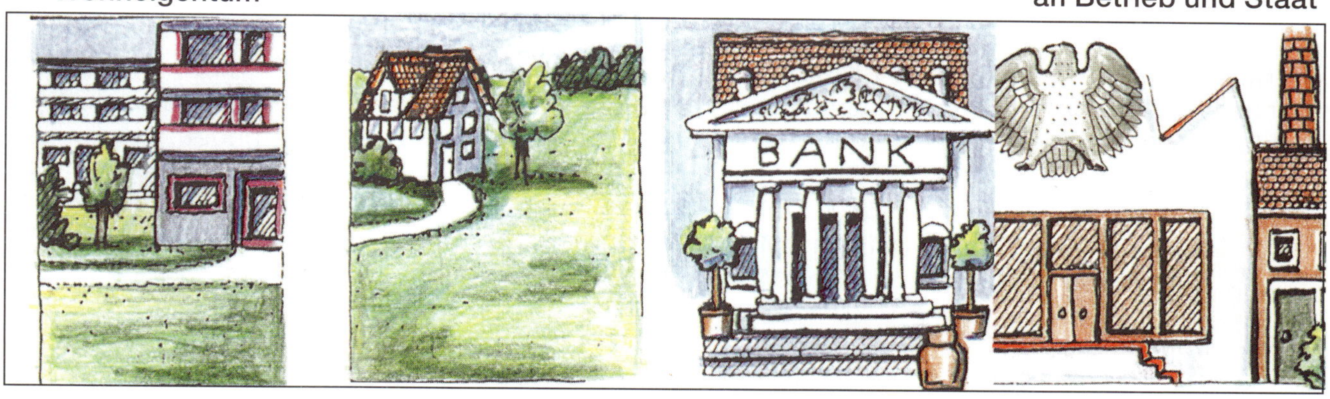

______________ ______________ ______________ ______________

______________ ______________ ______________ ______________

______________ ______________ ______________ ______________

(1) Ordne den Bildern richtig zu:
Zinsen - Pension - Rente - Miete - Pacht - Sozialhilfe - Arbeitslosengeld - Arbeitslosenhilfe

(2) Aus welchen Einkommensarten kann sich ein Familieneinkommen zusammensetzen?

____

____

____

____

(3) Welche zusätzlichen Einnahmen, ohne die oben genannten sind noch möglich?

____

____

____

Zu den **verfügbaren Einkommen** gehören die Einkünfte aller zum Haushalt zählenden Personen aus allen Quellen; **das monatliche Netto-Einkommen des Hauptverdieners** fließt ebenso ein wie **Kindergeld, Lehrlingsgehälter, Zinseinkünfte, Wohngeld, Urlaubs- oder Weihnachtsgeld.**

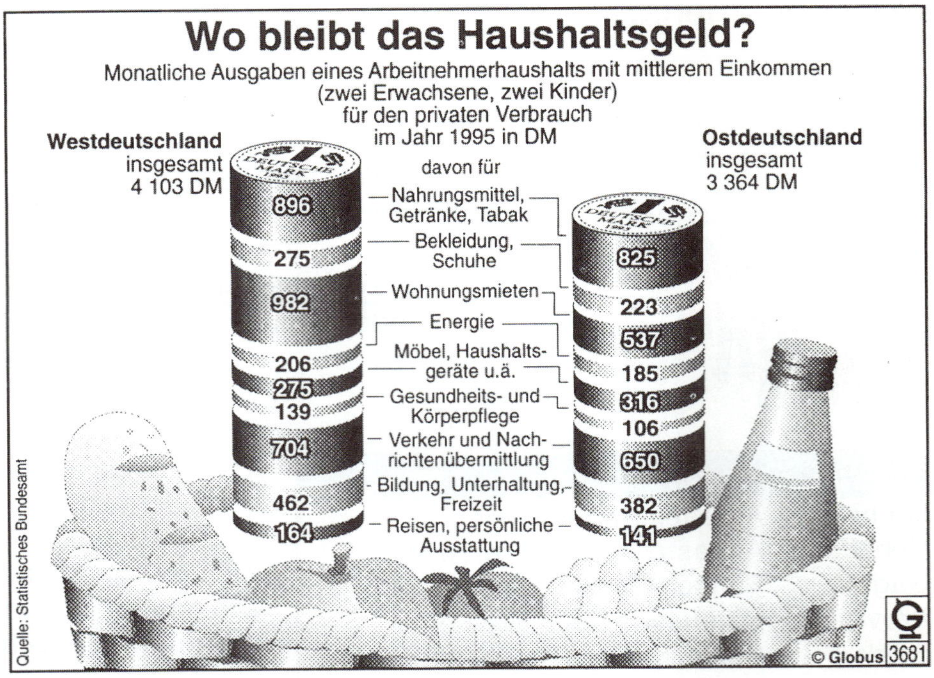

④ An 1. und 2. Stelle stehen in Westdeutschland die Ausgaben für

1 ______________________ und 2 ______________________ .

In Ostdeutschland stehen an 1. und 2. Stelle die Ausgaben für

1 ______________________ und 2 ______________________ .

Familie Stark (2 Erwachsene, 1 Kind)
hat nur einen Verdiener für das Haushaltsgeld. Es ist der Vater Holger, der sein Geld als Maschinenschlosser bei Opel in Bochum verdient. (Folgende Beträge sind auf- bzw. abgerundet.)

Grundlohn	5100 DM	Lohnsteuer	600 DM
Nachtzuschlag	1200 DM	Sozialversicherung	1000 DM
Kindergeld	200 DM	Kreditrückzahlung	400 DM
Einnahmen	DM	Abgaben	DM

Einnahmen	DM
- Abgaben	DM
Nettoeinnahmen	DM

⑤ Berechne die Einnahmen und Abgaben. Wie hoch sind die Nettoeinnahmen?
Starks haben durchschnittliche Nettoeinnahmen, die von der Hälfte der Bundesbürger nicht verdient werden. Dazu gehören z.B. Kellner, Friseurinnen, Rentner, Arbeitslose, Sozialhilfeempfänger.

Arbeitsloser
Einkommen:
1128,— DM

- ☐ Essen
- ☐ Wohnung
- ☐ Kleidung
- ☐ Theater
- ☐ Discobesuch
- ☐ Urlaub

Sozialhilfeempfänger
Einkommen:
1017,— DM

- ☐ Essen
- ☐ Wohnung
- ☐ Kleidung
- ☐ Auto
- ☐ Fernsehen
- ☐ Sparen

⑥ Kreuze die Ausgaben an, auf die wohl verzichtet werden muss.

Haushalten heißt planen*

Planen für ein Jahr

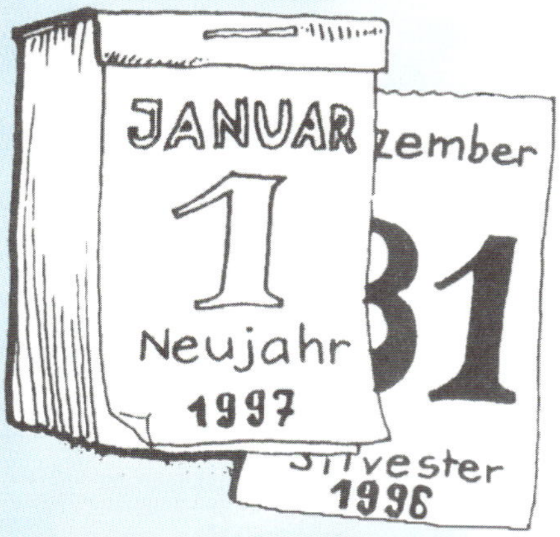

1997 Nettoeinnahmen:	540 x
Regelmäßige Ausgaben	252 x
Wirtschaftsgeld	132 x
Persönliches	72 x
Rücklagen / Sparbetrag	84 x
Ausgaben insgesamt:	x

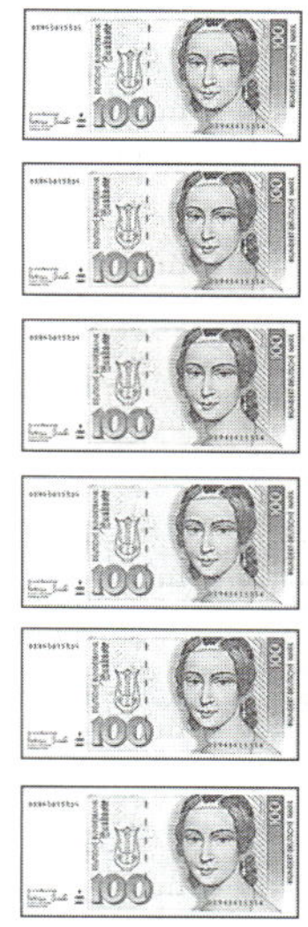

Planen für einen Monat

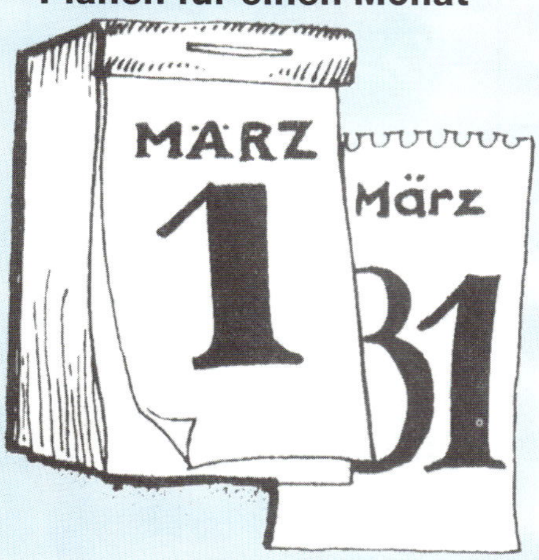

Nettoeinnahmen März 1997	45 x
Regelmäßge Ausgaben (Miete, Heizung, Strom, Auto, Verkehr, Telefon, Kfz.-Steuer, Versicherungen u.a.)	21 x
Wirtschaftsgeld (Nahrungsmittel, Getränke, Tabakwaren, Gesundheits-, Körperpflege, Möbel, Haushaltsgeräte)	11 x
Persönliches (Bildung, Unterhaltung, Freizeit, Bekleidung, Schuhe)	6 x
Rücklagen / Sparbetrag (Sparen, Pauschalreisen,Hotels, Uhren, Schmuck)	7 x
Ausgaben insgesamt:	x

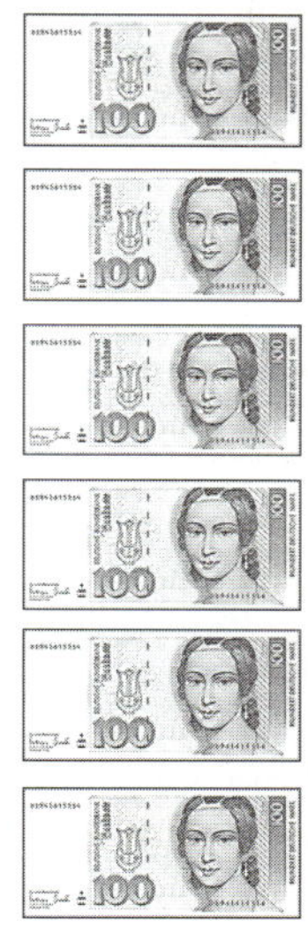

Planen für eine Woche

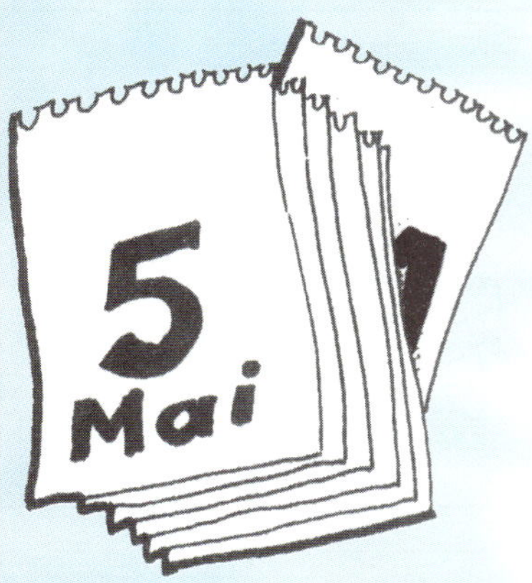

1997	Verwendungsnachweis		
Monat Mai	Gegenstand	Einnahme	Ausgabe
6.	Kassenbestand der Vorwoche	25,50	
6.	Wirtschaftsgeld	400,00	
7.	Nahrungsmittel		320,00
8.	Zeitungsgeld		7,20
9.	Putzmittel		15,00
10.	Bier und Kaffee		38,98
11.	Blumen		10,00
12.	Kinobesuch		20,00
	Summe:		
	Kassenbestand am Wochenende:		

① Rechne die Ausgaben zusammen!
② Vergleiche die Einnahmen mit den Ausgaben!

* Die Zahlen beziehen sich auf Westdeutschland. (Beispiel: Familie Stark)

Ausgaben privater Haushalte

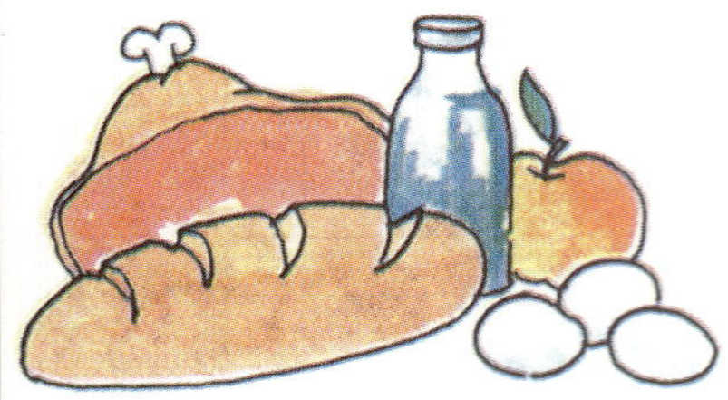

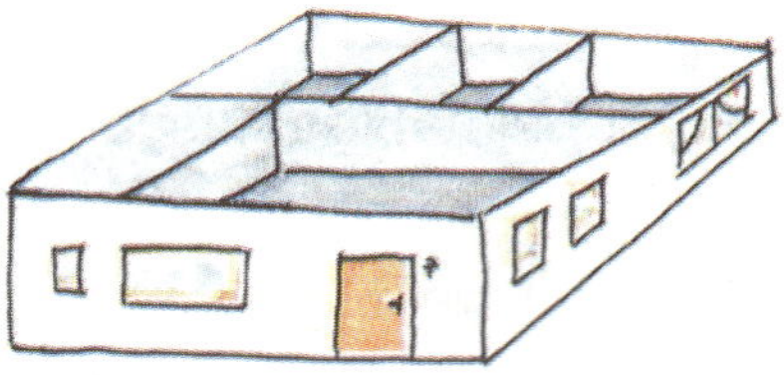

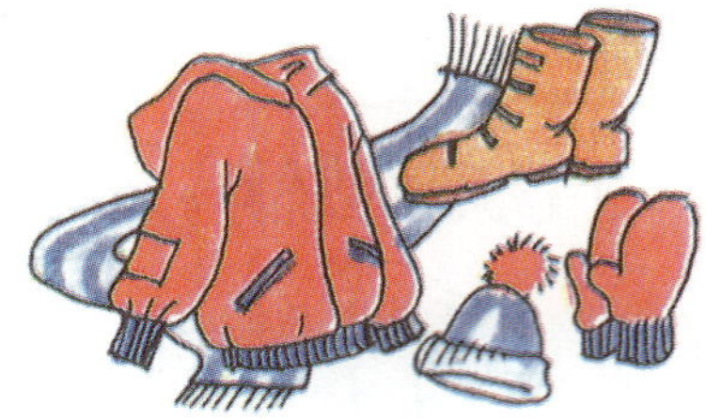

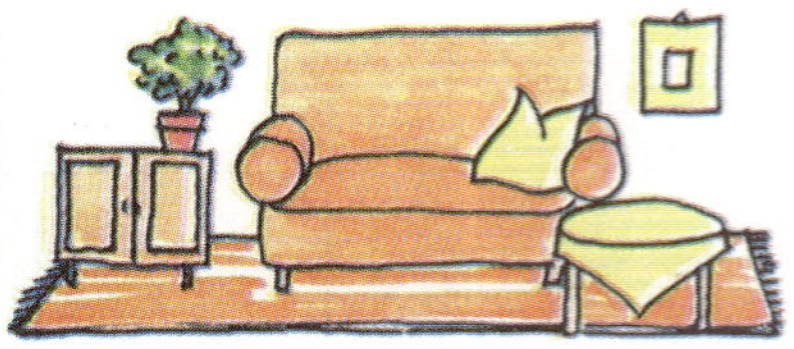

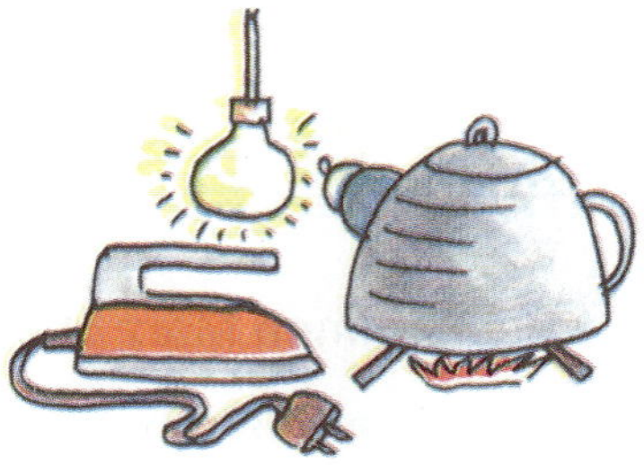

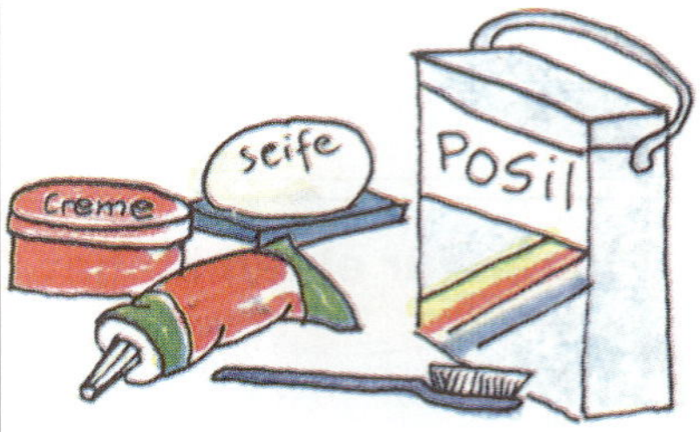

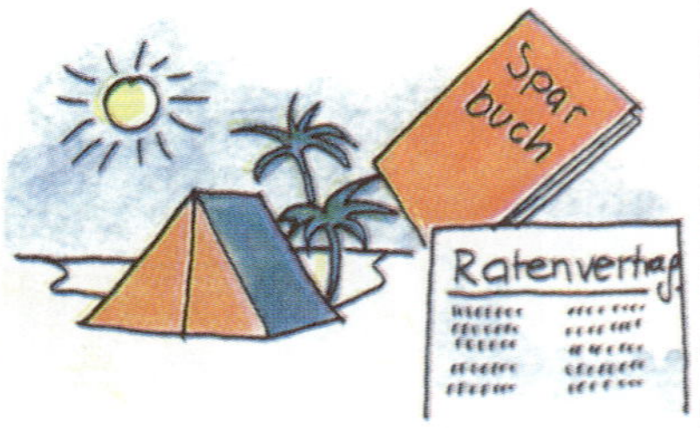

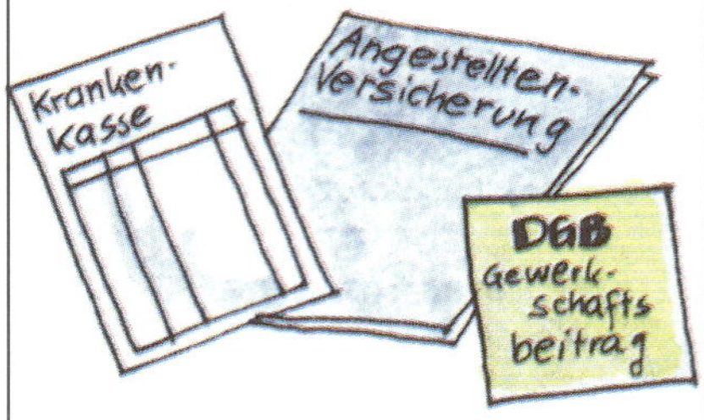

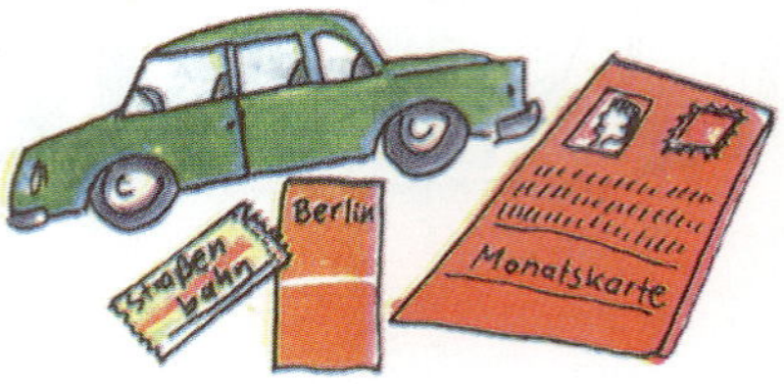

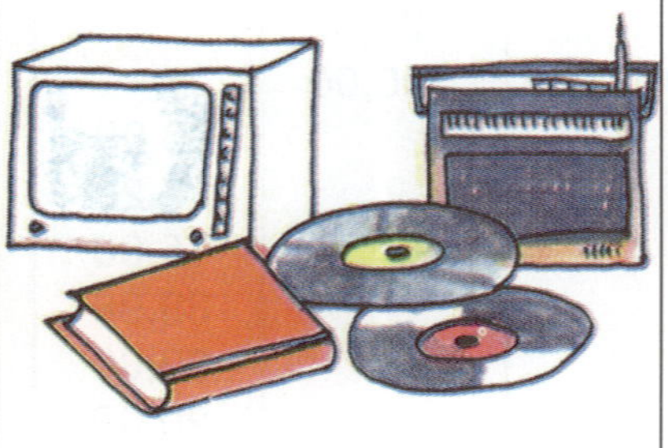

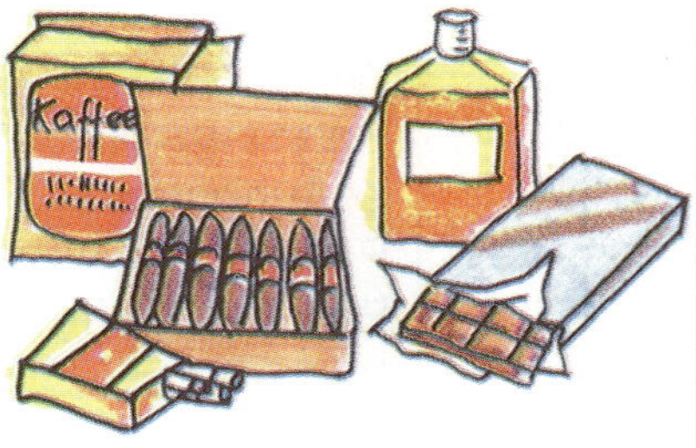

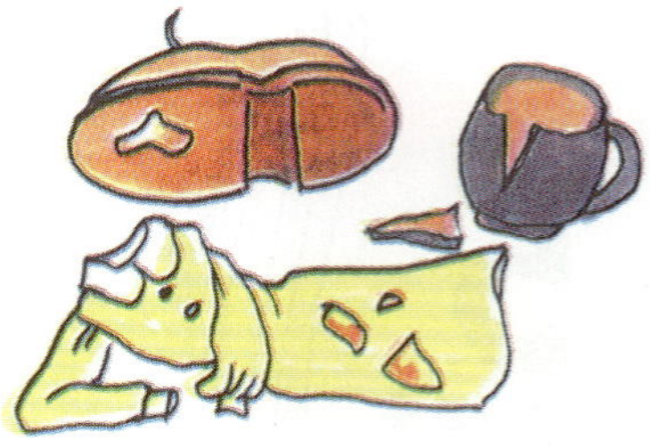

Lebensmittel - Miete - Fahrtkosten - Kleidung - Möbel und Hausrat - Bildung und Unterhaltung -Heizung, Strom, Gas - Genussmittel - Körper- und Gesundheitspflege - Sparen oder Ratenzahlung - Versicherungen und Beiträge - Reparaturen

(3) Schreibe unter die Bilder die richtigen Bezeichnungen!

Kaufen mit Köpfchen

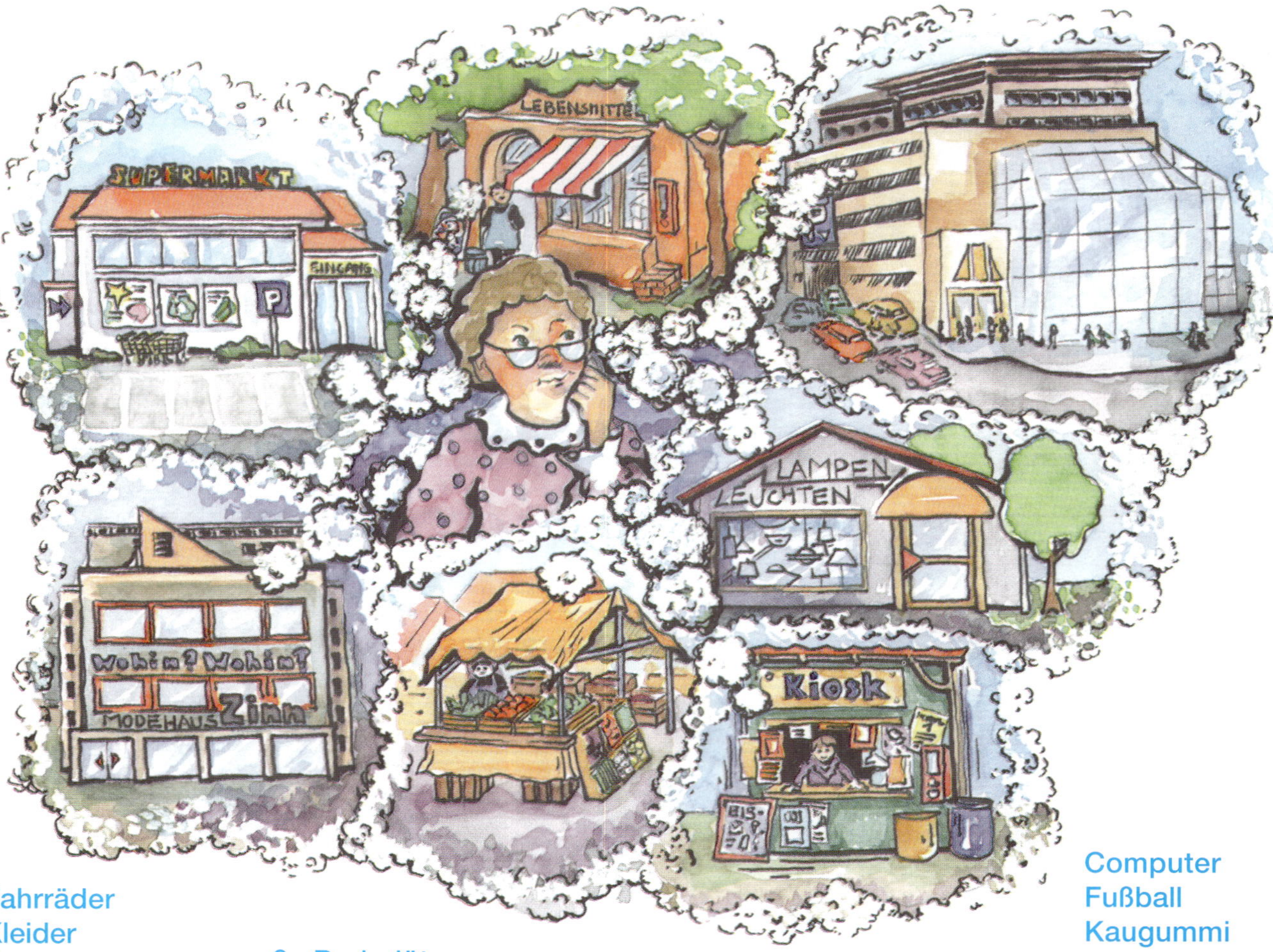

Fahrräder
Kleider
Äpfel
Batterien
Schuhe
Brote
Schnitzel
Butter

große Parkplätze -
gute Qualität -
billig - preiswert -
Sonderangebote -

eine gute Bedienung - eine
große Auswahl - auf Raten
kaufen -
alle Tage geöffnet

Computer
Fußball
Kaugummi
Kofferradio
Anzug
Cola
Schreibheft
Apfelsinen
Zeitschrift

Ich kaufe das Kleid im Kaufhaus, weil ich dort eine große Auswahl habe. Ich kaufe die Äpfel auf dem Wochenmarkt, weil sie dort frisch sind. Ich kaufe

(1) Bilde noch mehr Sätze! Suche dir dazu 4 Dinge heraus!

Wochenmarkt - ein Markt von vielen

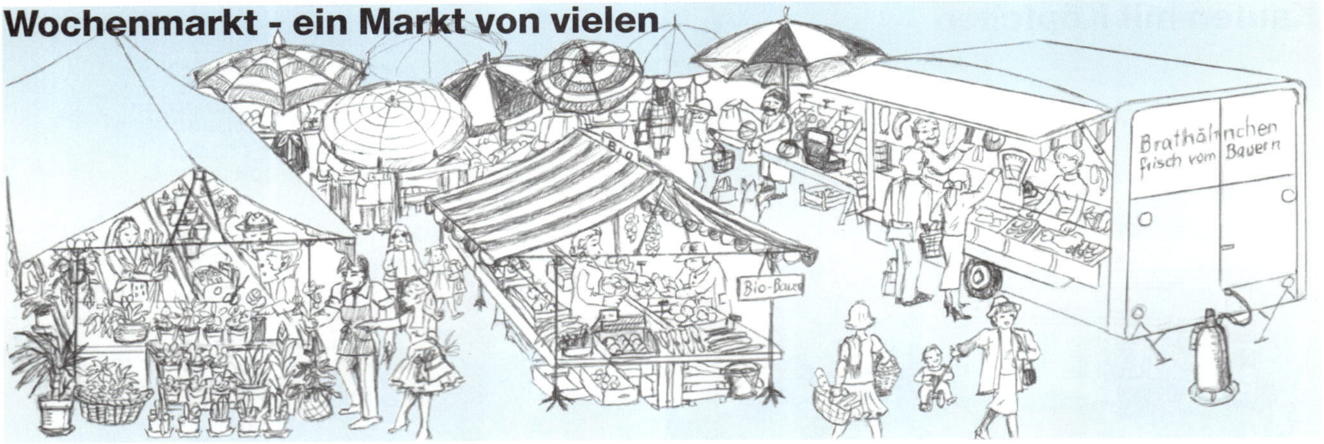

② Welches Warenangebot bietet der Wochenmarkt?

___

___

___

③ Was ist auf dem Wochenmarkt anders als bei anderen Geschäften?

___

___

___

④ Warum kaufen viele Leute beim Bio-Bauern?

___

___

___

⑤ Welche Erzeugnisse gibt es nur zu einer bestimmten Jahreszeit?

___

___

___

⑥ Aus welchen Ländern kommen die Südfrüchte?

___

___

___

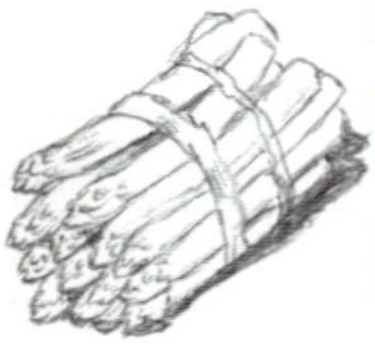

☐ Dezember
☐ Januar
☐ Mai

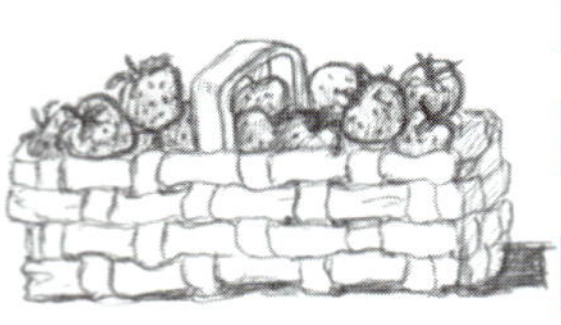

☐ Juni
☐ Dezember
☐ Januar

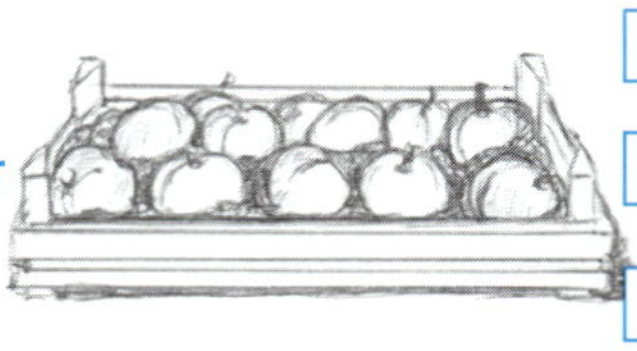

☐ Dezember
☐ April
☐ September

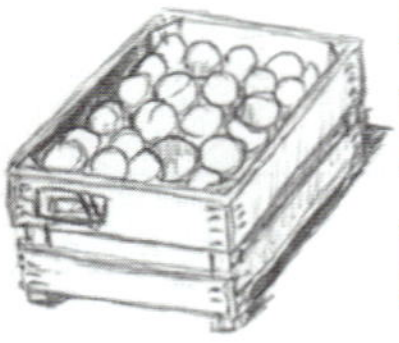

☐ Januar
☐ August
☐ Dezember

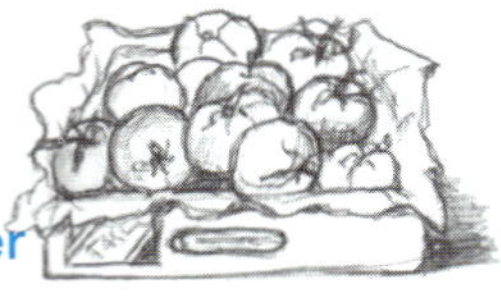

☐ Mai
☐ September
☐ November

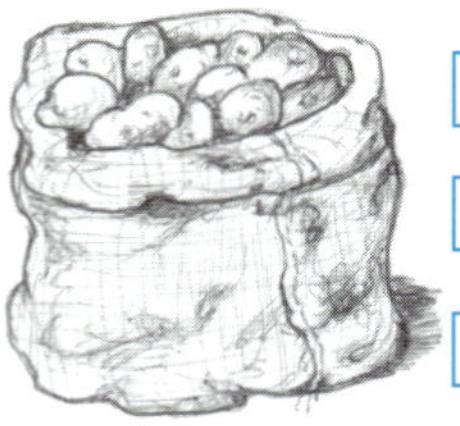

☐ Dezember
☐ September
☐ Mai

⑦ In welchem Monat lohnt es sich, größere Mengen Spargel, Erdbeeren, Apfelsinen, Aprikosen, Tomaten und Kartoffeln zu kaufen? Kreuze an.

⑧ Begründe deine Entscheidung.

Augen auf beim Kauf

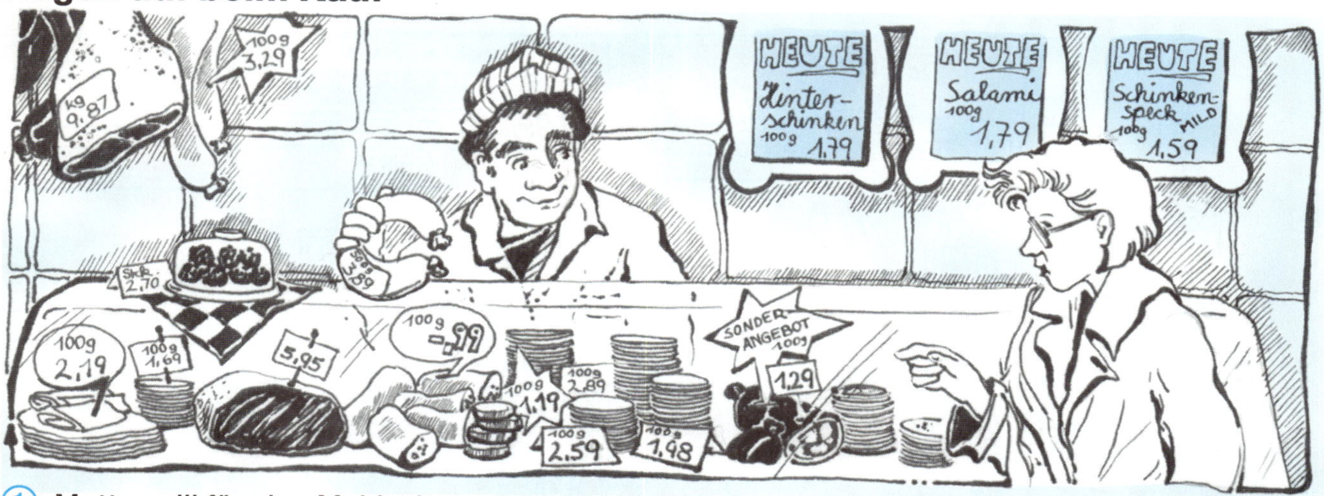

① Mutter will für eine Mahlzeit nur 5,00 DM für Wurstwaren ausgeben. Was wird sie kaufen?

____

____

____

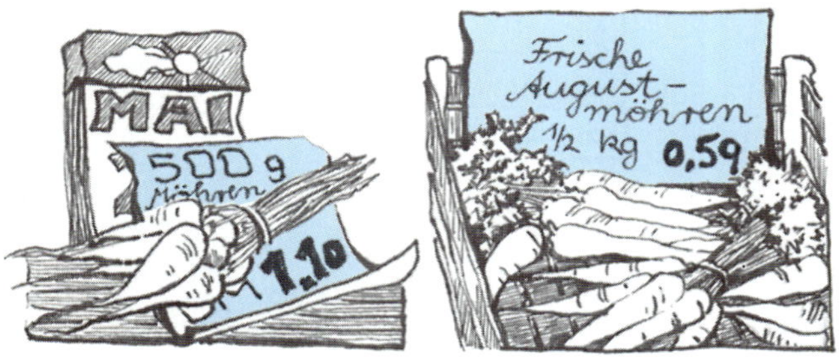

Gemüse und Obst zur

____________________________ kaufen.

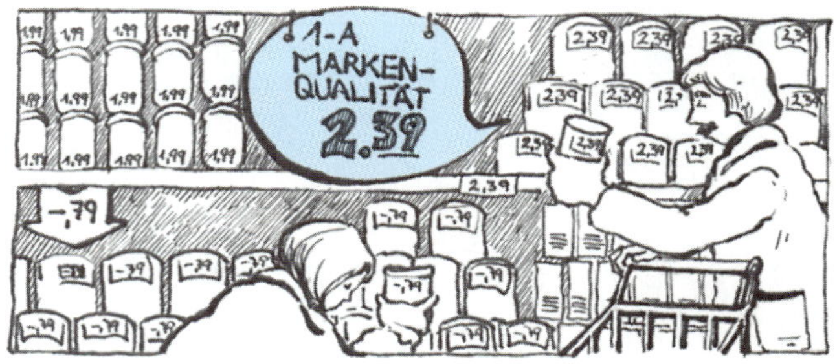

Preise ständig

____________________________ .

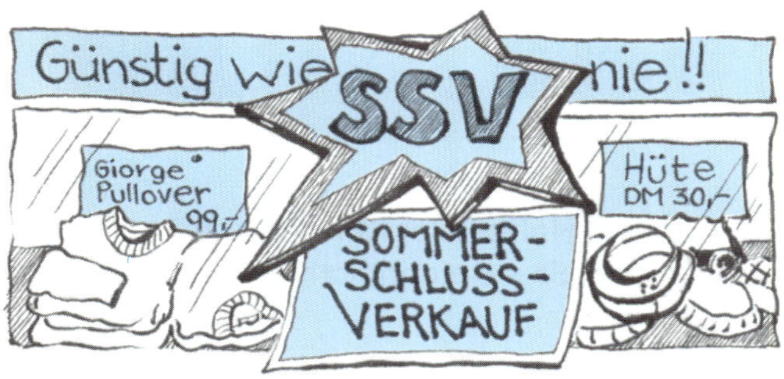

Günstige Preise im

____________________________ nutzen.

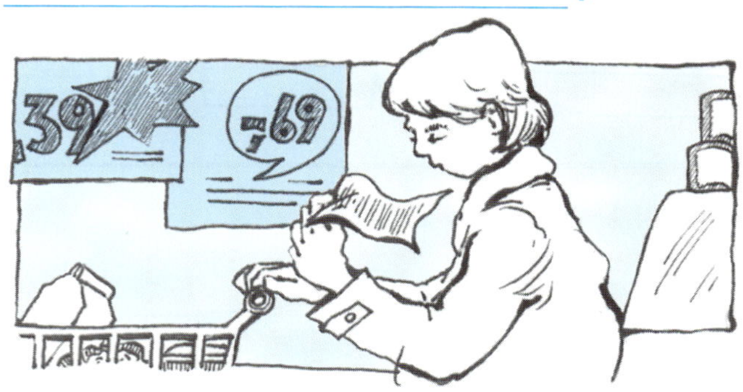

Nur mit

____________________________ einkaufen.

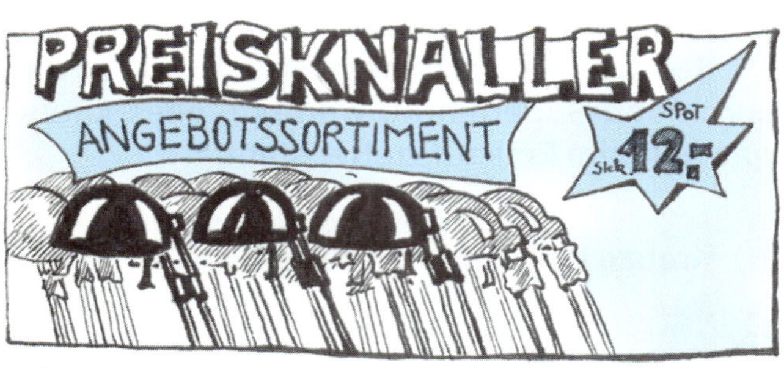

Achte auf

____________________________ .

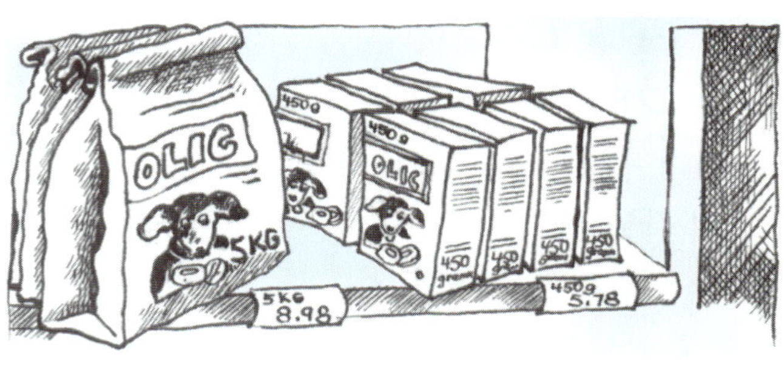

Große Packungen sind oft

____________________________ .

② Setze die Lückenwörter ein!

Erntezeit - Sonderangebote - Schlussverkauf - billiger - Einkaufszettel - vergleichen

Einkauf im Supermarkt

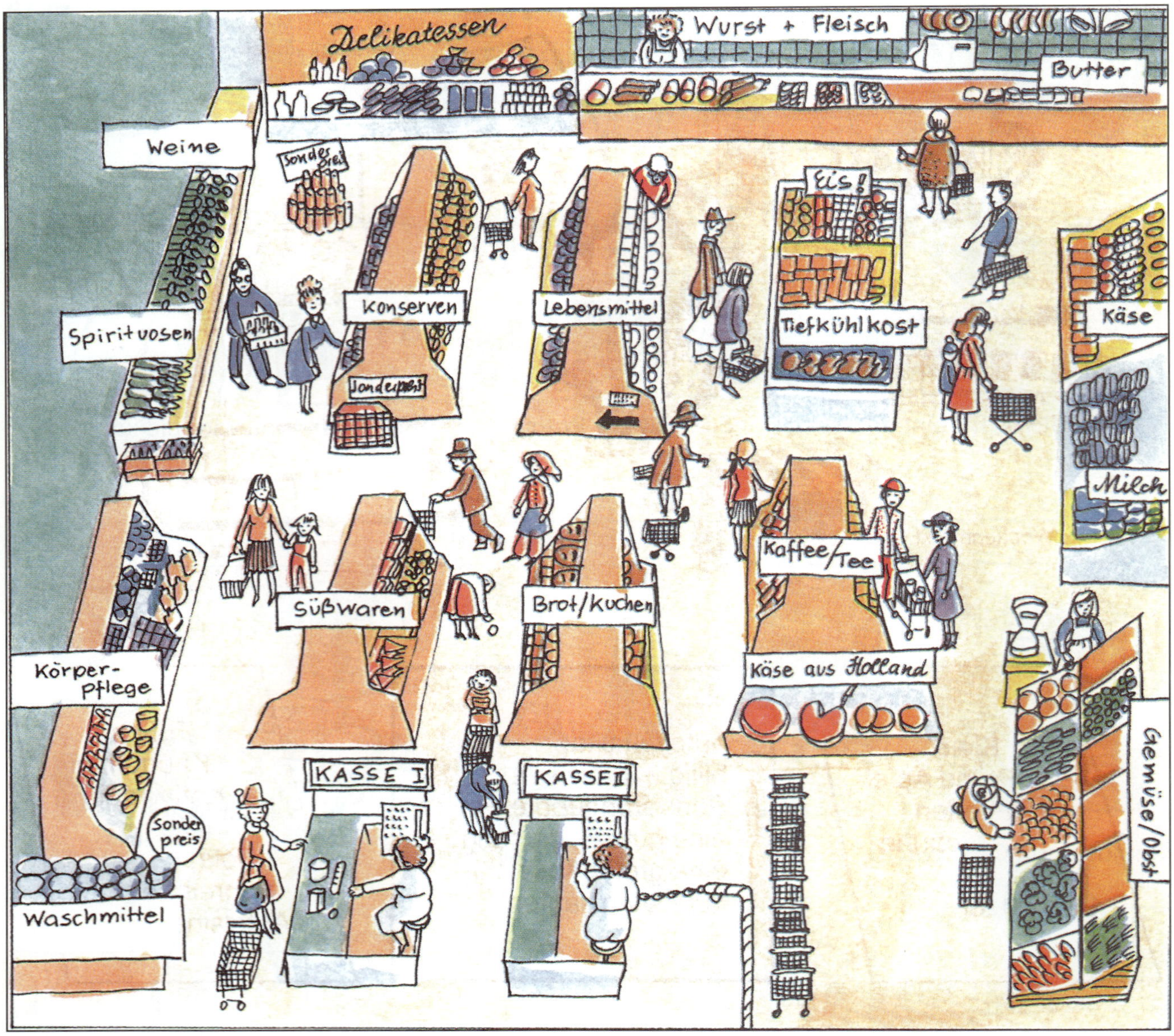

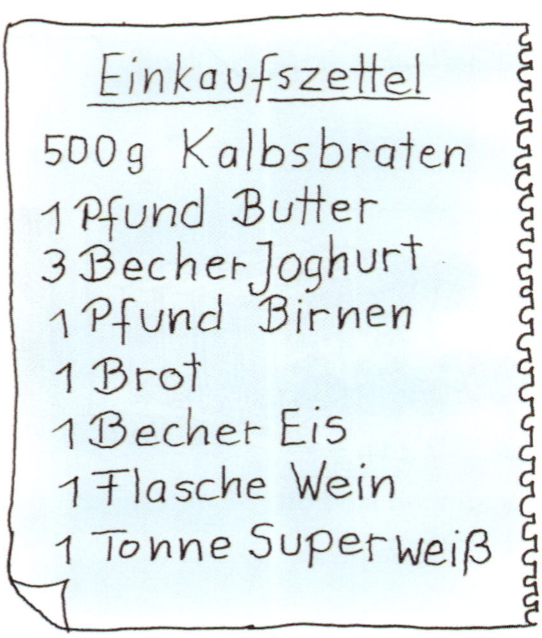

(3) Fast die Hälfte aller Kunden kauft im Supermarkt mehr, als sie eigentlich wollte. Woran liegt das?

(4) Warum gibt es Frischfleisch und Wurstwaren erst an der Stirnseite des Marktes?

(5) Kennzeichne mit einem Filzstift deinen Weg durch den Supermarkt, wenn du alles kaufst, was auf dem Einkaufszettel steht!

(6) Kreuze die Sonderangebote an!

(7) Kreise im Bild die Waren ein, die man zum täglichen Leben nötig hat!

(8) Stelle Regeln für das Einkaufen im Supermarkt zusammen!

Zur Wiederholung I

I. Wie entstanden die ersten Berufe?
1 Die Menschen legten sich Vorräte an.
2 Die Menschen teilten die Arbeit untereinander auf.
3 Die Menschen stellten alles selbst her.

1		B
2		S
3		C

II. Was ist Bronze?
1 Bronze ist eine Metallmischung aus Kupfer und Zinn.
2 Bronze ist eine goldene Farbmischung.
3 Bronze ist härter als Eisen.

1		O
2		D
3		G

II.Welche Berufe haben ihren Ursprung in der Bronzezeit?
1 Ackerbauern und Viehzüchter
2 Jäger und Sammler
3 Bergarbeiter, Schmelzer, Gießer, Händler

1		J
2		K
3		Z

IV. Welche Waren tauschten die Händler gegen Bronzegegenstände?
1 Bernstein, Tongefäße, Leinen, Haustiere
2 Gegenstände aus Eisen und Stahl
3 Schießpulver, Baumwolle, Kartoffeln

1		I
2		M
3		N

V. Wozu braucht man beim Werken eine Stückliste?
1 Sie gibt den Maßstab an.
2 Sie gibt Auskunft über die erforderlichen Werkstoffe und Materialien.
3 Sie enthält Angaben über die Preise der Werkstoffe.

1		P
2		A
3		Q

VI. Zu welchen Arten von Einkommen zählen Lohn und Gehalt?
1 Sie zählen zum Einkommen aus Grundbesitz.
2 Sie zählen zum Einkommen aus Geldbesitz.
3 Sie zählen zum Einkommen aus Arbeit.

1		R
2		T
3		L

VII. Welche Einnahmen bekommt der Arbeitnehmer ausbezahlt?
1 Die Nettoeinnahmen (Einnahmen nach Abzug der Abgaben)
2 Die Bruttoeinnahmen (den gesamten Verdienst)
3 Einen Anteil der Arbeitgebergewinne

1		H
2		U
3		V

VIII. Welche Einkünfte zählen zum Einkommen der Haushalte?
1 Nur die Einkünfte des Hauptverdieners
2 Die Einkünfte aller zum Haushalt zählenden Personen aus allen Quellen
3 Nur die Einkünfte der Mitverdiener

1		W
2		I
3		X

IX. Wofür gab man 1994 in Westdeutschland das meiste Geld aus?
1 Für Miete, Heizung und Strom
2 Für Bildung, Unterhaltung und Freizeit
3 Für Auto, Verkehr und Telefon

1		L
2		Y
3		B

X. Wofür gab man 1994 in Ostdeutschland das meiste Geld aus?
1 Für Auto, Verkehr und Telefon
2 Für Nahrungsmittel, Getränke und Tabakwaren
3 Für Miete, Heizung und Strom

1		M
2		F
3		N

XI. Welche Vorteile bietet der Supermarkt?
1 Er ist ganztägig und auch sonntags geöffnet.
2 Er hat gut geschultes Fachpersonal und persönliche Bedienung.
3 Er hat genügend Parkraum, ein großes Warenangebot und Sonderangebote.

1		U
2		V
3		E

(1) Kreuze die richtigen Antworten an. Das Lösungswort nennt dir eine Einkommensart für sozial Hilfsbedürftige.

Zur Wiederholung II

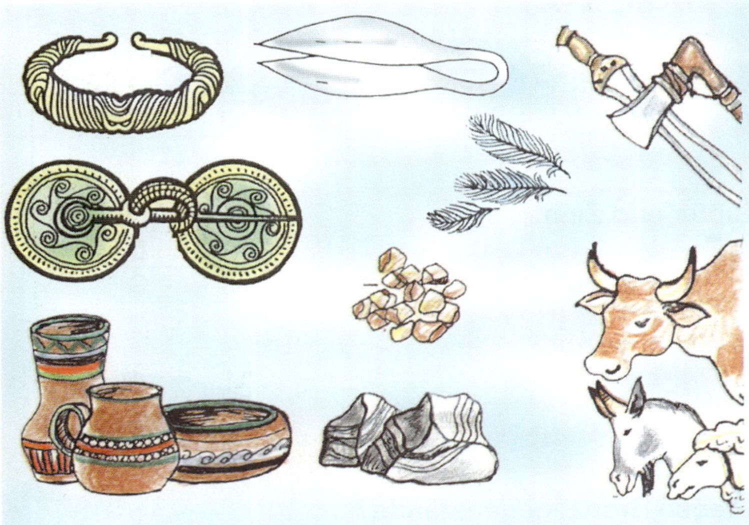

1
2
3
4
5
6
7
8 EI
9

② Trage die Namen der abgebildeten Handelswaren der Bronzezeit in die Kästchen ein. Verwende dabei die folgenden Namen:

HAUSTIERE - ARMREIF - BRONZEWAFFEN - SCHERE - ERZ - BERNSTEIN - FEDERN - TONGFÄSSE - FIBEL

Einkommen aus Arbeit	erhalten
Arbeiter und Handwerker	Lohn
Angestellte, Beamte und Richter	
Sänger, Musiker und Schauspieler	
Handelsvertreter und Makler	
Soldaten und Zivildienstleistende	
Abgeordnete der Parlamente	
Ärzte, Schriftsteller und Architekten	

③ Vervollständige die Übersicht.

Um welchen Markt handelt es sich?

Er ist den ganzen Tag und auch am Sonntag geöffnet.

Hier gibt es nur bestimmte Artikel eines Fachs zu kaufen.

Diese Häuser findet man meist im Stadtzentrum oder in Einkaufszentren.

Es sind mehrere Geschäfte und Kaufhäuser zu einem Zentrum vereint.

Er findet wöchentlich im Freien statt.

Er ist ein großer Markt mit Superangeboten, meist in einer Halle.

④ Bilde aus den folgenden Wortteilen die Antworten auf die vorstehende Frage. Bei richtigem Einsetzen in die Kästchen ergibt sich ein Lösungswort.

SU - WO - MARKT - EIN - ZENTRUM - SER - PER - CHEN - MARKT - KAUFS - KI - FACH - OSK - GE - KAUF - SCHÄFT - HÄU